Albrecht Dürer

monte von DUMONT

LEBEN UND WERK

HISTORISCHER KONTEXT

DIE HAUPTWERKE

Hinweis

Diese Reihe stellt das Leben und die Werke der Künstler im kulturellen, sozialen und politischen Kontext ihrer Zeit vor. Um dem Leser die Benutzung zu erleichtern, ist jeder Band in drei Themenbereiche unterteilt, die anhand der seitlichen Streifen unterschiedlicher Farbe schnell zu finden sind. Die gelb markierten Seiten sind Leben und Werk des Künstlers gewidmet, Blau steht für die Behandlung des historischen und kulturellen Hintergrunds und Rosa für die eingehende Betrachtung der Hauptwerke des Künstlers. Jede Doppelseite vertieft ein bestimmtes Thema mit einem einführenden Text und verschiedenen kommentierten Illustrationen. So kann der Leser selbst entscheiden, ob er alle Kapitel der Reihe nach lesen oder lieber einzelne Bereiche herausgreifen möchte. Das Buch wird vervollständigt durch ein Verzeichnis der Orte, an denen die abgebildeten Werke des Künstlers zu finden sind, und ein Verzeichnis mit kurzen Erläuterungen zu den wichtigsten im Text genannten Personen.

■ Seite 2: Dürer, *Selbstbildnis im Pelzrock*, 1500, München, Alte Pinakothek.

Inhalt

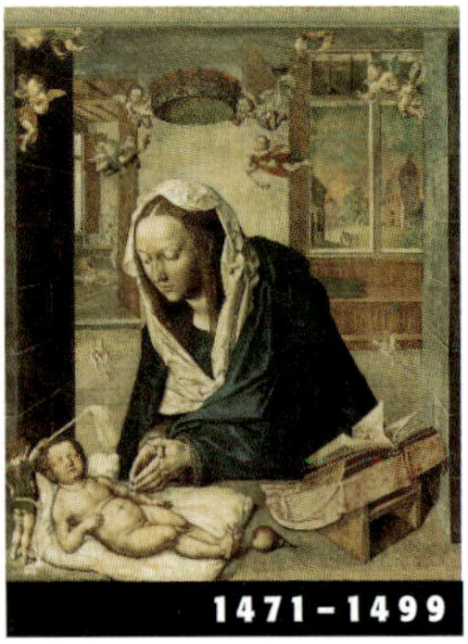

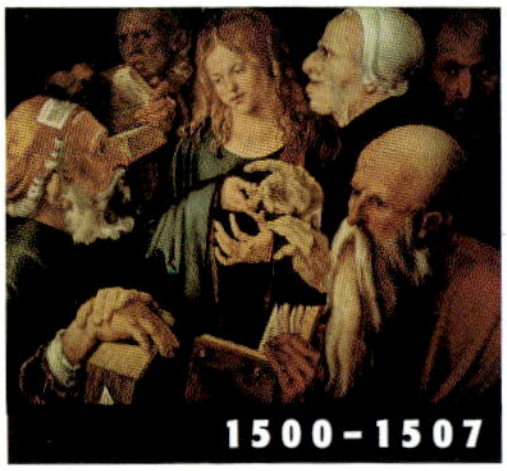

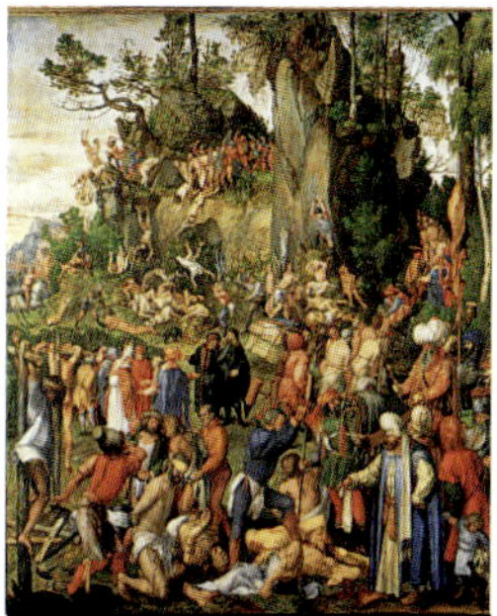

1508–1519

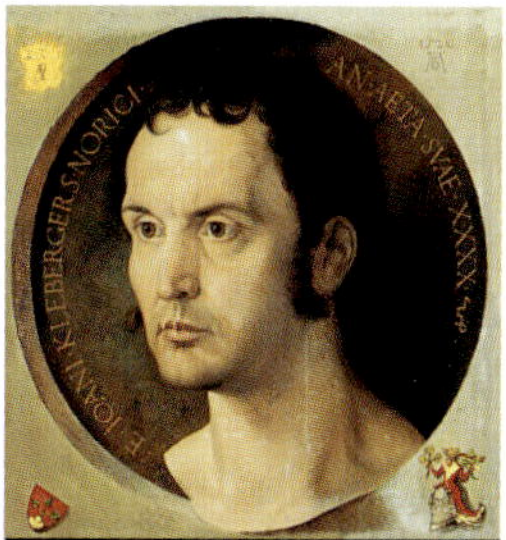

1520–1528

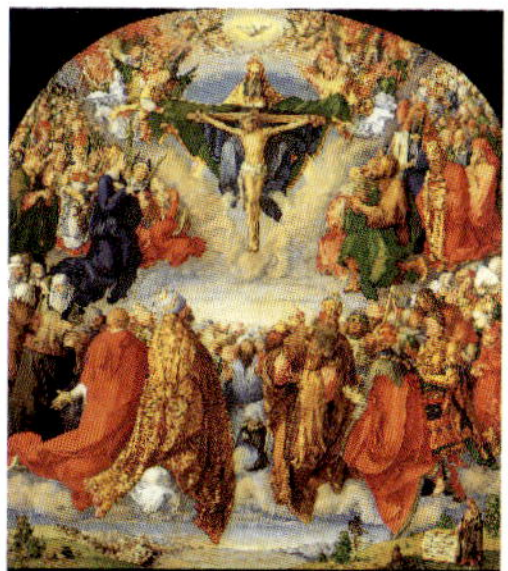

Anhang

1471 – 1499

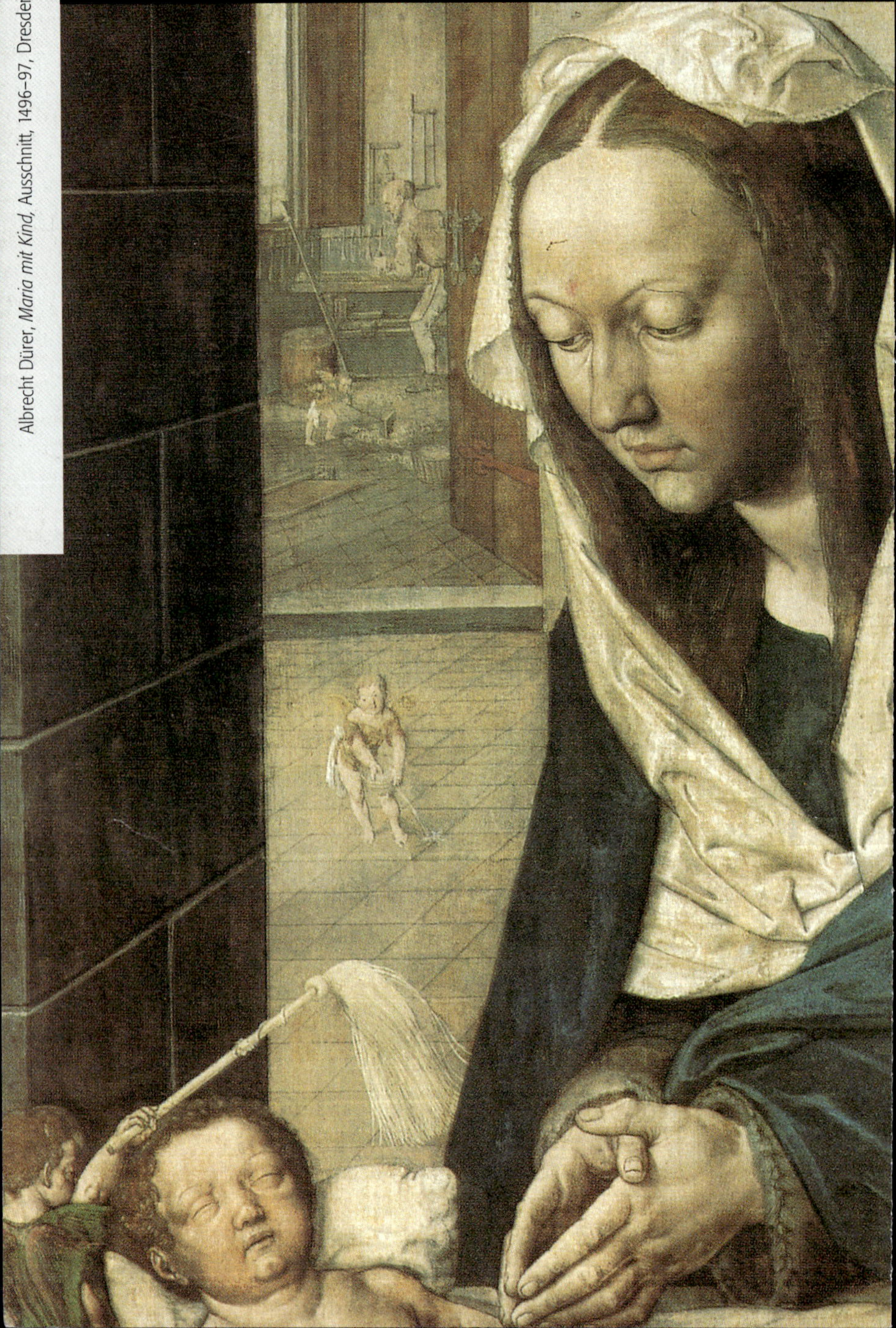

Albrecht Dürer, *Maria mit Kind*, Ausschnitt, 1496–97, Dresden, Gemäldegalerie

Der Erfolg festigt sich

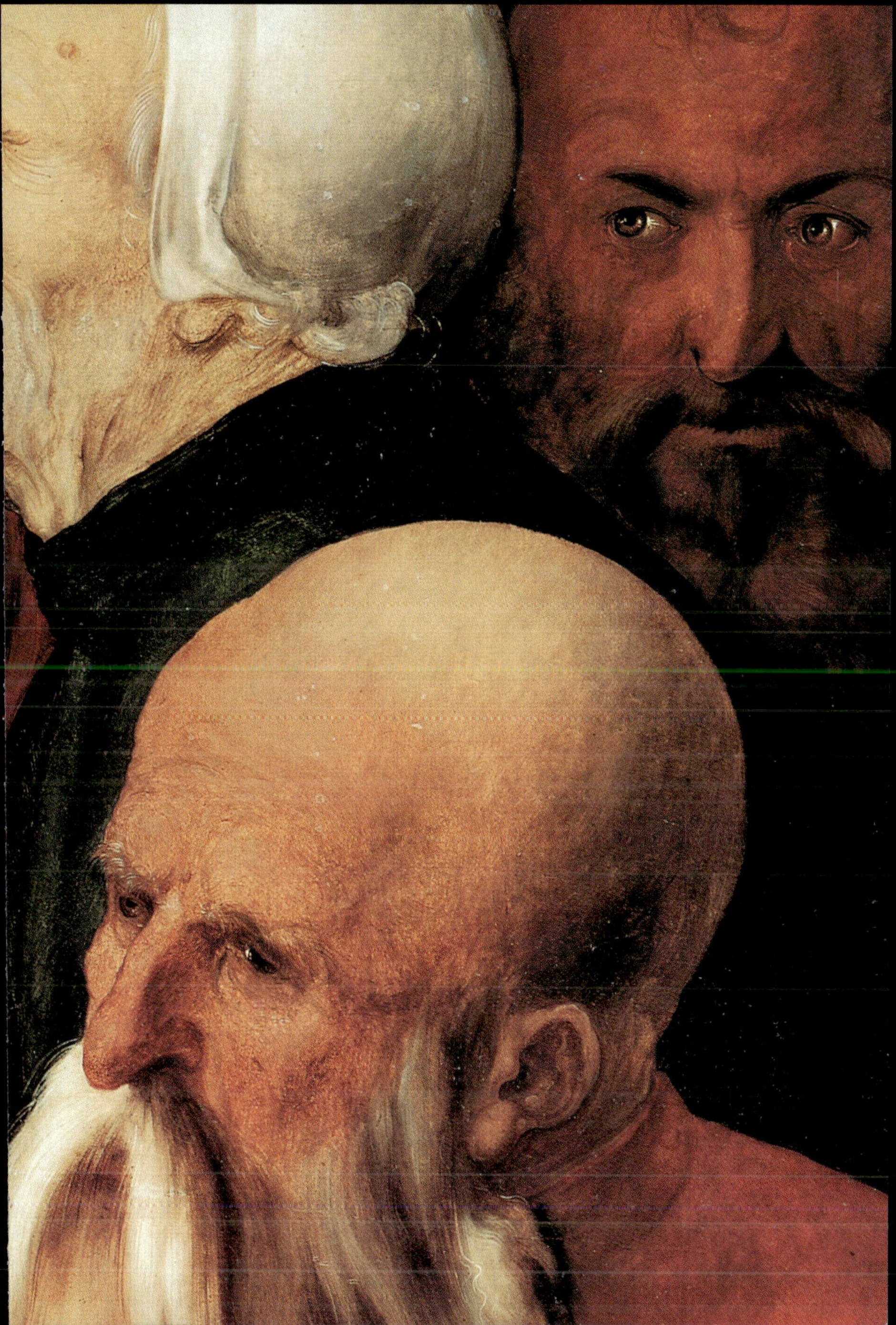

Zwischen Narzißmus und Melancholie

Das Leben Dürers ist geprägt von faszinierender Gegensätzlichkeit. In vielen Phasen seines Lebens scheint er sich auf einer Gratwanderung zu befinden zwischen dem stolzen Bewußtsein seines wachsenden Erfolgs und dem Abgrund einer düsteren, ausweglosen Depression. Es ist diese Zerrissenheit, die dem Künstler eine ganz besondere Faszination verleiht und seine Werke um eine tiefe psychologische Komponente bereichert. Als großer Maler und Leitfigur seiner Epoche verliert Dürer nie das Gefühl für die Realität von Familie und Arbeit und lebt bewußt den Zwiespalt zwischen Ehrgeiz und Sachzwängen, zwischen bedeutsamer geschichtlicher Dimension und dem nicht immer befriedigenden Familienleben. Anhand seiner Tagebücher, Briefe und Aufzeichnungen können wir den Alltag des Künstlers nachvollziehen, in dem sich große kreative Momente und kleine Sorgen wegen geringfügiger Zahlungen oder anderer lästiger Probleme in der Haushaltsführung miteinander abwechseln.

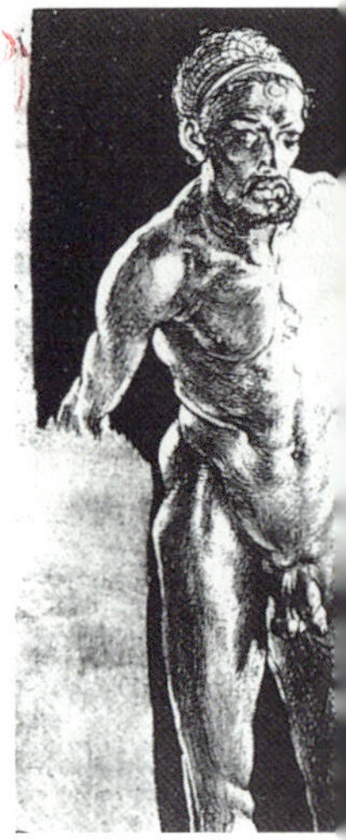

▲ Dürer, *Selbstbildnis als Akt,* Weimar, Schloßmuseum. In dieser Zeichnung, die geradezu schonungslos die physische und seelische Wirklichkeit des Künstlers enthüllt, stellt sich Dürer düster, schwermütig und zugleich wachsam, fast diabolisch dar.

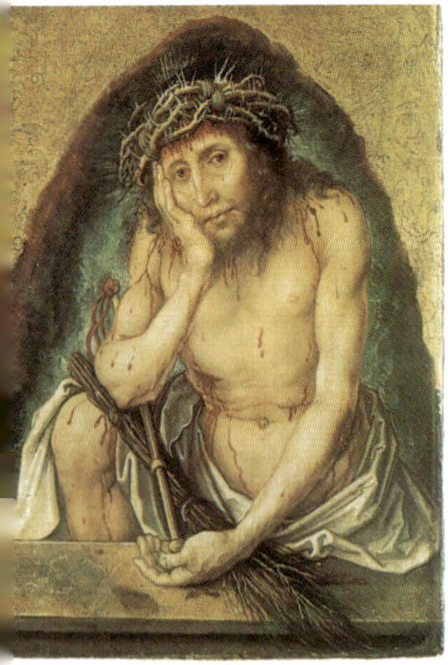

▲ Dürer, *Christus mit der Dornenkrone,* 1498–99, Karlsruhe, Staatliche Kunsthalle. Auch Christus versinkt in den Zustand tiefer Melancholie. Was sich mitteilt, ist nicht körperlicher, sondern seelischer Schmerz.

◄ Giorgione, *Doppelporträt,* um 1510, Rom, Museo di Palazzo Venezia. Der Ausdruck von Melancholie, der auch in der venezianischen Malerei stark verbreitet war, verleiht dem einsamen Jüngling im Vordergrund mit den verschatteten Gesichtszügen etwas Geheimnisvolles und Romantisches.

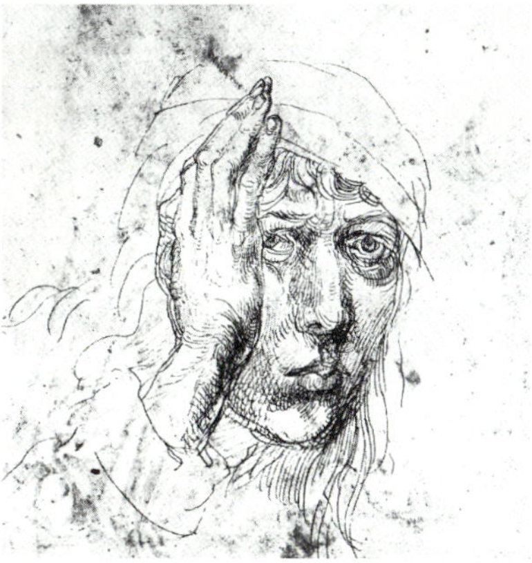

◀ Dürer, *Selbstbildnis mit zwanzig Jahren,* um 1491, Erlangen, Universitätsbibliothek. Von Jugend an litt Dürer an »Melancholie«, begleitet von Schlaflosigkeit, Kopfschmerzen und Depressionen – Beschwerden, die in künstlerischer Kreativität aufgingen.

▼ Dürer, *Selbstbildnis,* 1498, Madrid, Museo del Prado. Dürer stellt sich als erfolgreichen Künstler dar, der sich seiner einnehmenden äußeren Erscheinung bewußt ist. Er schätzt sich selbst nicht länger als Handwerker ein, sondern als Intellektuellen.

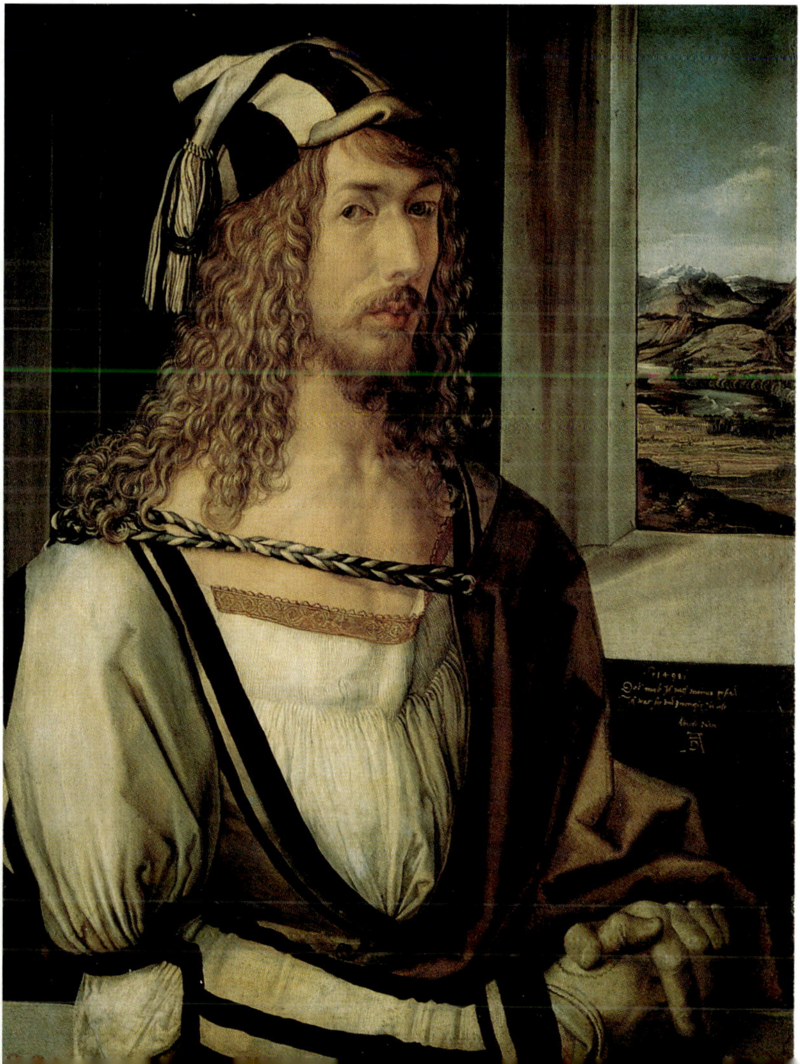

Veit Stoß und das frühe 16. Jahrhundert in Nürnberg

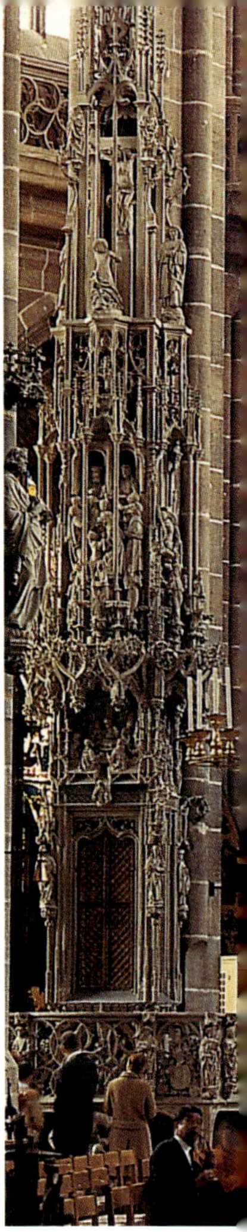

Zu Zeiten Dürers arbeitet in Nürnberg ein weiterer herausragender Künstler: der Bildhauer Veit Stoß. Neben Tilman Riemenschneider ist Veit Stoß der bedeutendste Vertreter der Holzskulptur, was vor allem an seinen monumentalen Schnitzaltären erkennbar ist. Sein vielseitiges Wirken umfaßt jedoch auch Marmorskulpturen, Kupferstiche und Malerei. Mit dem *Hochaltar der Marienkirche* in Krakau, entstanden während eines Aufenthalts in Polen, erreicht Veit Stoß einen Höhepunkt seines künstlerischen Schaffens. Er verbannt aus seiner Schnitzerei jegliches Erbe der Gotik, um zu einer monumentalen Form zu finden – wobei er wie kein anderer seine Phantasie einzusetzen vermag. Wie Dürer hat auch Veit Stoß enge Bindungen zu Italien, insbesondere zu Florenz. Zwei seiner Skulpturen befinden sich in den Kirchen Santissima Annunziata und San Salvatore d'Ognissanti. In Nürnberg führt er einen Zyklus von Steinskulpturen für den Chor der Sebalduskirche aus sowie zahlreiche Holzskulpturen, die heute großteils im Germanischen Nationalmuseum aufbewahrt werden. Zwischen 1517 und 1519 entsteht *Der Englische Gruß* für den Chor von St. Lorenz, es folgt der unvollendete sogenannte *Bamberger Marienaltar*, der sich zwar heute in Bamberg befindet, jedoch ursprünglich für die Kirche des Karmeliterklosters in Nürnberg geschaffen wurde.

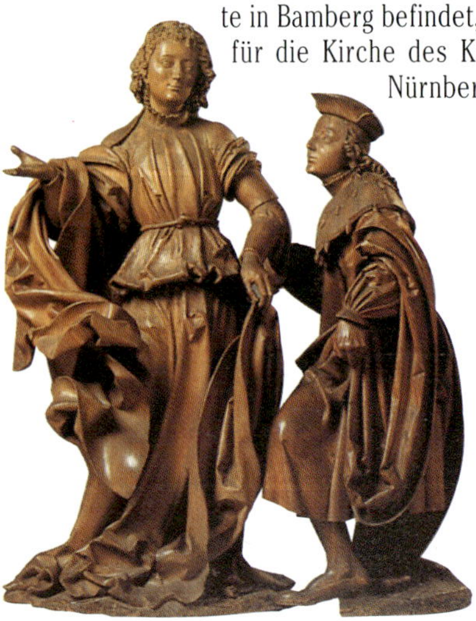

◀ Veit Stoß, *Der Erzengel Raphael und Tobias*, um 1506, Nürnberg, Germanisches Nationalmuseum. Die vermutlich von einem Florentiner Kaufmann in Auftrag gegebene kleine Gruppe ist ein eindrucksvolles Beispiel für die enorme Virtuosität des Künstlers im Umgang mit dem Material. Der üppige Faltenwurf des Engels scheint bereits dem Barock vorzugreifen.

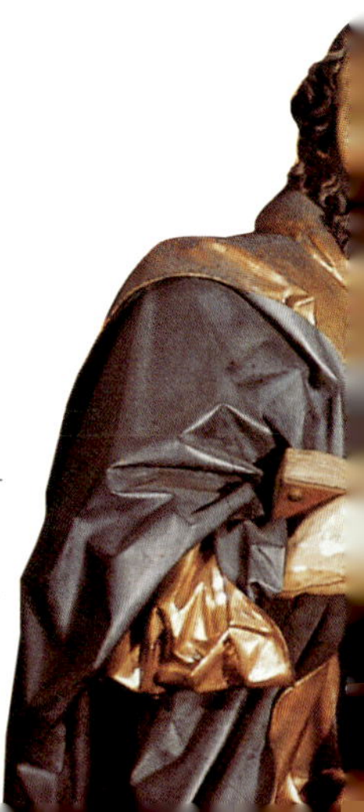

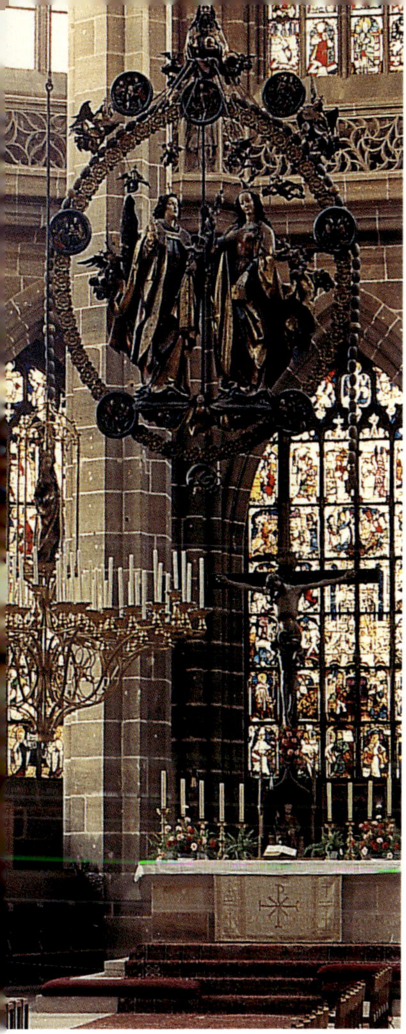

◀ Der gotische Chor von St. Lorenz in Nürnberg mit den Glasfenstern aus dem 15. Jahrhundert. Im Zentrum *Der Englische Gruß* von Veit Stoß und links die Fiale des Sakramentshauses von Adam Krafft.

▼ Veit Stoß, *Christus mit der Dornenkrone,* Ausschnitt, um 1507, Nürnberg, Sebalduskirche. Die Figur ist Teil einer Gruppe von Steinskulpturen, die Veit Stoß für diese Kirche geschaffen hat.

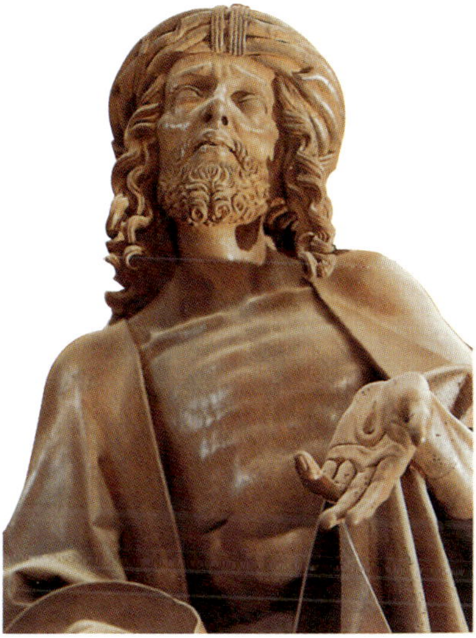

▶ Veit Stoß, *Der Englische Gruß,* 1517–19, Nürnberg, St. Lorenz. Die Verkündigungsgruppe, von einem Kranz von Engeln und marianischen Symbolen umgeben, ist die letzte farbig gefaßte und vergoldete Gruppe in Holz, die Stoß gestaltet hat.

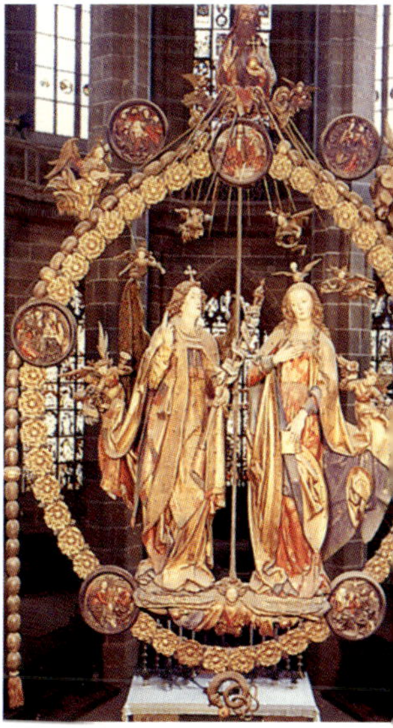

◀ Veit Stoß, *Tod der Jungfrau Maria,* Ausschnitt aus der Mittelgruppe des Schreins des Hochaltars der Marienkirche in Krakau, 1478–89. Der imposante Altar im Stil der Spätgotik ist das anspruchsvollste Werk des Bildhauers.

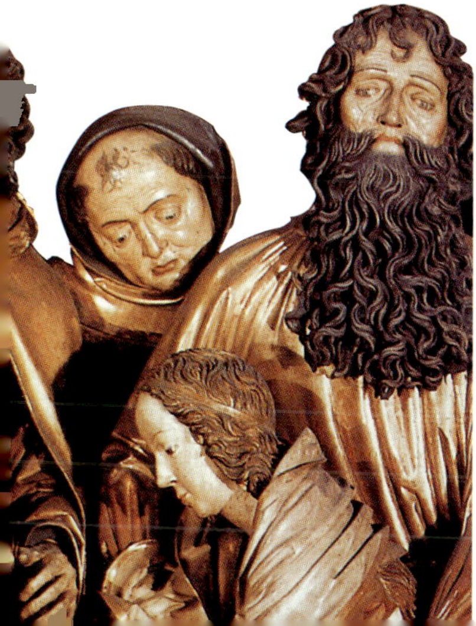

Entwicklung des Stils

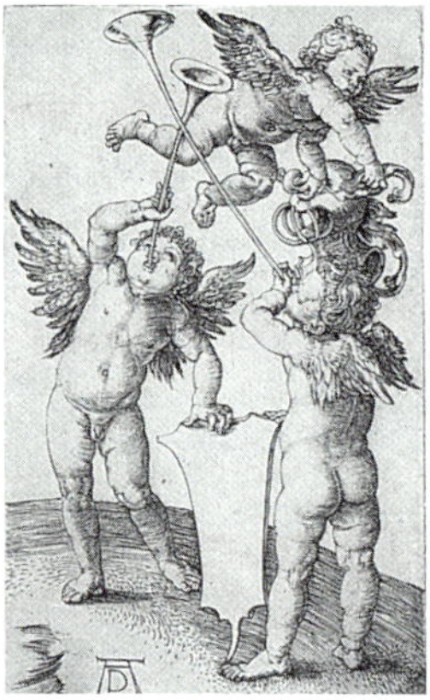

▲ Dürer, *Drei Putten mit einem Wappen,* um 1500. In diesem Kupferstichblatt wird der Einfluß Mantegnas und der Renaissance norditalienischer Prägung deutlich.

Um 1500 gibt der fast dreißigjährige Dürer seinem Stil eine eindeutig neue Richtung. Nachdem er die auf seinen langen Studienreisen gesammelten Eindrücke verinnerlicht, seinen ersten Erfolg mit der *Apokalypse* durch eine umfangreiche Reihe von Arbeiten gefestigt und sich im kulturellen Leben der Stadt Nürnberg einen festen Platz gesichert hat, erarbeitet er ein völlig neues Modell der figürlichen Darstellung und Komposition. Die letzten Überreste des Traditionellen, wie etwa die winzigen Stifterfiguren, die sowohl in der *Glimschen Beweinung* wie auch im *Paumgartner-Altar* erscheinen, weichen einem Kunstverständnis, das das Kraftvolle und Monumentale betont. Der Mensch, körperlich wohlproportioniert und zugleich reich in seinem Gefühlsleben, tritt mit seiner komplexen Individualität ein in eine sehr genau beobachtete Welt der Natur. Der philosophische Ansatz von Dürers Weltsicht ist vergleichbar mit jenem Leonardo da Vincis: Um die großen Mysterien des Universums zu begreifen und in die Tiefen der »Maschine« Mensch vordringen zu können, haben beide Meister jedes noch so kleine Detail mit Akribie, Geduld und großer Leidenschaft studiert.

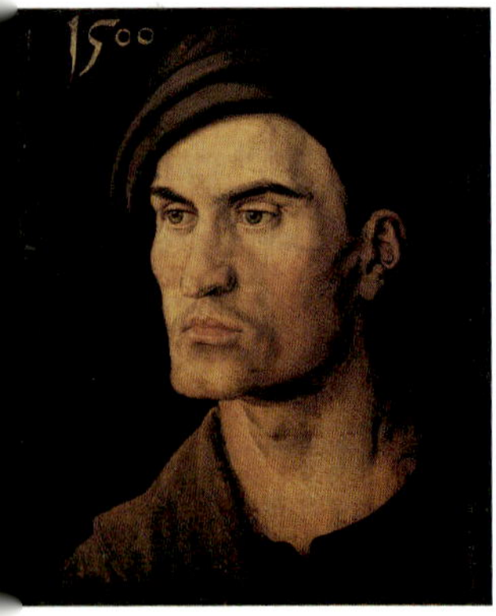

▲ Dürer, *Bildnis eines jungen Mannes,* 1500, München, Alte Pinakothek. Es handelt sich hier möglicherweise um Hans, einen jüngeren Bruder Dürers.

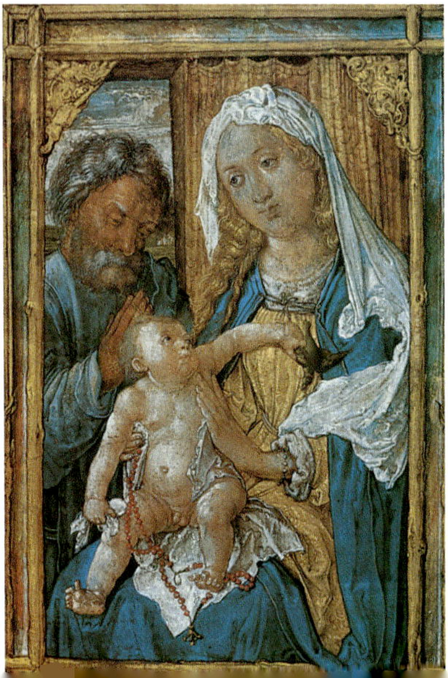

◀ Dürer, *Heilige Familie,* 1496, Rotterdam, Museum Boymans-van Beuningen. Die zauberhafte Miniatur, kaum größer als eine Postkarte, wurde von Dürer mit Feder, Wasserfarben und Gold als Neujahrsgruß ausgeführt.

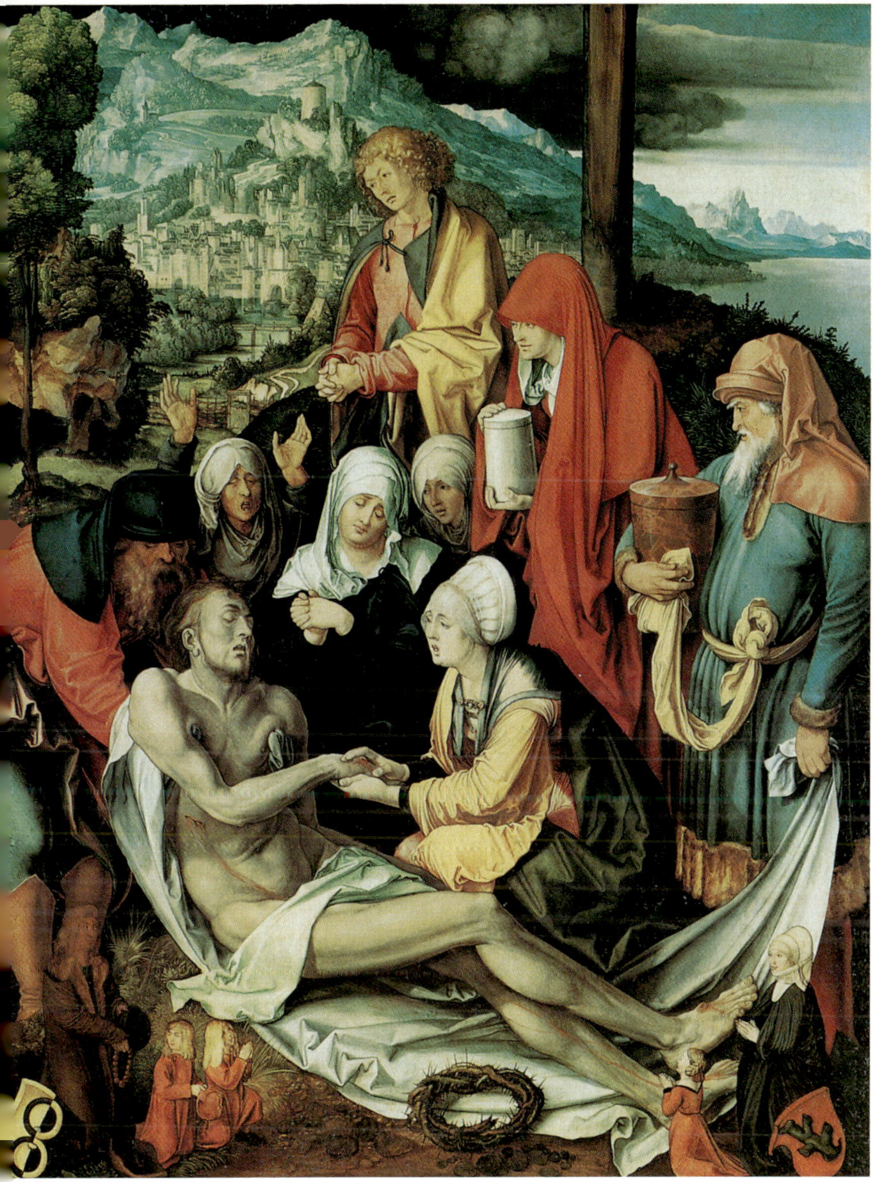

▲ Dürer, *Beweinung Christi,* 1500, München, Alte Pinakothek. Das Hauptwerk aus der Entwicklungsphase Dürers wurde in Nürnberg für den Goldschmied Glim gefertigt. Ganz unten sieht man die Familie und das Wappen des Auftraggebers. Das Einfügen von Stifterfiguren unterschiedlicher Größe in monumentale Szenen nach italienischem Vorbild ist ein »gotisches« Relikt. Eine weite Landschaft umgibt die um den Leichnam Christi gruppierten Personen. Die Komposition ist auf einer einzigen Linie angeordnet, die die Szene diagonal unterteilt.

Der Paumgartner-Altar

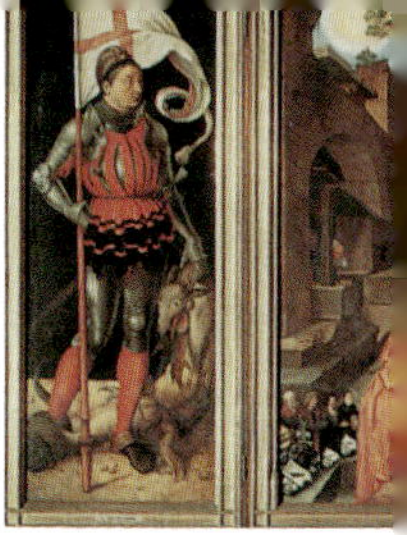

Das Werk wurde von der Familie Paumgartner für die Katharinenkirche in Nürnberg in Auftrag gegeben und befindet sich heute in der Alten Pinakothek in München. Es ist in der Zeit von 1502 bis 1504 entstanden.

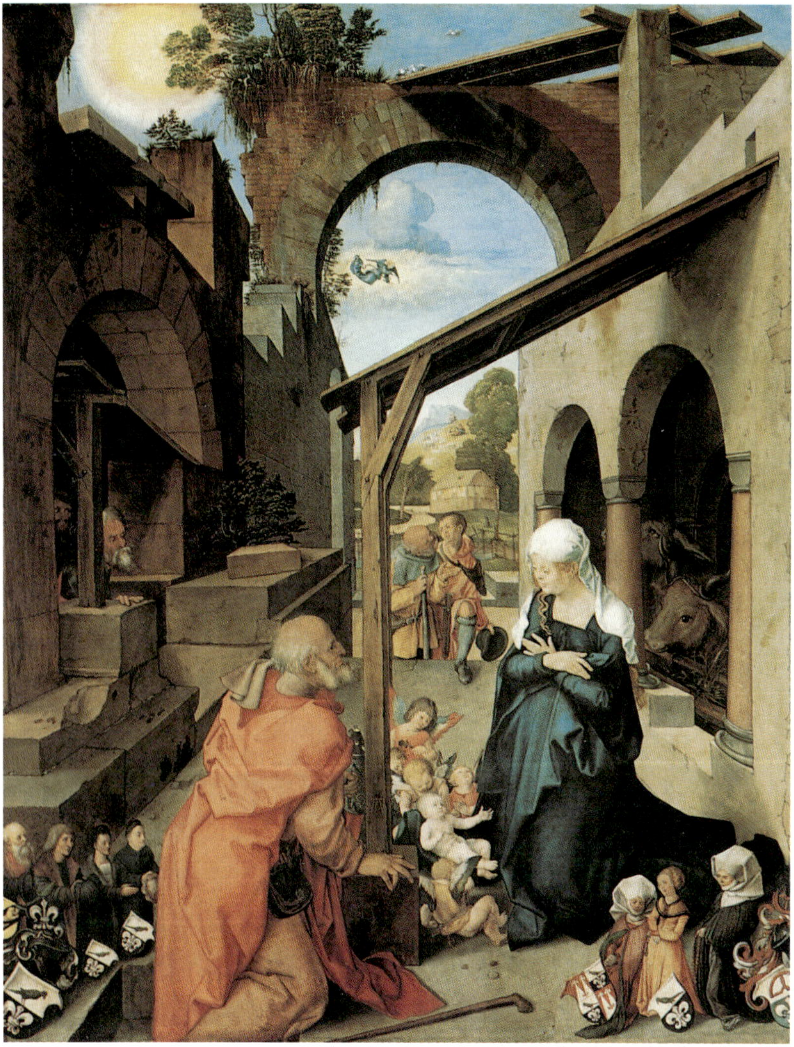

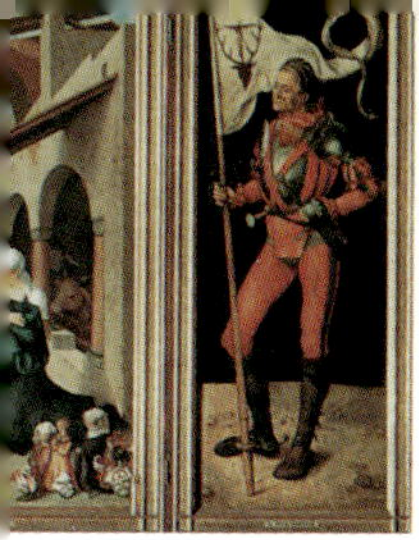

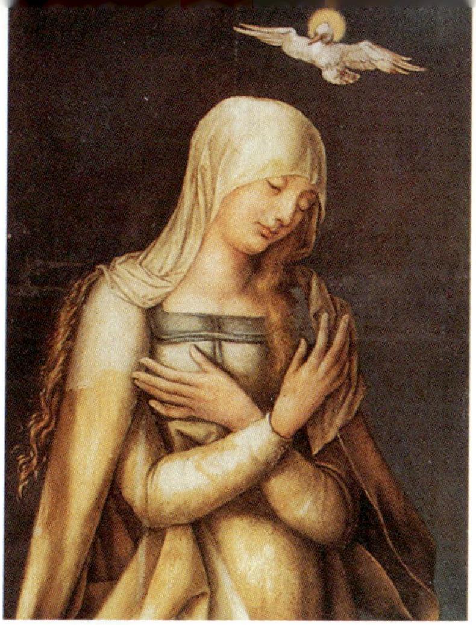

◄ Die in zarten Farben, beinahe Ton in Ton gemalte Madonna ist alles, was von der *Verkündigung* auf den Außenseiten der Flügel erhalten ist.

▲ Das geöffnete Triptychon zeigt die *Geburt Christi* mit Stifterfiguren, die durch die architektonische Perspektive besonders klein wirken; unvermittelt groß dagegen die zwei Heiligen im Harnisch auf den Flügeln.

▼ Die Heiligen sind aufgrund ihrer Attribute erkennbar: Der Drache deutet auf St. Georg hin, das Banner mit dem Hirschkopf auf St. Eustachius. Es handelt sich wahrscheinlich um Bildnisse von Mitgliedern der Familie Paumgartner.

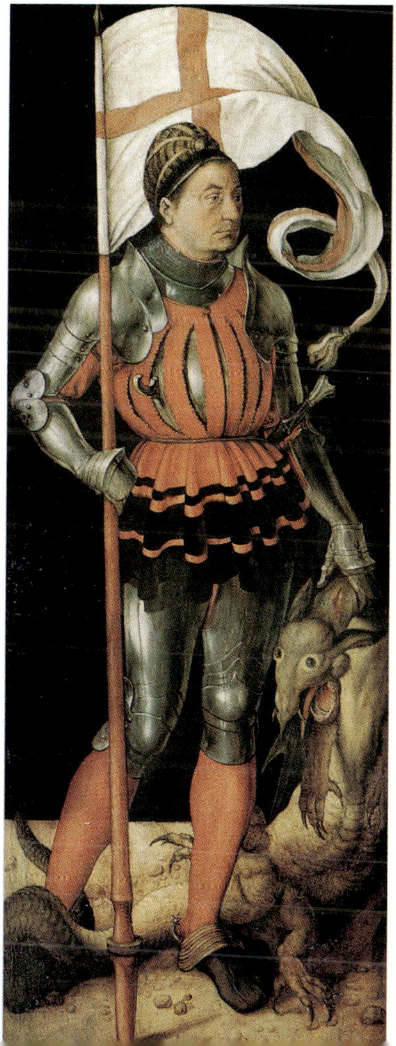

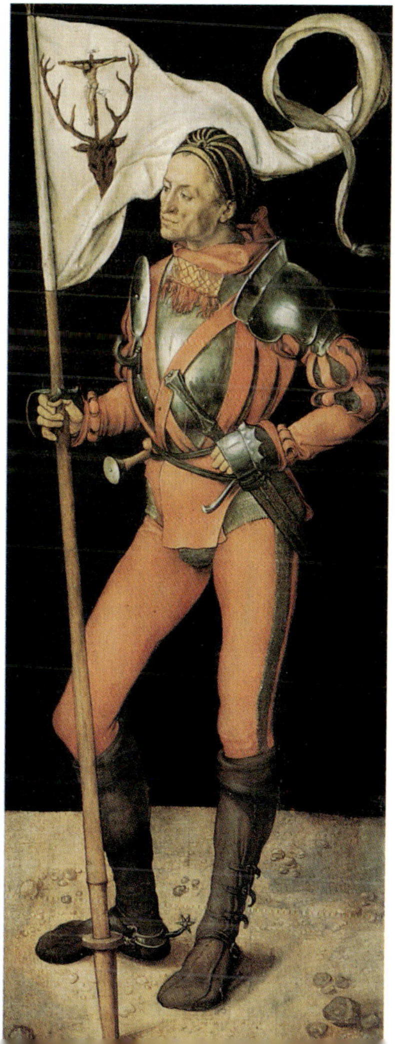

Der Tod des Vaters und neue Pflichten als Oberhaupt der Familie

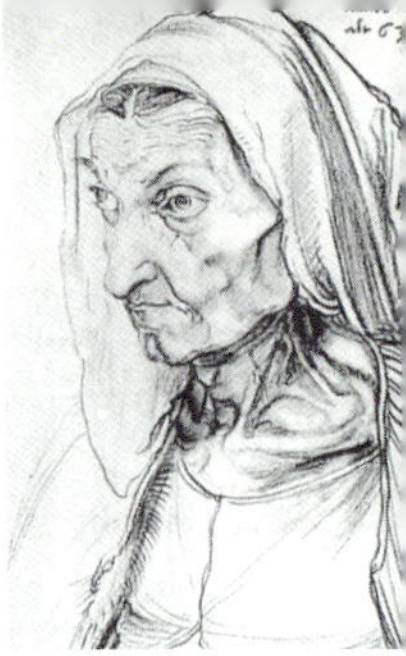

▲ Dürer, *Dürers Mutter,* 1514, Berlin, Staatliche Museen. Diese erschütternde, fast gespenstische Zeichnung entstand nur zwei Monate vor dem Tod der Mutter Barbara Holper.

Ab seinem 30. Lebensjahr kann man Albrecht Dürer als recht wohlhabend, wenn auch nicht gerade reich bezeichnen. Zusammen mit seiner Frau Agnes lebt er noch immer im Haus der Eltern. Der Tod des Vaters im Jahre 1502 zwingt den Maler, die Rolle des Familienoberhauptes zu übernehmen und für den Lebensunterhalt der Familie zu sorgen. Dies geschieht durch die Veröffentlichung und den Verkauf einträglicher Holzschnittfolgen wie der des *Marienlebens*. Der Maler organisiert die Werkstatt neu und nimmt seinen recht begabten Bruder Hans darin auf. 1503 erkrankt Dürer an einem Milzleiden. Ein Erguß »schwarzer Galle« überzeugt ihn endgültig davon, an »Melancholie« zu leiden, das heißt, pathologisch und astrologisch gesehen zu jenen zu gehören, die aufgrund quälenden Leids Großes leisten. Wie die *Anbetung der Könige* verdeutlicht, ist der Maler für eine zweite Italienreise bereit, um nunmehr als Ebenbürtiger den großen Meistern der Renaissance gegenüberzutreten.

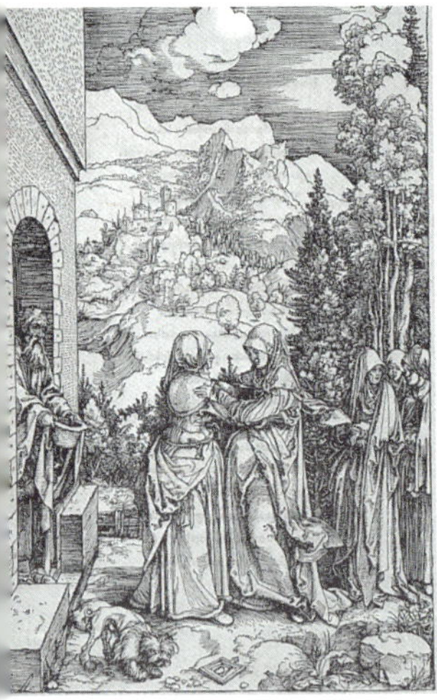

▲ Dürer, *Heimsuchung Mariä,* 1501–02. Ein Holzschnitt aus dem *Marienleben*.

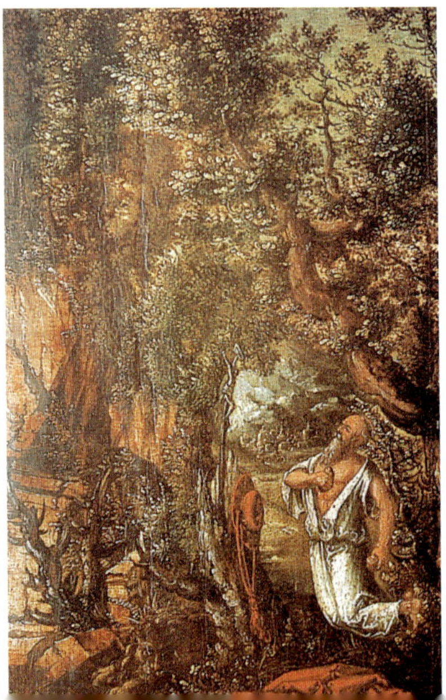

► Hans Dürer, *Heiliger Hieronymus,* Krakau, Kathedrale. Dürers jüngerer Bruder verbrachte einen Teil seiner künstlerischen Schaffenszeit in Polen.

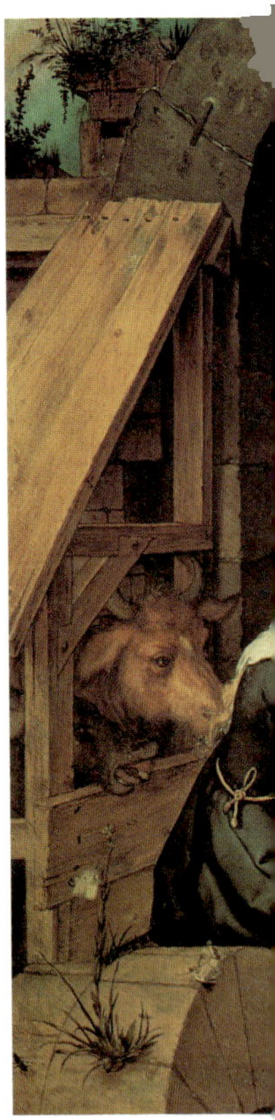

▼ Dürer, *Anbetung der Könige*, 1504, Florenz, Galleria degli Uffizi. Das wahrscheinlich für Albert von Sachsen gemalte Bild gehört zu den bedeutendsten Werken aus der Zeit vor der zweiten Reise nach Venedig. Der Bezug zur italienischen Kunst ist deutlich erkennbar an der Anordnung der Figuren und der in die Landschaft eingefügten antiken Ruinen, wie man sie von Mantegna kennt. Dürer porträtiert sich als den am prunkvollsten gekleideten König mit lockigem Haar, behangen mit Juwelen und Ketten.

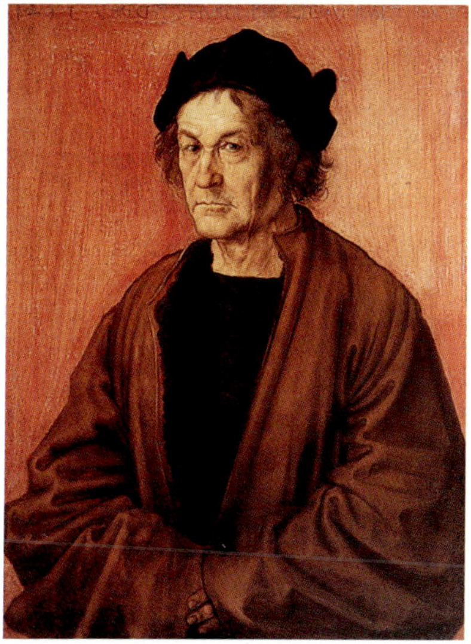

◀ Dürer, *Bildnis des Vaters im Alter von siebzig Jahren*, 1497, London, National Gallery. Das von einigen Spezialisten für eine alte Kopie des verschollenen Originals gehaltene Werk ist ein sehr gelungenes Porträt des gealterten Goldschmieds, der aus Ungarn in das reiche Nürnberg kam, um sein Glück zu machen.

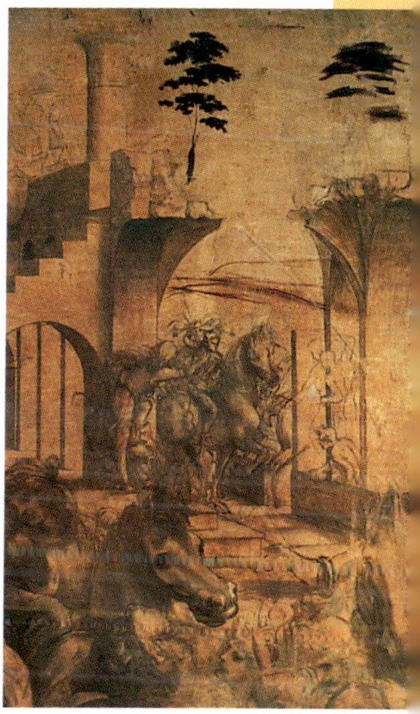

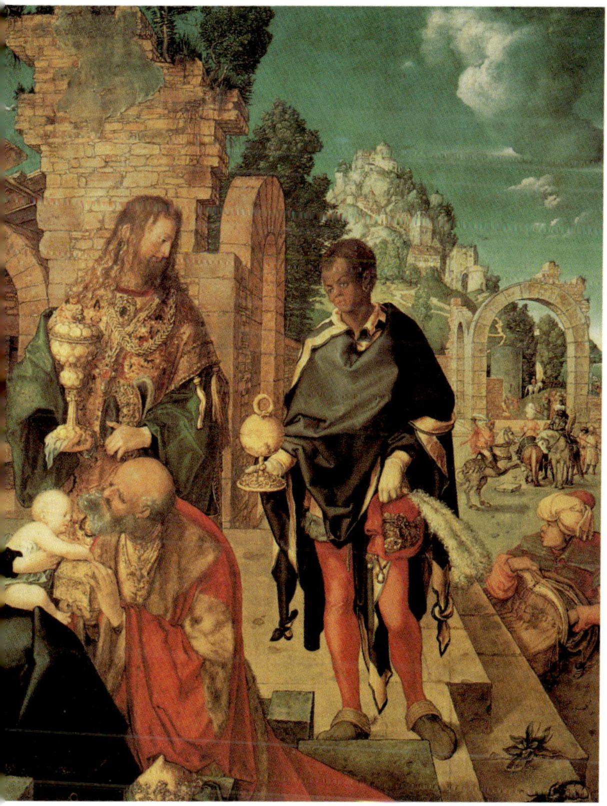

▲ Leonardo da Vinci, *Anbetung der Könige*, Ausschnitt aus dem Hintergrund mit Ruinen und Reitern, 1482, Florenz, Galleria degli Uffizi. Überraschend ist die Ähnlichkeit mit dem Hintergrund auf dem Gemälde Dürers. Aller Wahrscheinlichkeit nach hat er jedoch das Werk Leonardos, das für ein kleines Florentiner Kloster bestimmt war und nie vollendet wurde, nicht gekannt.

Der Mythos Venedig

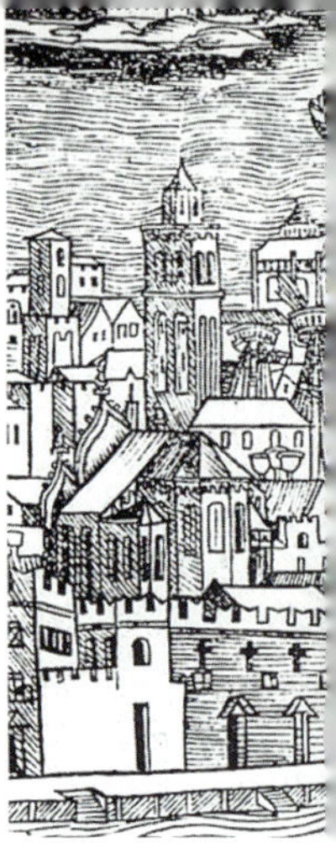

Von 1505 bis 1507 hält sich Dürer erneut in Italien auf. Sein von der mächtigen Bankiersfamilie Fugger unterstützter Aufenthalt bietet ihm auf dem Höhepunkt seines Schaffens die Gelegenheit, der italienischen Renaissance in ihrer glanzvollsten Zeit zu begegnen. Dürer besucht die Universitätsstädte Norditaliens, Padua, Bologna und Pavia, und verweilt lange in Venedig, das einen unwiderstehlichen Reiz auf ihn ausübt. Diese Zeit, in der die Tradition Carpaccios und der beiden Bellini von der neuen Generation Giorgiones, Lorenzo Lottos und Tizians abgelöst wird, ist äußerst fruchtbar für die gesamte europäische Malerei. Zur Zeit von Dürers Reise herrscht Frieden zwischen der Serenissima und dem Reich, doch 1508, nach der Rückkehr des Malers nach Nürnberg, wendet sich die Heilige Liga unter Kaiser Maximilian I. gegen Venedig.

▼ Lorenzo Lotto, *Sacra Conversazione,* 1504, Santa Cristina al Tiverone (Treviso), Pfarrkirche. Es handelt sich um ein besonders »nordisches« Altarbild der venezianischen Kunst.

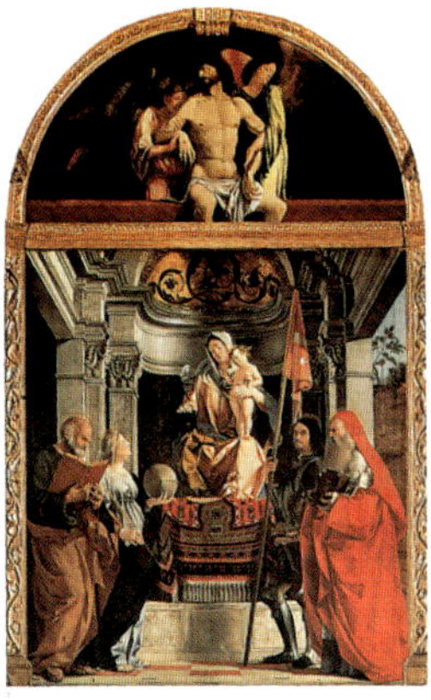

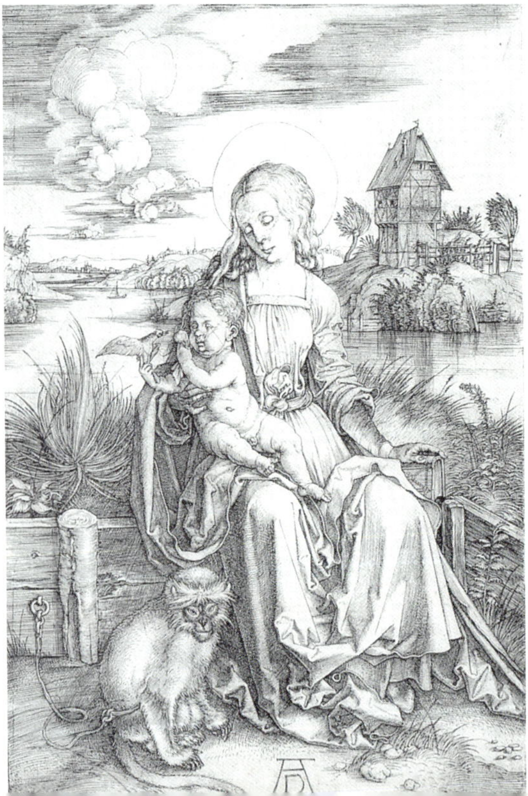

◀ Dürer, *Maria mit der Meerkatze,* 1497–98. Die klassische Gestaltung verweist auf den Einfluß der italienischen Kunst; das Fachwerkhaus im Hintergrund verdeutlicht jedoch, daß es sich um einen Ort in der Umgebung von Nürnberg handelt.

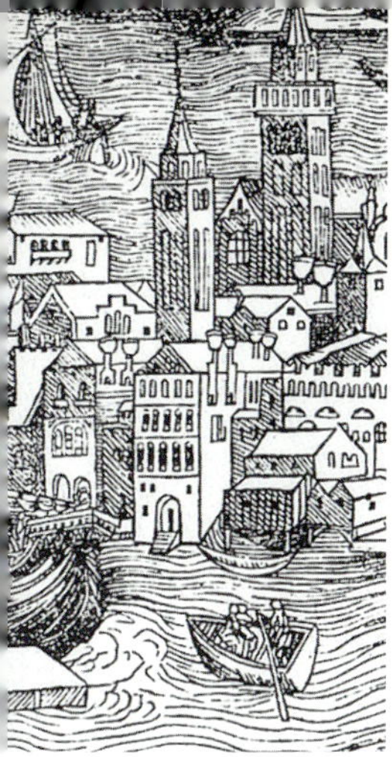

▲ In der Vorstellung eines deutschen Kartographen am Ende des 15. Jahrhunderts ist Venedig eine herrliche gotische Stadt voller Türme und zinnenbewehrter Paläste.

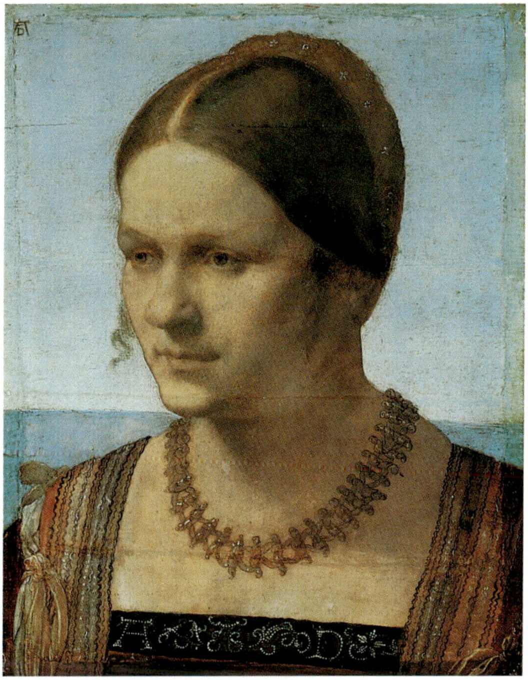

▲ Dürer, *Junge Venezianerin,* 1506–07, Berlin, Staatliche Museen. Der sichtbare Beweis einer Vorliebe für zarte und gedämpfte Farben, wie sie der venezianischen Kunst eigen sind. Auf den Ausschnitt des Kleides sind die Initialen AD des Malers gestickt.

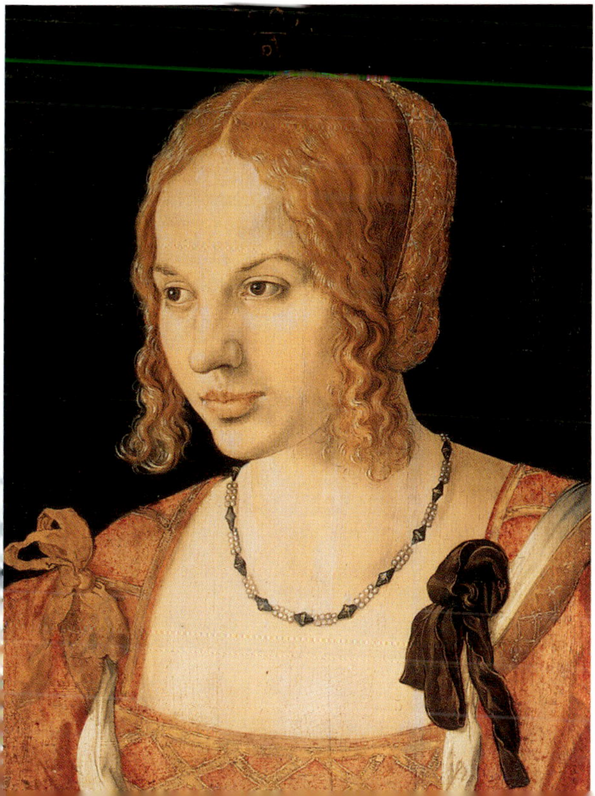

◄ Dürer, *Brustbild einer jungen Italienerin,* 1505, Wien, Kunsthistorisches Museum. Es ist das berühmteste von Dürer in Italien geschaffene weibliche Porträt. Der Schnitt des Kleides und der offensichtliche Einsatz stilistischer Merkmale, die auf Leonardo da Vinci zurückgehen, lassen vermuten, daß es sich um eine Mailänderin handelt.

Das Studium der Perspektive und der italienische Humanismus

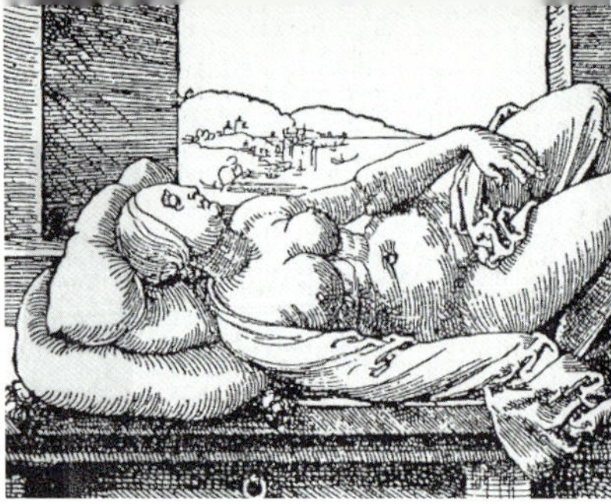

Der Hauptgrund für Dürers Rückkehr nach Italien ist der Wunsch, sich intensiv mit Theorie und Praxis der Perspektive zu beschäftigen. Dürer will in Bologna den Mathematiker Luca Pacioli treffen, dessen berühmtes algebraisches Traktat, *De Divina Proportione,* zum Teil von den Darlegungen Piero della Francescas abgeleitet ist und von dem es eine von Leonardo da Vinci illustrierte Ausgabe gibt. Die Begegnung zwischen Dürer und Pacioli wird dadurch begünstigt, daß der Maler und Graphiker Jacopo de' Barbari, den Dürer bereits von Nürnberg her kennt, sich in Bologna aufhält. Dürer erkennt die Notwendigkeit, für die Kunst der Renaissance nördlich der Alpen ein theoretisches Grundlagenwerk zu erarbeiten. Die Auseinandersetzung mit Humanisten und Gelehrten, die sich mit dem Phänomen der Perspektive befassen, schafft die Voraussetzung für eine Abhandlung, die für deutsche Maler bestimmt ist.

▼ Illuminiertes Frontispiz einer der vier erhaltenen Handschriften von *De Divina Proportione,* dem Grundlagenwerk über den goldenen Schnitt und die Struktur der regelmäßigen geometrischen Körper.

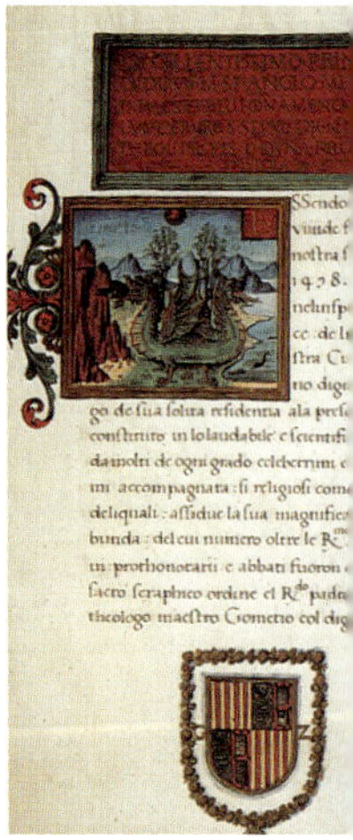

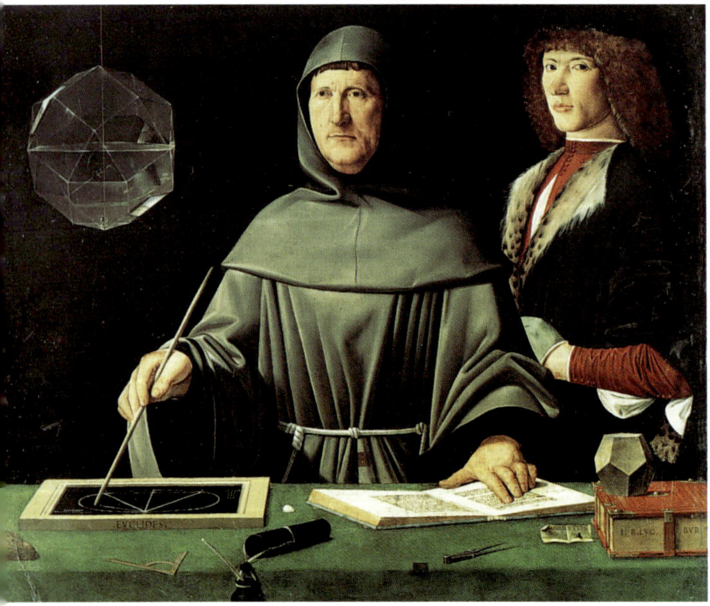

◀ Jacopo de' Barbari zugeschrieben, *Luca Pacioli mit einem Gehilfen,* um 1500, Neapel, Musei e Gallerie di Capodimonte. Der Mönch erklärt anhand einer Tafel die Lehrsätze seines Buches.

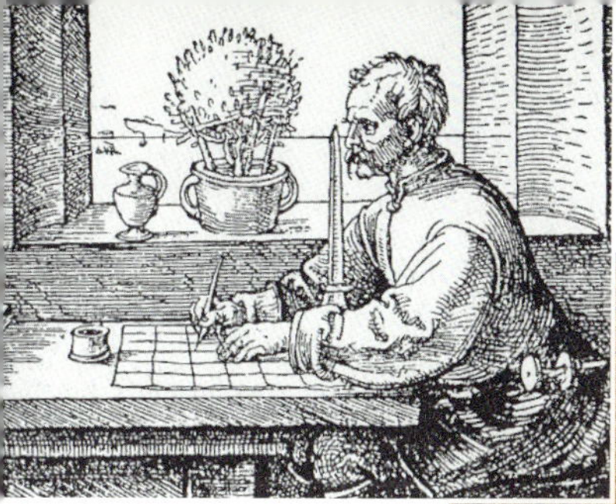

▲ Zur Illustration seiner Abhandlung über die Malerei stellt Dürer in diesem Holzschnitt die Verwendung von Raster und Peilstab bei der perspektivischen Konstruktion des menschlichen Körpers dar.

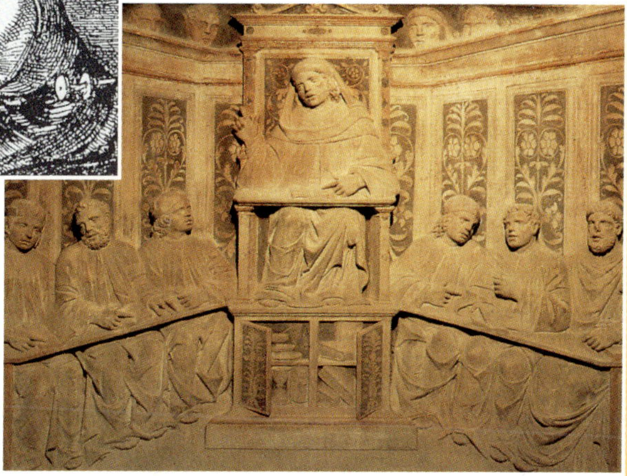

▲ Eine besondere Huldigung an die angesehenen Gelehrten der Universität Bologna sind die Reliefs, die einen Professor am Pult mit seinen eifrig schreibenden Studenten darstellen. Die Werke stammen aus dem 14. und 15. Jahrhundert und befinden sich größtenteils in Bologna, Civico Museo Medievale.

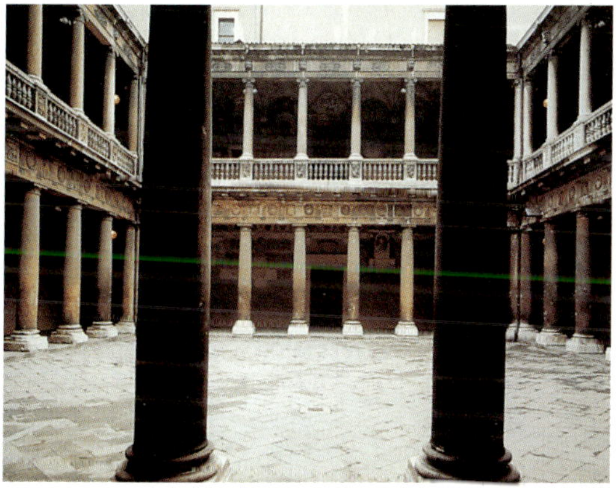

▲ Der Hof der Universität Padua (genannt »Il Bo«) präsentiert sich heute im schlichten, würdevollen Stil des 16. Jahrhunderts. Zu Zeiten Dürers stand Padua an der Spitze der humanistischen Bildungsstätten in Norditalien.

▶ Donatello, *Das Hostienwunder,* Ausschnitt, um 1450, Padua, Basilica del Santo. Die Reliefs und Bronzeskulpturen des Hauptaltars, Meisterwerke Donatellos, sind wahre Lehrstücke für das Studium der Perspektive.

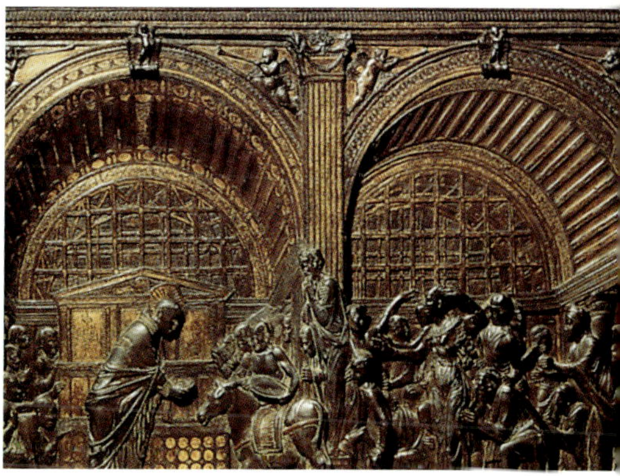

Deutsche Kaufleute und Gelehrte in Italien

▶ Giorgione, *Weiblicher Akt,* 1508, Venedig, Ca' d'Oro. Die Fassadenfresken des Fondaco dei Tedeschi von Giorgione und Tizian sind fast völlig zerstört.

An der Schwelle zum 16. Jahrhundert, bevor sich durch die Entdeckung Amerikas die Achse der europäischen Wirtschaft zum Atlantik hin verschiebt, ist Venedig das lebhafteste Handelszentrum Europas. Aufgrund seiner Lage und seiner traditionellen Bedeutung als Schnittpunkt von Orient und Okzident entwickelt sich hier ein außergewöhnlich reger Handel. Gesandtschaften vieler Nationen gründen Niederlassungen, die »Fondachi«, die aus Lagerhäusern, Kaufhäusern und Börse bestehen. Im Umfeld der Kaufmannsgilden bilden sich betriebsame Kolonien, die Menschen aus aller Welt anziehen und Venedig eine unverwechselbare kosmopolitische Prägung geben; auch das kulturelle Leben der Stadt wird enorm bereichert. Die deutsche Gemeinde als eine der größten ist besonders rege, auch im Handel mit Kunstwerken. Darüber hinaus hat die Präsenz der Deutschen Auswirkungen auf das kulturelle Leben und trägt insbesondere zur weiteren Entwicklung der jungen Buchdruckerkunst bei. Beim Wiederaufbau des Fondaco dei Tedeschi wird Dürer beauftragt, das Altarbild für die Kapelle der Bruderschaft zu malen. Bei der Gestaltung der Fassadenfresken entscheidet man sich für Giorgione und Tizian.

▼ Bartolomeo Veneto, *Bildnis eines jungen Edelmanns,* Rom, Galleria Nazionale d'Arte Antica. Bartolomeo, ein hervorragender Porträtist mit sicherer und klarer Linienführung, war einer der venezianischen Maler, die am stärksten von Dürer beeinflußt wurden. Er arbeitete auch für die deutschen Kaufleute.

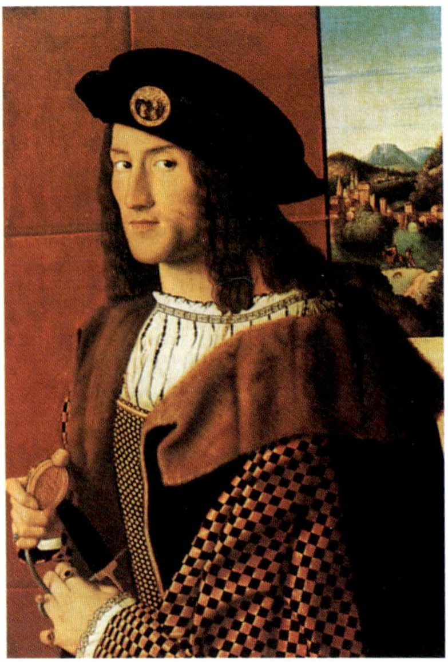

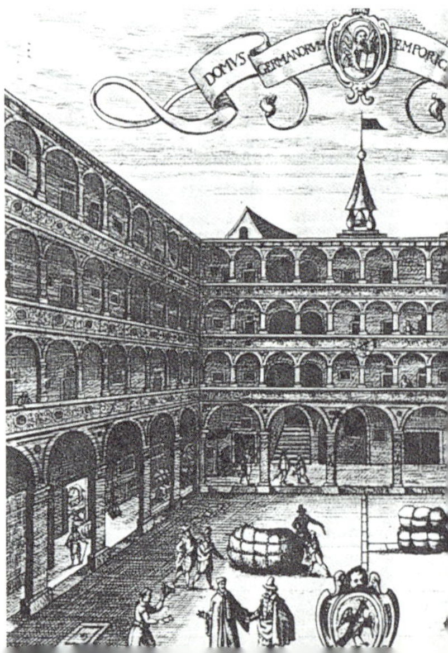

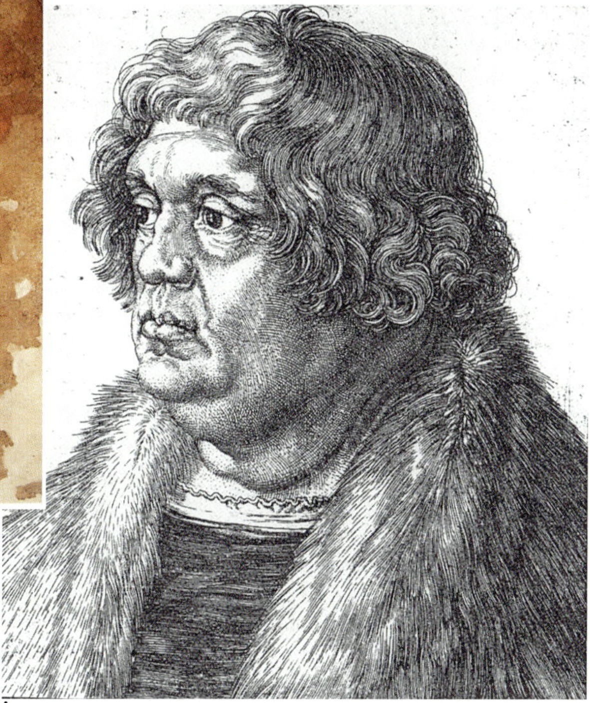

☑ Ansicht des Hofes mit Bogengängen und Loggien des Fondaco dei Tedeschi, Stich aus dem späten 16. Jahrhundert. Der Renaissancepalast, der des öfteren umgebaut und neuen Anforderungen angepaßt wurde, erhebt sich neben der Rialto-Brücke. Heute ist hier das Hauptpostamt von Venedig untergebracht.

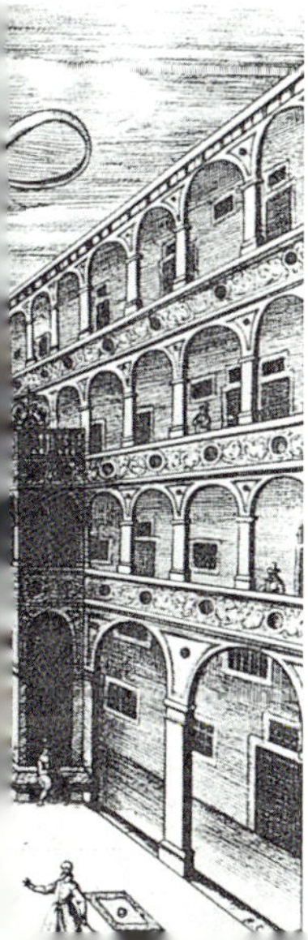

Willibald Pirckheimer

Mit diesem großartigen Kupferstich gibt uns Dürer eine Vorstellung vom Aussehen des Humanisten Pirckheimer, der ein Leben lang sein bester Freund bleiben wird. Pirckheimer lädt Dürer während seiner ersten Italienreise an die Universität von Pavia ein, später steht er mit ihm in ständigem Briefwechsel. Sie reflektieren gemeinsam humanistisches Gedankengut und tauschen Scherze, derbe Witze und Betrachtungen über die Kunst und über Italien aus. Pirckheimer erwirbt in Venedig Werke der klassischen Literatur und baut damit die beste Bibliothek Nürnbergs auf. Er begrüßt mit Begeisterung die Reformation und beherbergt häufig Philipp Melanchthon, kehrt aber später zum Katholizismus zurück.

☑ Dürer, *Bildnis des Augsburger Baumeisters Hieronymus*, 1506. Der Architekt, Erbauer des Fondaco dei Tedeschi, begegnet uns auch im *Rosenkranzfest*.

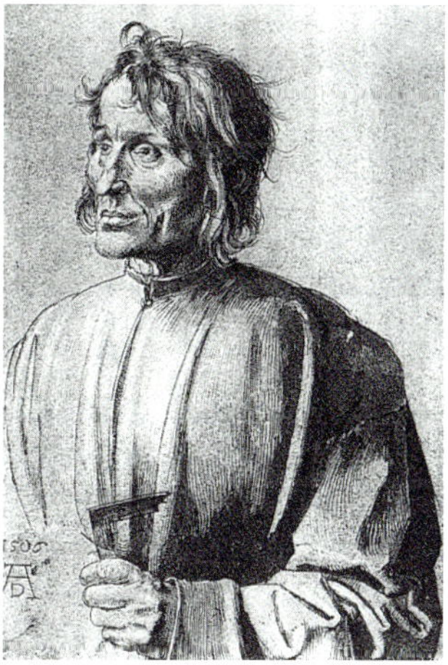

Das Rosenkranzfest

Das Altarbild, wichtigstes Zeugnis von Dürers zweitem Aufenthalt in Venedig, wurde 1506 für die Kirche San Bartolomeo di Rialto geschaffen, wo sich die deutschen Kaufleute versammelten. Es hängt heute in der Narodní Galerie in Prag.

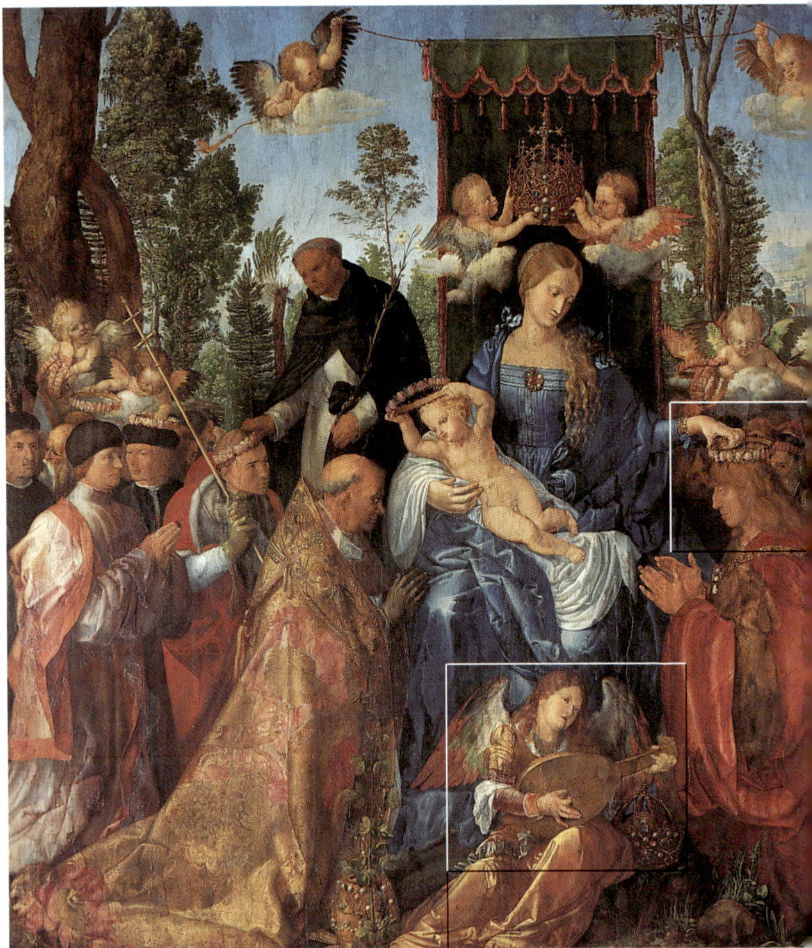

Der lautenschlagende Engel zu Füßen des Thrones der Jungfrau Maria ist eine offensichtliche Huldigung an die venezianische Tradition, die viele ähnliche Motive aufweist, etwa bei Giovanni Bellini, Carpaccio und den Vivarini. Auf dem äußerst schlecht erhaltenen Gemälde ist dieser Teil am besten zu erkennen.

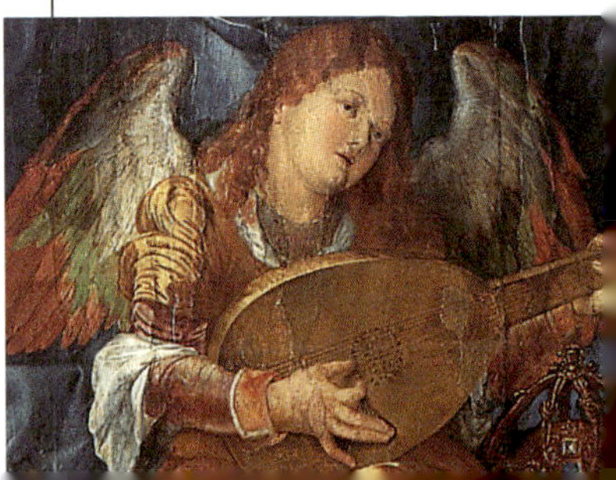

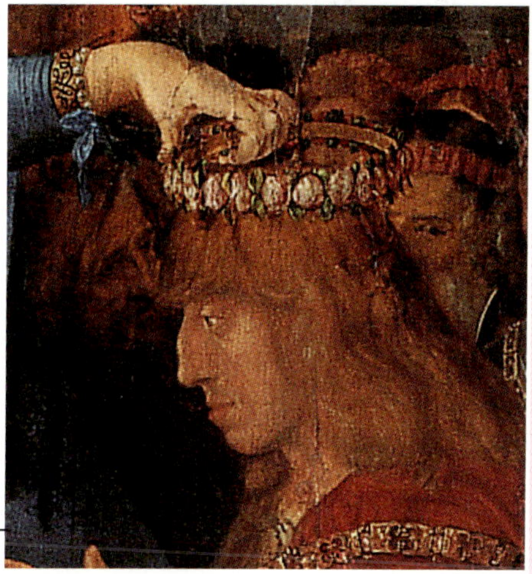

▶ Auf dem Bild sind viele zeitgenössische Persönlichkeiten dargestellt, vor allem Deutsche, die allerdings nicht alle eindeutig zu identifizieren sind. Unter anderem erkennt man den Augsburger Bankier Jakob Fugger. Einen Ehrenplatz haben der Papst, vermutlich Alexander VI. Borgia, und Kaiser Maximilian I. (hier im Ausschnitt), dem Maria einen Kranz von Rosen aufsetzt.

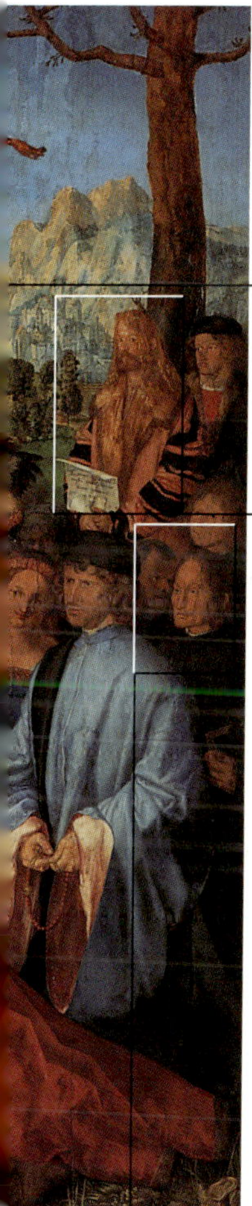

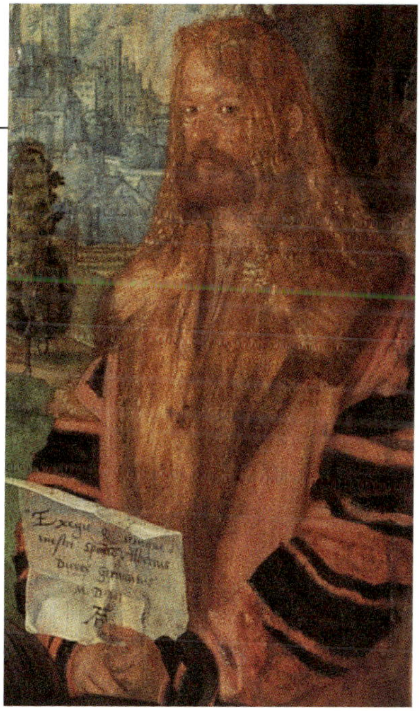

◀ Zwar ein wenig versteckt im Hintergrund, durch die isolierte Stellung jedoch gut erkennbar, porträtiert sich Dürer unter den Anwesenden. Er hält eine Schriftrolle in der Hand, verfaßt in lateinischer Sprache, mit Unterschrift, Datum und Angaben über die Dauer der Ausführung des Werks. Die Arbeitszeit betrug fünf Monate.

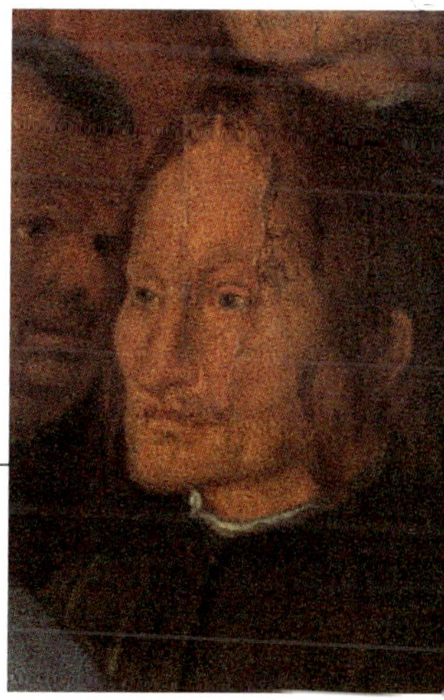

▶ Ganz außen rechts, neben Dürer, ist der Baumeister Hieronymus zu erkennen. Er war der Architekt des in den schlichten und klaren Formen der Renaissance wieder aufgebauten Fondaco dei Tedeschi, der 1505 durch einen verheerenden Brand zerstört worden war.

Schönheit und Vergänglichkeit

Angeregt durch Giorgione und eingebunden in die geistigen und künstlerischen Debatten über die »Drei Lebensalter des Menschen« setzt sich Dürer während der zweiten Italienreise intensiv mit der Darstellung des menschlichen Körpers auseinander. Von diesem Augenblick an lassen sich in seinen Studien zwei Sichtweisen erkennen. Auf der einen Seite ist der Intellektuelle auf der Suche nach einem utopischen »Kanon der Schönheit«, der auf der geometrischen Harmonie der Teile des menschlichen Körpers beruht, auf der anderen Seite steht der Künstler mit seiner Fähigkeit, die Nuancen von Ausdruck und Stimmung einzufangen. Wahrscheinlich wird sich Dürer in eben diesen entscheidenden Jahren seines Schaffens des unüberbrückbaren Widerspruchs bewußt, der von nun an sein Leben beherrschen wird: die grenzenlose Liebe zur Vielfältigkeit der Schöpfung und die stets ungestillte Sehnsucht nach objektiven und unumstößlichen Gesetzmäßigkeiten, mit denen sich Schönheit definieren läßt. Wie Leonardo ist auch Dürer für den unerschöpflichen Reichtum der Natur empfänglich und vermag als exzellenter Porträtist den vergänglichen Hauch der Schönheit einzufangen. Es gibt jedoch eine Kehrseite dieser strahlenden Medaille – Dürer nimmt auch den Verfall, die Häßlichkeit und die Sterblichkeit alles Irdischen wahr.

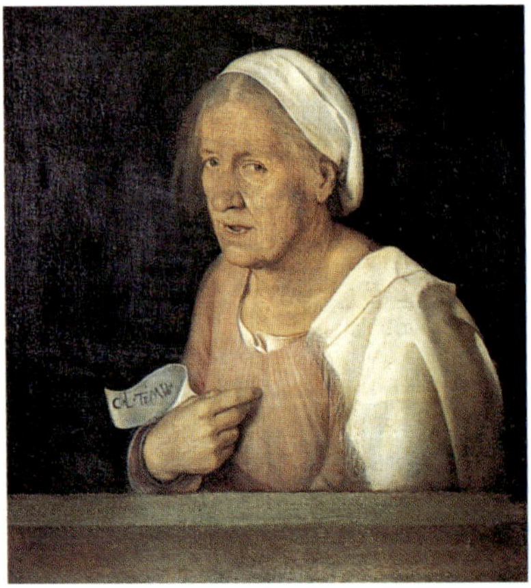

Giorgione, *Alte Frau*, um 1508, Venedig, Gallerie dell'Accademia. Die Frau mit den vom Alter gezeichneten Zügen hält ein Kärtchen mit der Warnung COL TEMPO (»mit der Zeit«) in der Hand. Es ist ein ernüchterndes Bild, das das Schicksal irdischer Schönheit thematisiert.

Dürer, *Bildnis eines jungen Mannes*, 1507, Wien, Kunsthistorisches Museum. Das in Venedig entstandene Gemälde zeigt wahrscheinlich einen jungen deutschen Kaufmann oder den Sohn eines bedeutenden Mitglieds des Fondaco. Auf der Rückseite ist die *Allegorie der Habsucht* (unten) dargestellt, ein Thema, das zu den sanften Gesichtszügen und weichen Schatten des Porträts in schärfstem Kontrast steht.

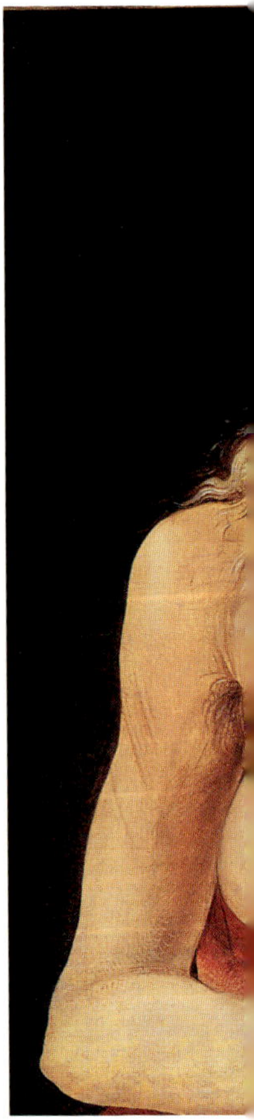

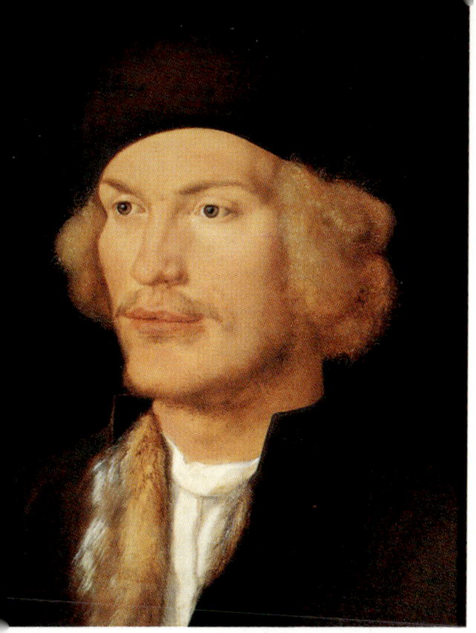

▼ Dürer, *Bildnis eines jungen Mädchens,* 1507, Berlin, Staatliche Museen. Dieses auf Pergament gemalte und auf eine Tafel aufgezogene Werk ist, sieht man von seinem Selbstbildnis von 1500 ab, das einzige frontale Porträt des Künstlers. Es stellt ein Wesen von verwirrender Schönheit dar: Ist es ein Mädchen? ein Jüngling? ein Kind? Der Maler hat wohl bewußt auf die Eindeutigkeit des Geschlechts verzichtet, um dem Inbegriff von Schönheit Ausdruck zu verleihen.

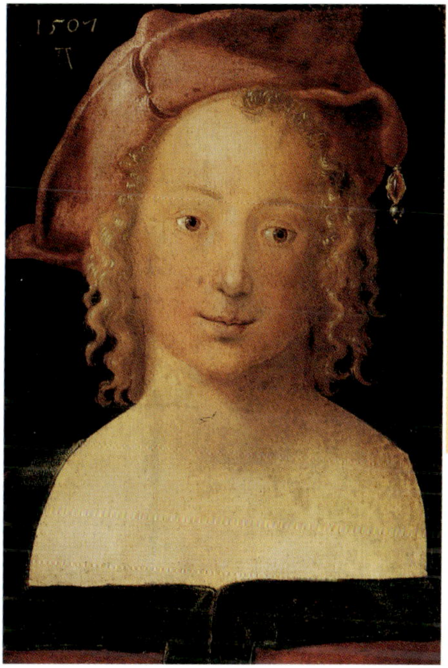

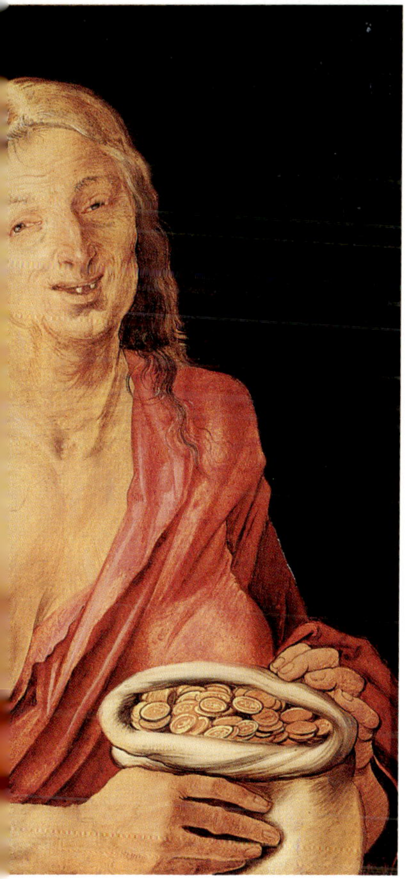

◀ Dürer, *Allegorie der Habsucht,* 1507, Wien, Kunsthistorisches Museum. Die häßliche, zahnlose alte Frau, die mit einem gemeinen Grinsen ein Säckchen voller Münzen festhält, ist das Sinnbild der Habsucht, aber auch die ernüchternde Darstellung des physischen und moralischen Verfalls. Die stilistische Abhängigkeit von der alten Frau Giorgiones ist offensichtlich, wobei man den Versuch erkennt, auch das Gegenteil von physischer Schönheit mit Hilfe geometrischer Gesetzmäßigkeiten darzustellen. Dürer selbst war, trotz eines ausgeprägten Sinns für geschäftliche Dinge, keineswegs habsüchtig. Im Gegenteil, mehr als einmal bewies er eine Großzügigkeit, die tief empfundener Barmherzigkeit entsprang

Adam und Eva

Die beiden zusammengehörigen Tafeln sind signiert, 1507 datiert und hängen nebeneinander im Museo del Prado in Madrid. Dürer malte sie nach der Rückkehr aus Italien; es sind die ersten lebensgroßen Akte der deutschen Malerei.

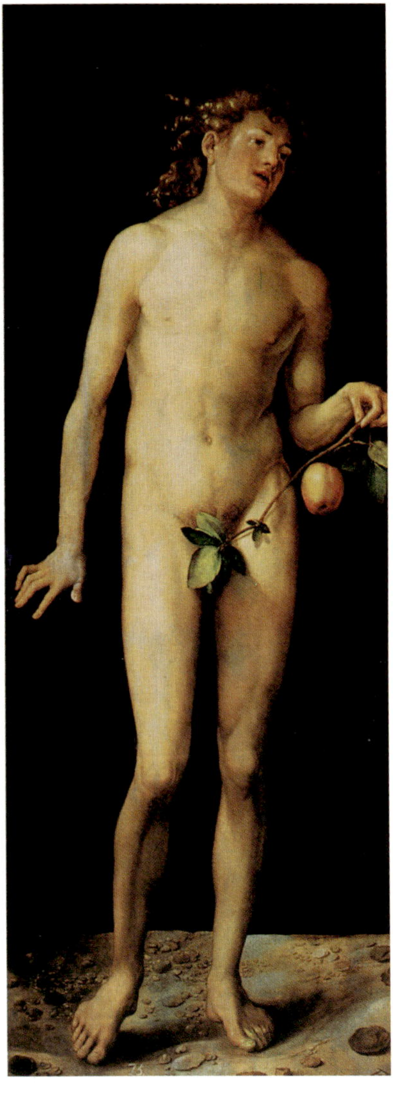

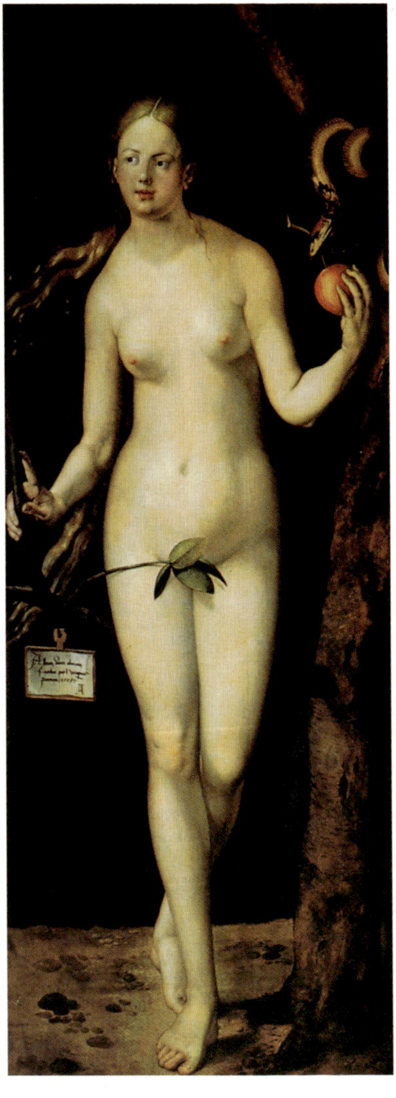

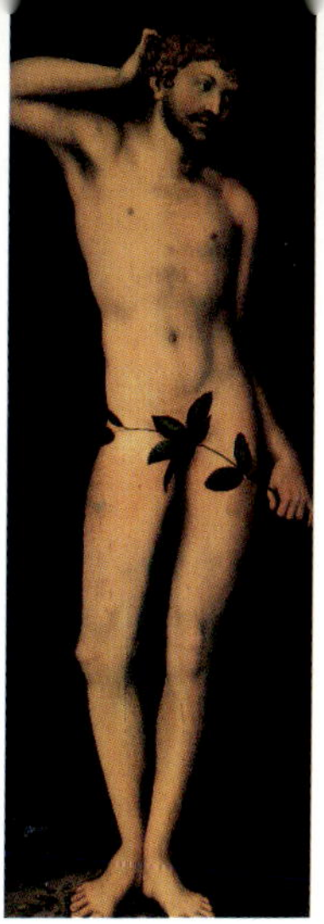

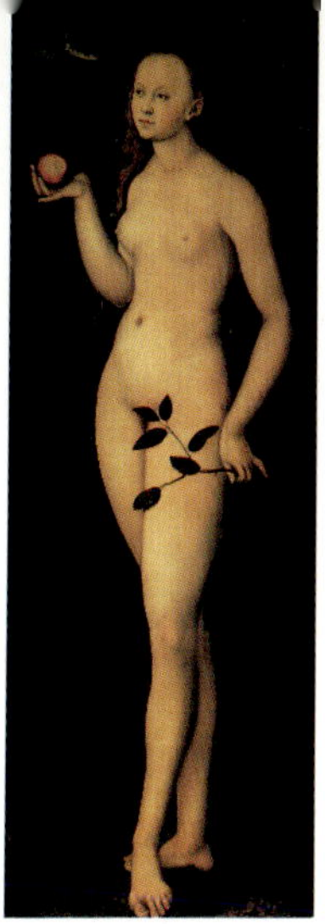

▲ Lucas Cranach der Ältere, *Adam und Eva,* 1528, Florenz, Galleria degli Uffizi. In Cranachs verschiedenen Versionen des Themas zeigen sich die steifen und trockenen Umrißlinien der Maltradition nördlich der Alpen – obwohl er die anatomischen Proportionen korrekt darstellt. Auch das Helldunkel ist weniger weich und sinnlich als bei Dürer.

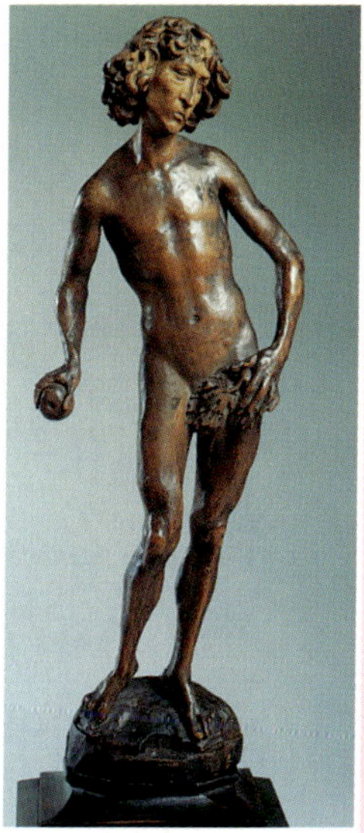

▶ Tilman Riemenschneider, *Adam,* um 1500, Würzburg, Mainfränkisches Museum. In der für den Stil des Künstlers typischen ausdrucksstarken Pose scheint sich bereits schicksalhaft der Sündenfall abzuzeichnen.

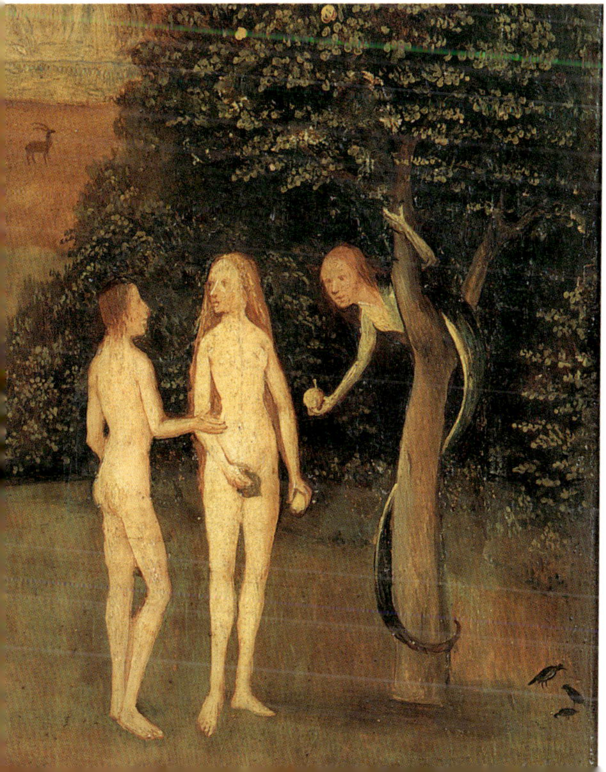

▼ Hieronymus Bosch, *Der Sündenfall,* Ausschnitt aus dem *Heuwagen-Triptychon,* um 1500, Madrid, Museo del Prado. Hier sieht man beispielhaft die Darstellung nackter Körper im Stil der Malerei des Nordens: schmächtig, kalligraphisch, schamhaft. Dürer wendet sich dagegen einer realistischen und klassischen Darstellung zu, sowohl im Format der Figuren als auch in der monumentalen Auffassung.

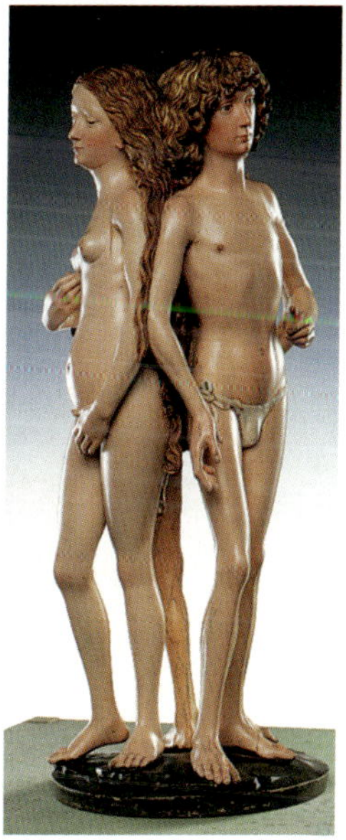

▲ Niklaus Gerhaert, *Allegorie der Vanitas,* um 1500, Wien, Kunsthistorisches Museum. Zu den beiden jungen Menschen gesellt sich von hinten eine ausgemergelte alte Frau.

Ein enzyklopädischer Geist studiert die Zusammenhänge der Natur

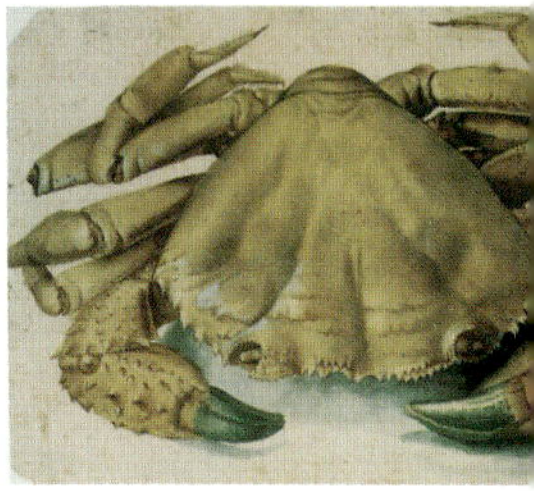

Dürer, *Krabbe,* 1495, Rotterdam, Museum Boymans-van Beuningen. Eine der frühesten aquarellierten Tierstudien auf neutralem Grund; eine Darstellungsweise, die Dürer später noch häufig verwendet hat.

So sehr Dürer sich auch auf die Darstellung des nackten männlichen und weiblichen Körpers konzentriert, er verliert doch nie die Natur aus den Augen. Seine Zeichnungen zu Zoologie und Botanik können sich zweifellos mit den zeitgleichen Studien Leonardos messen. Die beiden bedeutenden Künstler verfolgen ähnliche Interessen, wobei Leonardo jedes Detail der Natur im pantheistischen Makrokosmos aufgehen läßt, Dürer sich hingegen auf das direkte Erscheinungsbild einzelner Tiere, Blumen, Kräuter oder Landschaften konzentriert. Mit anderen Worten, wo Leonardo versucht, die Phänomene der Natur miteinander zu verschmelzen, zieht es Dürer vor, seine Beobachtungen systematisch wie einzelne Artikel einer Enzyklopädie festzuhalten. Das ausgeprägte Interesse an Tieren bleibt ihm sein ganzes Leben lang. Angefangen bei dem monströsen Schwein von Landser über den an der niederländischen Küste gestrandeten Wal bis hin zu Hirschkäfer und Walroß: er läßt keine Gelegenheit aus, sich mit exotischen oder ungewöhnlichen Tieren näher zu befassen. Für seine ungemein detailgenauen Naturstudien bedient sich Dürer häufig der Aquarellmalerei. Damit gelingt ihm nicht nur eine delikate Farbabstimmung, sondern auch eine frappierend naturgetreue Darstellung.

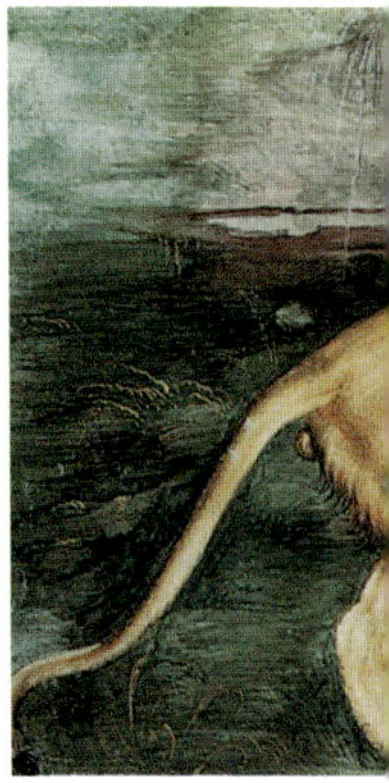

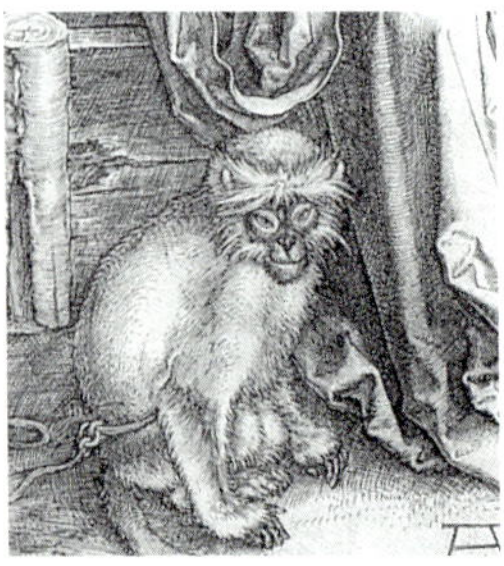

Dürer, *Maria mit der Meerkatze,* Ausschnitt (Seite 44). Das Äffchen ist ein für Mariendarstellungen durchaus ungewöhnliches Begleittier.

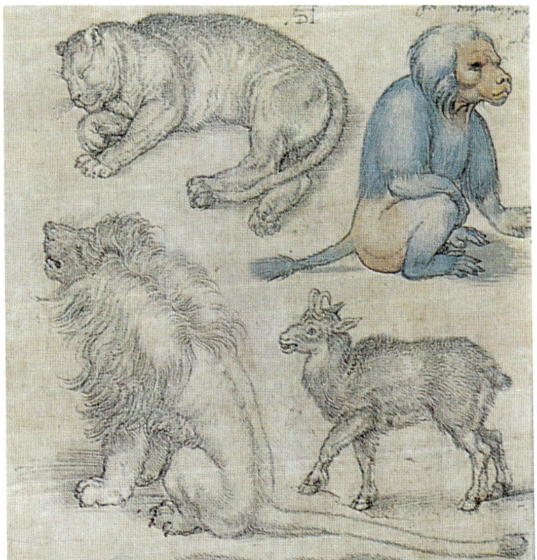

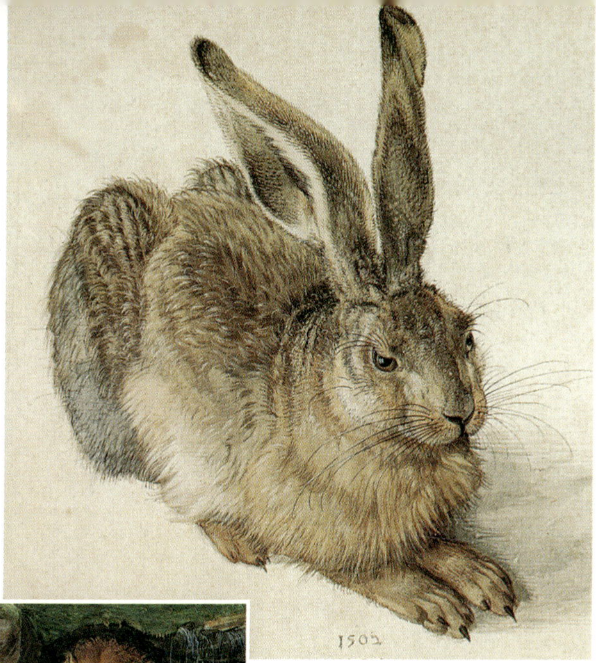

◀ Dürer, *Hase,* 1502, Wien, Albertina. Das berühmte Aquarell zeigt einen Hasen innerhalb eines Raums, dessen Fenster sich, virtuos dargestellt, in den Augen spiegeln. Es gelingt dem Maler, uns sein zärtliches Gefühl für das kleine Tier zu vermitteln.

▼ Dürer, *Maria mit den vielen Tieren,* aquarellierte Federzeichnung, 1503, Wien, Albertina. Maria erscheint in einem Paradies auf Erden voller Harmonie und Anmut, umgeben von einer Schar zahmer Tiere.

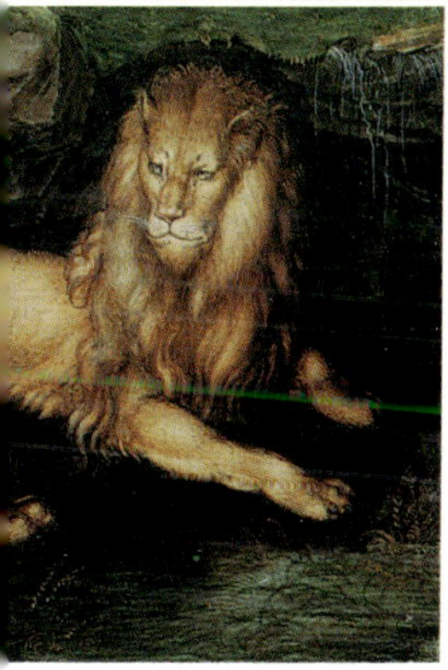

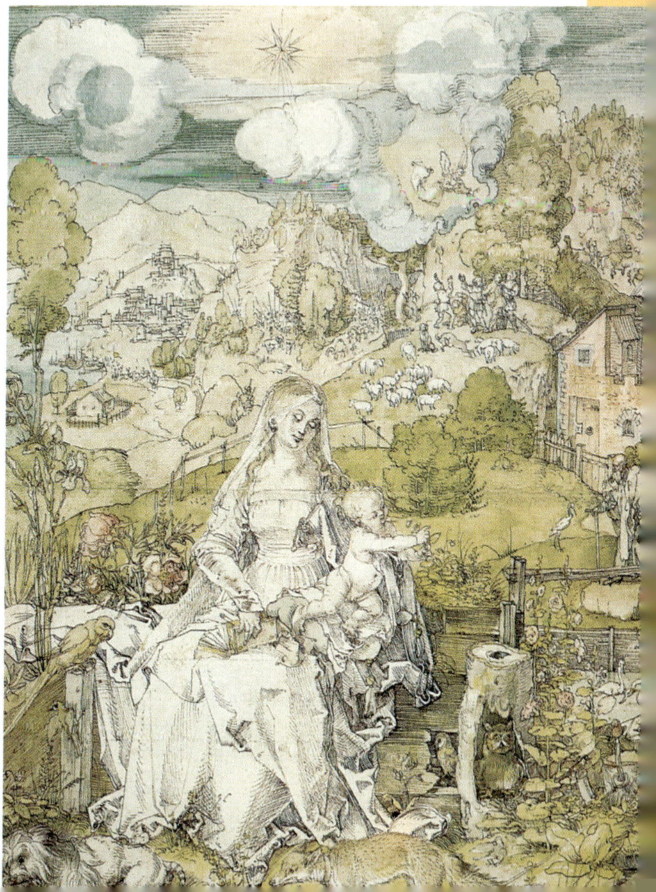

▲ Dürer, *Löwe,* 1494, Hamburg, Kunsthalle. Die aquarellierte Zeichnung interpretiert in naturalistischer Manier das bekannte Bild des venezianischen Markuslöwen.

◀ Dürer, *Studienblatt mit exotischen Tieren* Ausschnitt, um 1500, Philadelphia, J. J. Johnson Collection. Dürer nutzt jede Gelegenheit zum Studium exotischer Tiere, die er oftmals etwas kurios überzeichnet.

Die Vision des Heiligen Eustachius

Der Kupferstich aus dem Jahre 1500 ist ein fulminanter Beweis für Dürers Liebe zur Natur. Der heilige Jäger ist vor der Erscheinung eines Hirschs mit einem Kruzifix zwischen dem Geweih auf die Knie gefallen.

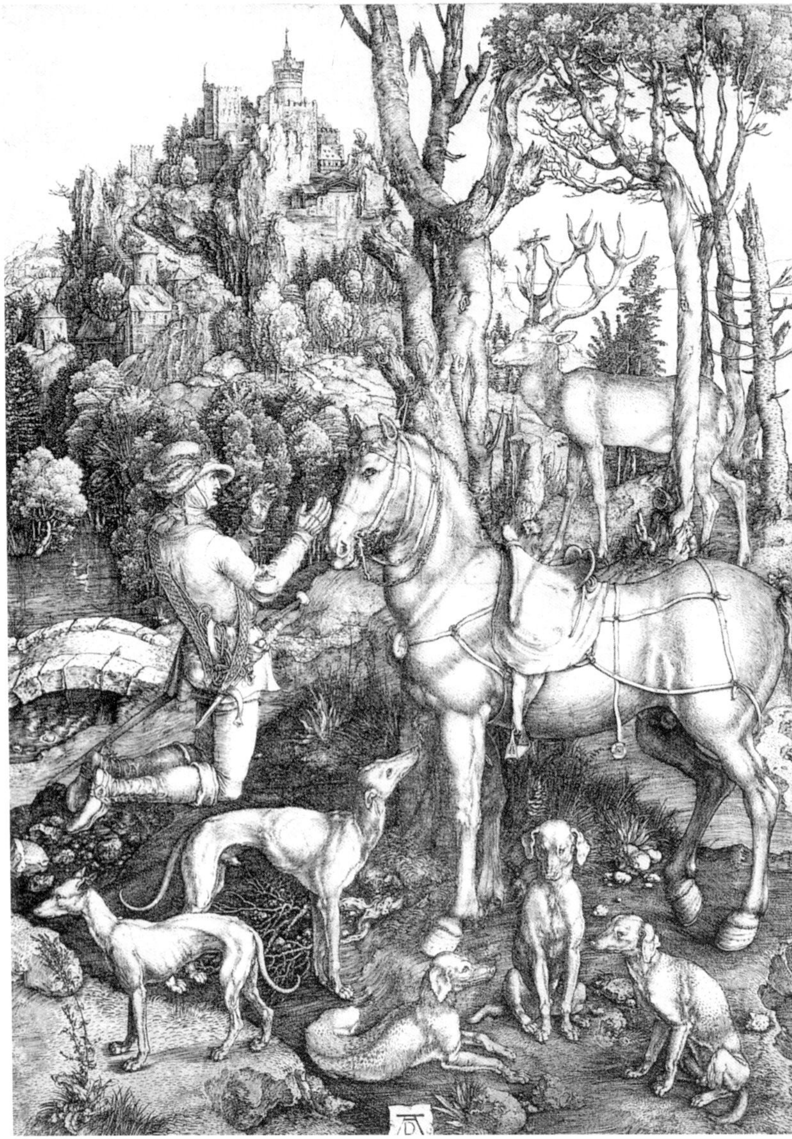

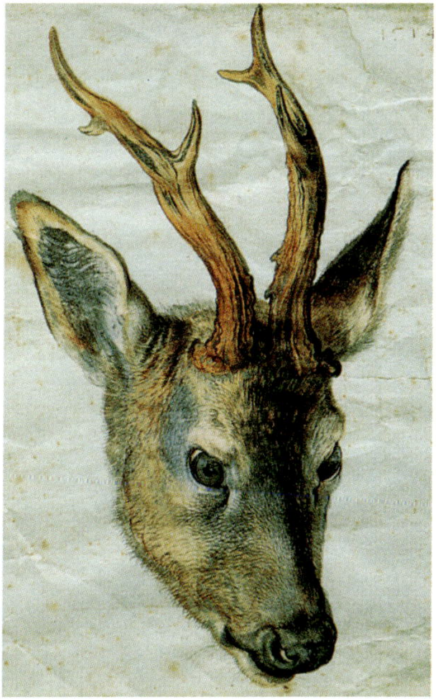

◄ Dürer, *Kopf eines Rehbocks,* 1502–03, Bayonne, Musée Bonnat. Ohne auf Visionen zurückzugreifen oder phantastische Fabelwesen darzustellen, zeigt Dürer seine wahre Liebe zu den Tieren des Waldes, indem er sie so naturgetreu wie möglich malt, ähnlich dem auf Seite 57 abgebildeten Hasen.

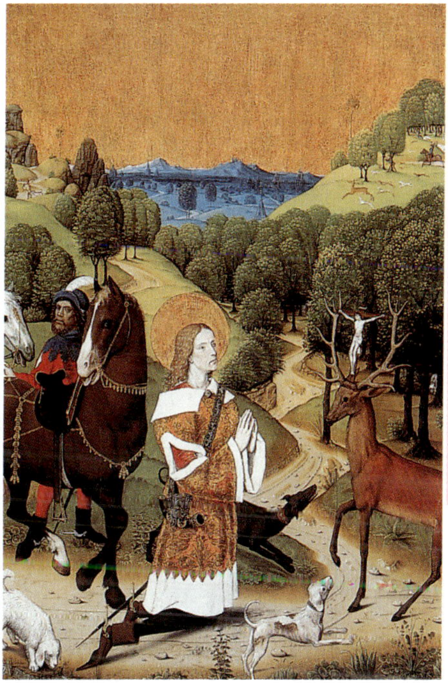

▼ Pisanello, *Vision des Heiligen Eustachius,* um 1440, London, National Gallery. Das für den Hof der Gonzaga ausgeführte Werk ist ein Juwel der europäischen Spätgotik. Wie immer fügt Pisanello in die Legende sehr realistische Details ein. Die aufgeregten Windhunde gleichen jenen aus Dürers Stich und verweisen damit auf die gemeinsame Herkunft der Künstler, die beide aus der naturalistischen Tradition der Internationalen Gotik hervorgegangen sind.

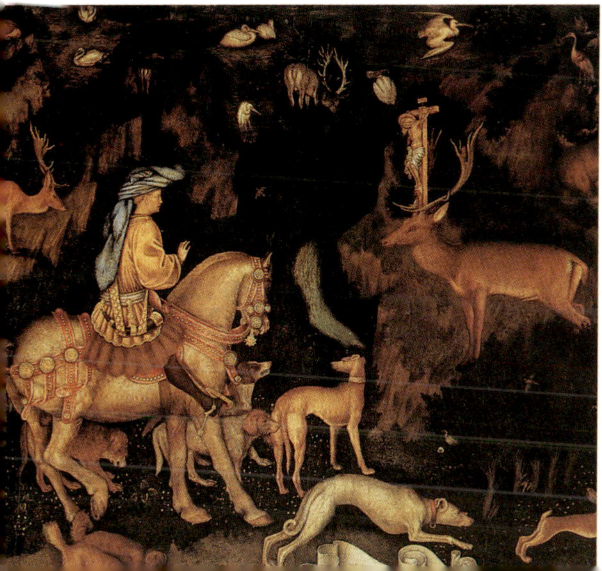

▲ Rheinländischer Meister, *Vision des Heiligen Eustachius,* um 1470, London, National Gallery. Im waldreichen Deutschland des 15. Jahrhunderts mit seinem jagdlustigen Adel war die Begegnung des Heiligen mit dem göttlichen Hirsch ein beliebtes Motiv. Auch im Vergleich mit diesem Werk zeigt sich Dürers stilistische Abkehr von der älteren deutschen Tradition.

Leonardo da Vinci als Vorbild

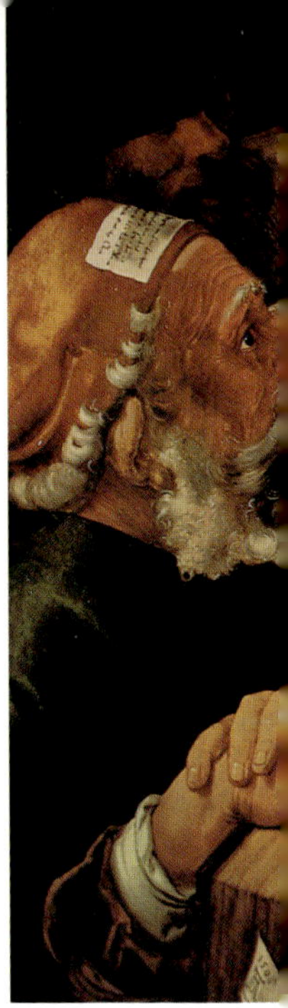

Mit einiger Wahrscheinlichkeit trifft Dürer in Mailand auf Leonardo da Vinci – vermutlich während seiner zweiten Italienreise zwischen 1505 und 1507. Leonardo, der nach einem längeren Aufenthalt in Florenz nach Mailand zurückgekehrt ist, arbeitet gerade an der Vollendung seiner *Heiligen Anna Selbdritt* und der *Mona Lisa*. Wenn Dürer und Leonardo sich persönlich oder zumindest im Werk des anderen näher kennengelernt haben, so könnte dies die auffällige geistige Affinität der beiden Künstler in ihrem Bestreben erklären, den Menschen als Bestandteil eines umfassenden natürlichen Organismus zu begreifen. Ein weiteres Zeichen ihrer Seelenverwandtschaft ist der Wunsch, sich mit dem Schönen und dem Häßlichen, dem Engelsgleichen und dem Grotesken gleichermaßen auseinanderzusetzen. Zahlreiche Werke Dürers lassen den Einfluß Leonardos erkennen; er beschränkt sich jedoch nie, wie auch im Fall der venezianischen Malerei, auf oberflächliche Nachahmung. Dasselbe läßt sich über eine mutmaßliche Begegnung zwischen Dürer und Hieronymus Bosch sagen. Einige Gemälde Dürers zeigen sonderbare Figuren, die jenen des phantasievollen niederländischen Malers erstaunlich ähnlich sehen. Die beiden Künstler könnten sich in Venedig begegnet sein.

▲ Dürer, *Christus unter den Schriftgelehrten,* 1506, Madrid, Sammlung Thyssen-Bornemisza. Dieses einzigartige Gemälde entstand in Venedig, fast gleichzeitig mit dem *Rosenkranzfest,* zu dem es gewissermaßen einen Gegensatz bildet. Die beinahe groteske und karikierende Darstellung der Schriftgelehrten erinnert sowohl an Leonardo wie auch an Bosch.

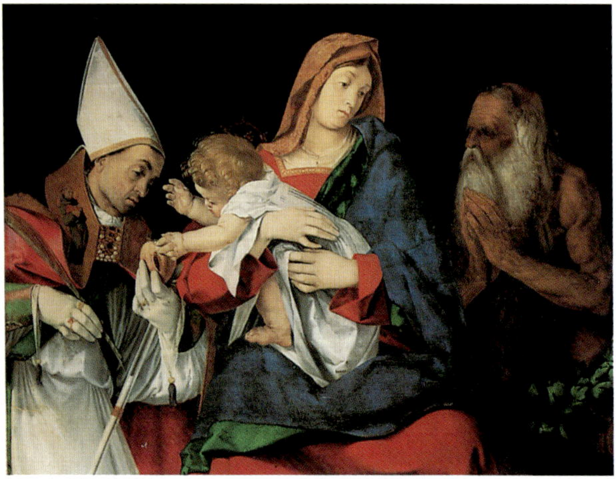

◀ Lorenzo Lotto, *Sacra Conversazione,* 1508, Rom, Galleria Borghese. Dürers *Christus unter den Schriftgelehrten* wurde in kürzester Zeit allgemein bekannt, wie diese Tafel beweist. Die Figur des bärtigen Asketen ist offensichtlich Dürer nachempfunden.

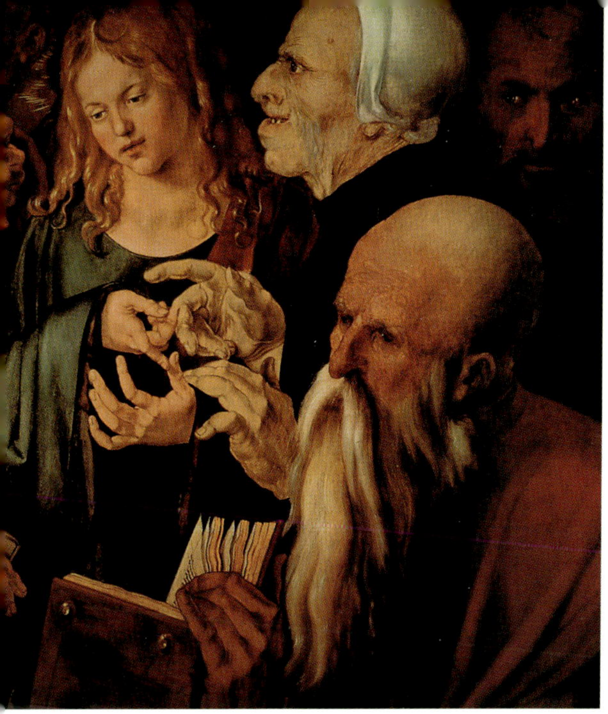

▼ Die Zeichnungen Leonardos bieten ein breites Spektrum an Physiognomien und Ausdrucksstudien. Faszinierend ist die Gegenüberstellung der unterschiedlichsten Gesichter, wie das des Alten mit dem eines wunderschönen jungen Mannes.

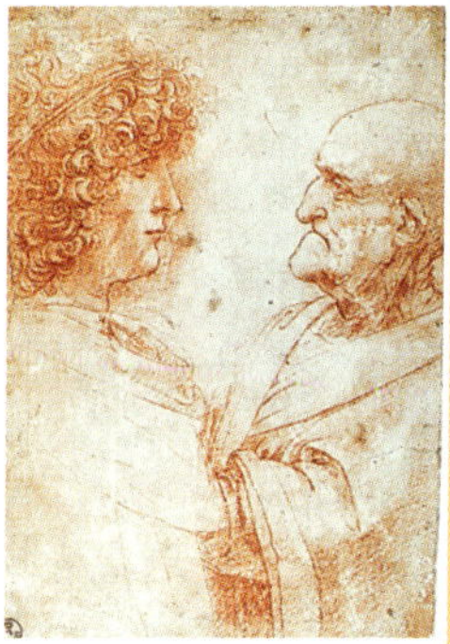

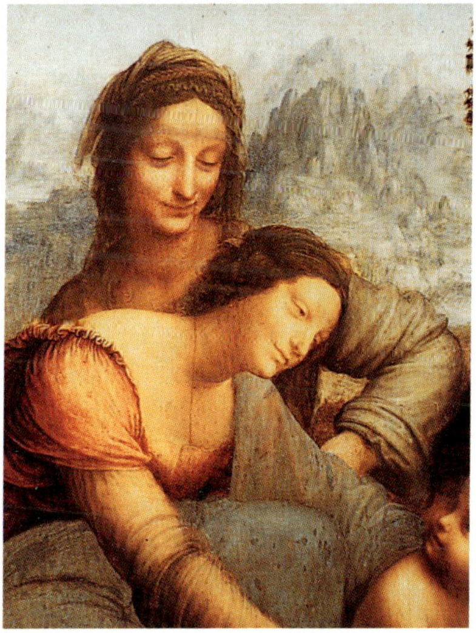

▲ Leonardo da Vinci, *Heilige Anna Selbdritt*, Ausschnitt, um 1508, Paris, Musée du Louvre. Dies ist ein unübertroffenes Beispiel für die stimmungsvolle, weich verfließende Atmosphäre, die über Landschaft und Personen liegt. Die Berge im Hintergrund nehmen vergleichbare Darstellungen Dürers vorweg.

▼ Dürer, *Das Große Glück*. Zu den berühmtesten Kupferstichen Dürers zählt diese Allegorie, die eine Landschaft aus der Vogelperspektive zeigt. Ähnliches kennt man auch von den Zeichnun gen Leonardo da Vincis.

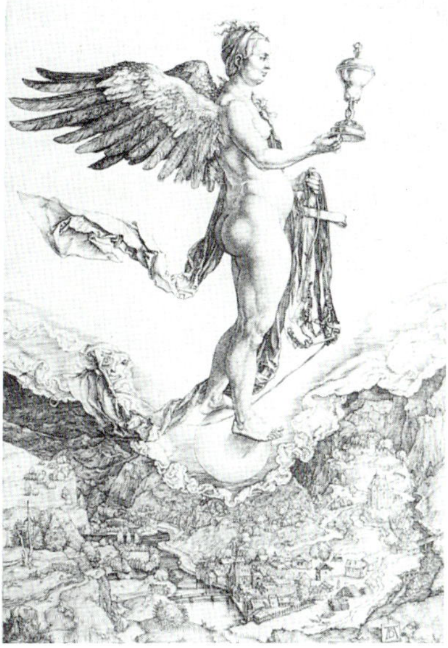

Das große Rasenstück

Das berühmte Gemälde in Wasser- und Deckfarben befindet sich in der Albertina in Wien. Ein Büschel von Kräutern und Blumen verwandelt sich dank des tiefgelegten Augenpunkts in einen rauschenden Wald voller Leben.

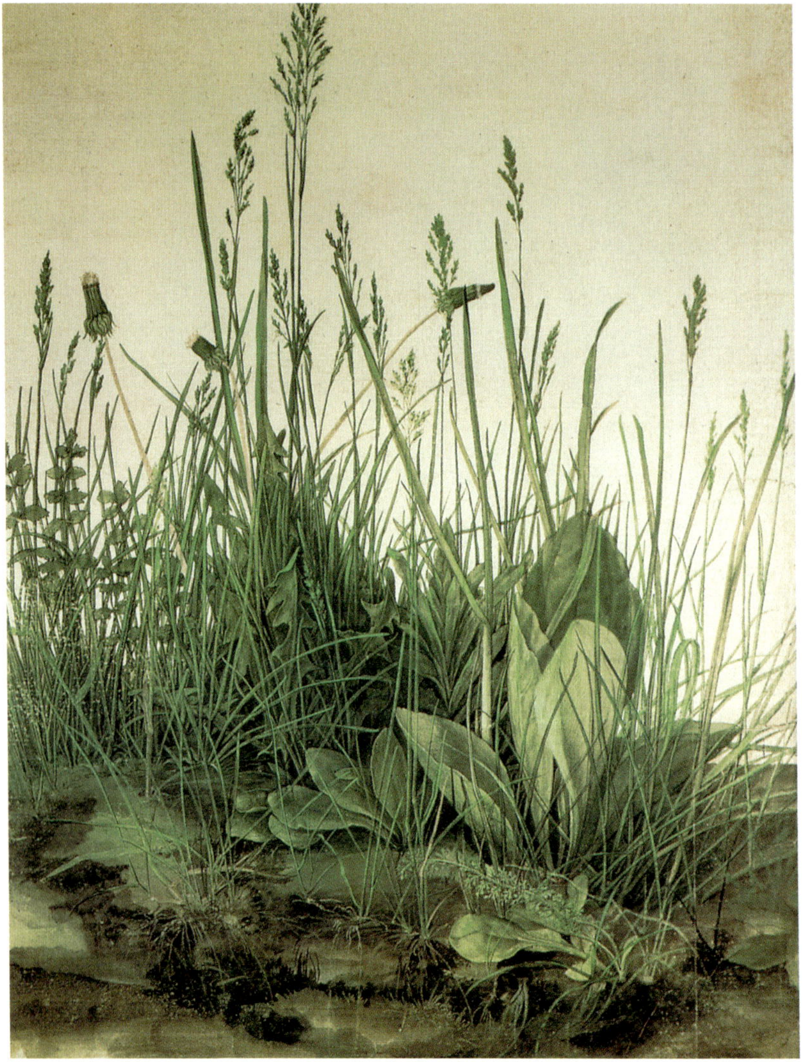

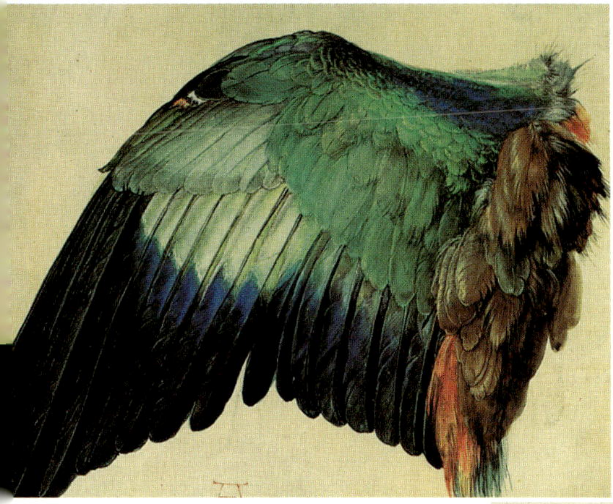

◀ Dürer, *Flügel der Blauracke,* 1512, Wien, Albertina. Die aquarellierten Naturstudien bilden eine eigene Gattung im Werk des Malers. In einigen Fällen konzentriert er sich auf die Form der Tiere oder Pflanzen; hier hingegen sind es die Farben, denen er außergewöhnliche Effekte abgewinnt.

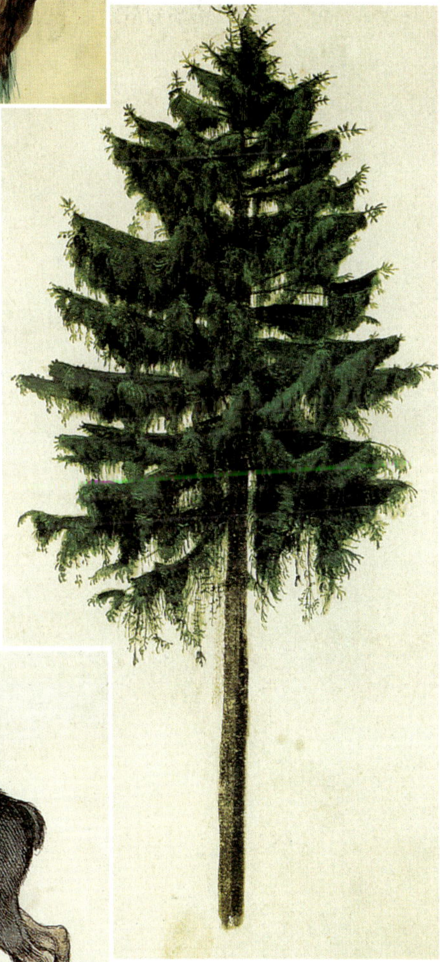

▶ Dürer, *Fichte,* 1495–97, London, British Museum. Die Leidenschaft Dürers für die Natur zeigte sich vor allem während seiner Reisen über die Alpen. In seinen unterwegs entstandenen Aquarellen stellt der Maler Felsen, Wasserläufe, Wälder und Wiesen dar oder auch einzelne Bäume, wie diese alleinstehende Fichte mit ihrem steil emporragenden grünen Wipfel.

▼ Dürer, *Elch,* 1504, London, British Museum. Diese aquarellierte Zeichnung beweist, welche Bedeutung Dürer den Tierstudien beimißt. Sie ist 1504 enstanden, doch fünfzehn Jahre später fügte der Maler eine kurze Inschrift mit dem Monogramm und der Jahreszahl 1519 hinzu, was beweist, daß er das Blatt weiterhin für Vergleiche und Skizzen verwendet hat.

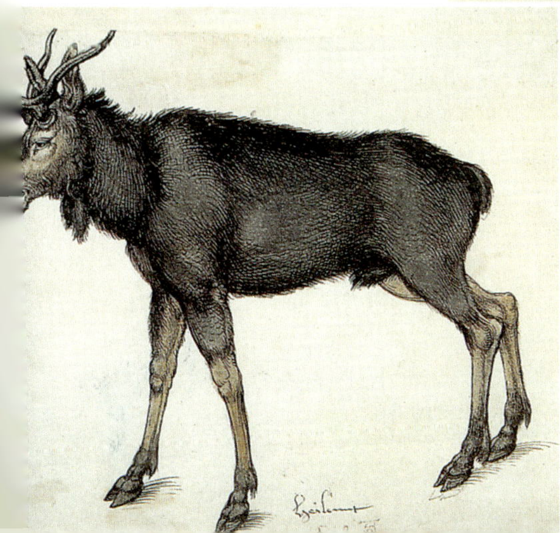

1508–1519

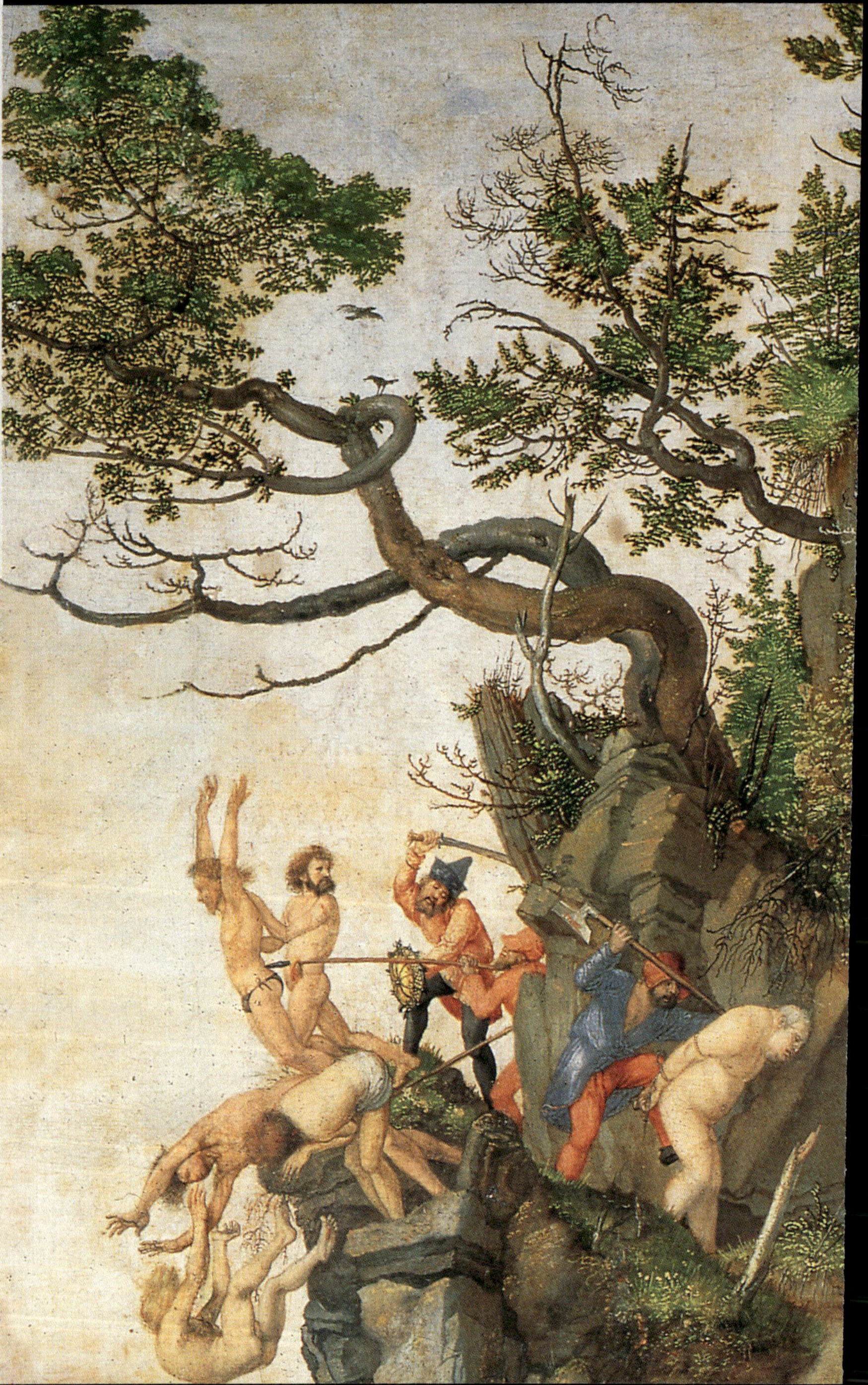

Albrecht Dürer, *Die Marter der zehntausend Christen*, Ausschnitt, 1508, Wien, Kunsthistorisches Museum

Im Angesicht des Kaisers und der Geschichte

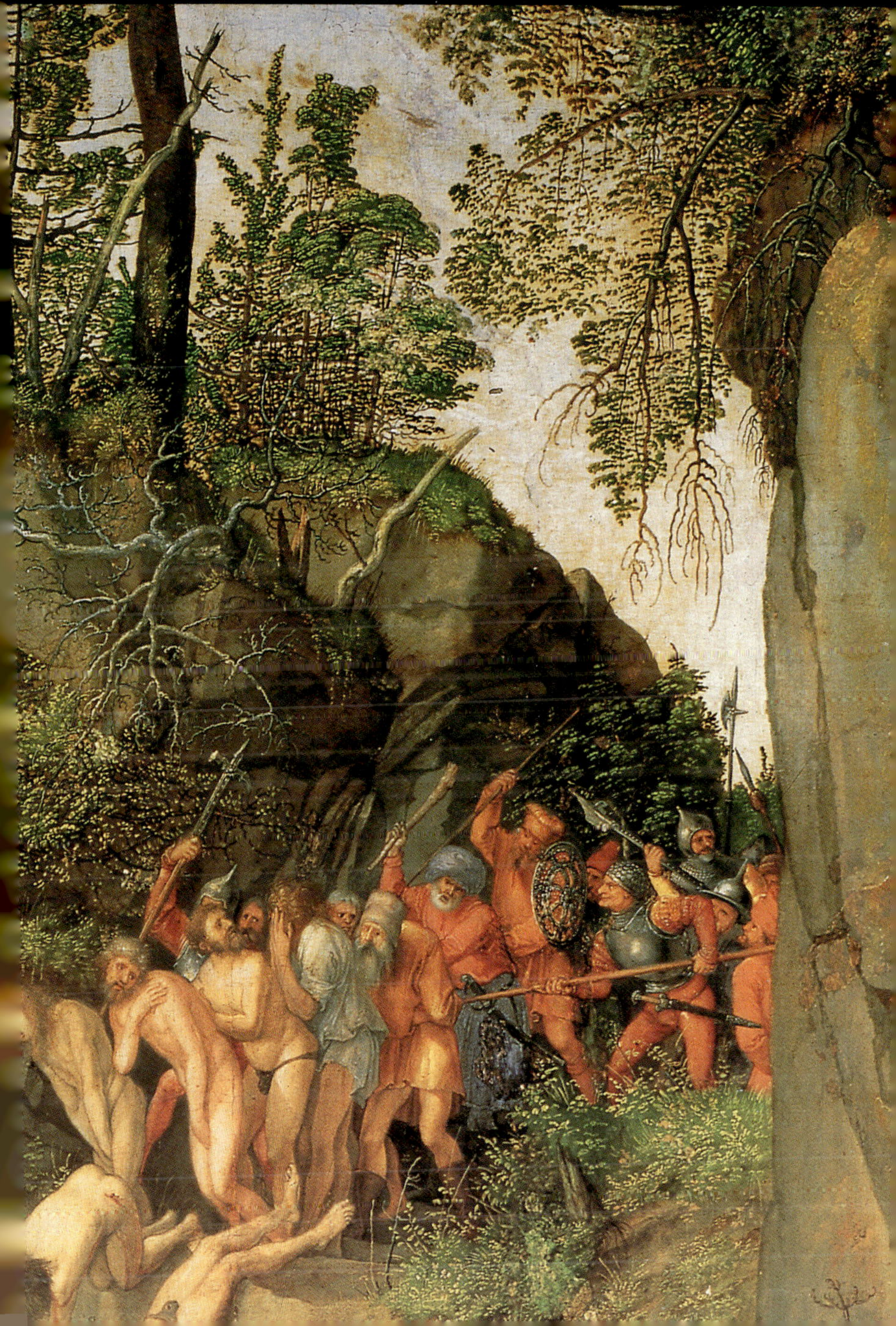

Reichtum und soziales Engagement

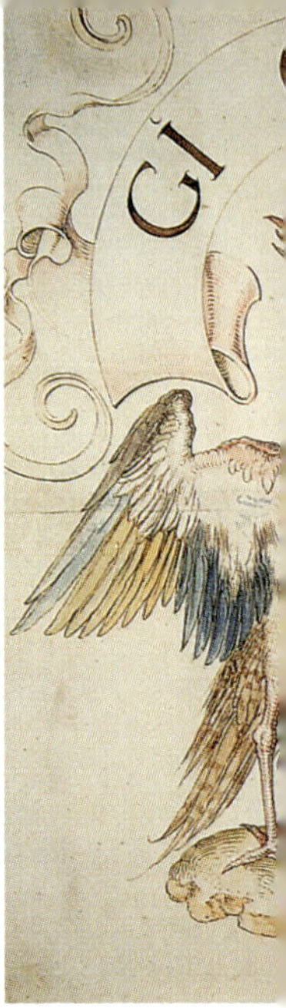

Dürer kehrt von seiner Reise aus Italien als neuer Mensch zurück: gebildeter, entschlossener und auch reicher. 1509 erwirbt er das vornehme Fachwerkhaus in der Zistelgasse unweit der Burg – die Hypothek, die auf dem Anwesen liegt, kann er tilgen. Es ist das berühmte Dürerhaus, heute in Nürnberg ein Touristenmagnet. Für den Maler beginnt eine Zeit der inneren Ruhe. Er ist unbestritten eine der angesehensten Persönlichkeiten der Stadt und nimmt regelmäßig an den Bürgerversammlungen teil. Gestützt auf die Erfahrungen seiner Kollegen in Italien, gelingt es Dürer, den sozialen Status des Künstlers aufzuwerten und nicht länger nur Handwerker zu sein, sondern ebenso Intellektueller, geschichtsbewußter Bürger und eine moralische und kulturelle Instanz für seine Mitmenschen. Auch das Verhalten seinen Auftraggebern gegenüber wandelt sich. Selbst im Umgang mit mächtigen Herrschern ist Dürer keineswegs befangen. Er versteht sich als gleichberechtigter Gesprächspartner und nicht als Untergebener, den man zu allen Arbeiten zwingen kann, und er verhält sich dementsprechend. Überzeugend setzt er die Macht der Kunst der Macht der Politik entgegen.

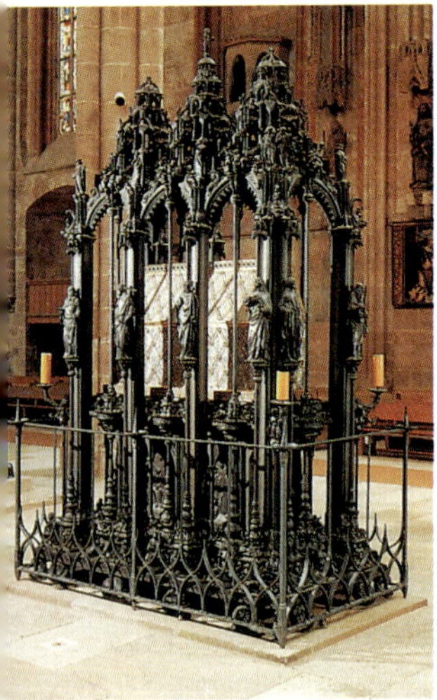

▲ Der wunderbare bronzene Reliquienschrein des Heiligen Sebaldus in der gleichnamigen Nürnberger Kirche, die Erzgießer Peter Vischer mit seinen fünf Söhnen ab 1508 schuf.

▼ Die Bomben des Zweiten Weltkriegs haben Nürnberg weitgehend zerstört. Nur noch wenige Winkel, etwa das gotische Heilig-Geist-Spital an der Pegnitz, präsentieren sich heute noch so wie zu Dürers Zeiten.

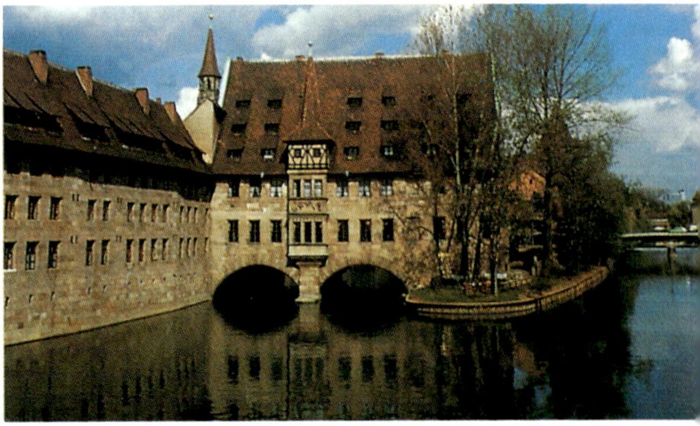

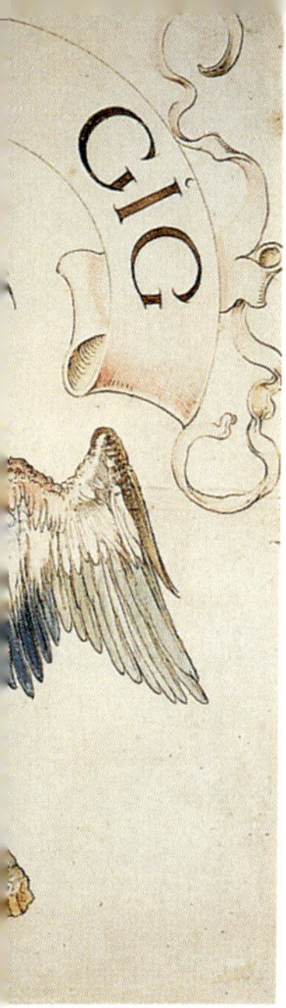

◄ Dürer, *Reiher*, 1513, London, British Museum. Die aquarellierte Zeichnung des Vogels mit der rätselhaften Inschrift auf einem eleganten Schriftband war mit Sicherheit für heraldische Zwecke bestimmt.

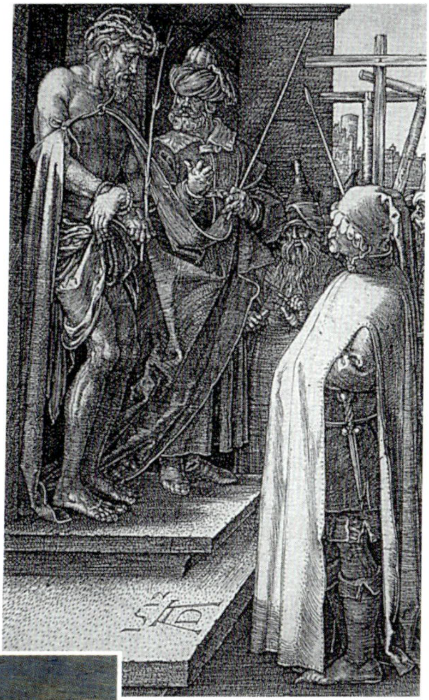

► Dürer, *Ecce Homo,* 1509–12. Ein Blatt aus der berühmten Folge der *Kleinen Kupferstich-Passion,* die zwischen 1509 und 1512 entstand und sofort in ganz Europa Verbreitung fand.

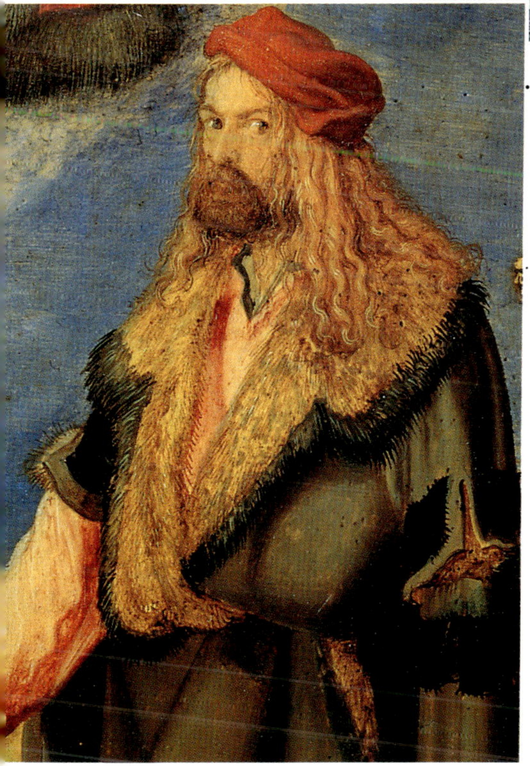

Ein extravaganter Künstler – integriert in die Gesellschaft

Eines der zahlreichen Selbstbildnisse Dürers findet sich auf einem Ausschnitt des *Allerheiligenbildes* (siehe Seite 82). Die prunkvolle Kleidung, die gepflegte Haartracht und die Tatsache, daß er sich in einem Gemälde zusammen mit Heiligen darstellt, deuten auf den gesellschaftlichen Rang des Künstlers hin. Aber auch das Aufblitzen von Genialität in den Augen des Porträtierten wird dem Beobachter nicht entgehen. Hier manifestiert sich die Freiheit des Künstlers jenseits hergebrachter Konventionen. Doch nimmt er keine distanzierte Haltung ein, ganz im Gegenteil. Dürer beteiligt sich mit großem Engagement am öffentlichen Leben seiner Stadt.

Am Hof von Kaiser Maximilian I.

Ab 1513 wird Dürer in die ambitionierten künstlerischen Pläne Kaiser Maximilians I. miteinbezogen. Da der Kaiser, der mit seinem Hof in Innsbruck residiert, sich keine aufwendigen Bauwerke leisten kann, muß er auf weniger kostspielige Mittel zurückgreifen, um sich ein Denkmal zu setzen. Er beauftragt Dürer, der von dem Architekten Johannes Stabius und dem Formschneider Hieronymus Andreae unterstützt wird, mit der künstlerischen Aufsicht über zwei sehr komplexe Holzschnittwerke: die *Ehrenpforte* und den *Triumphzug*, große Folgen von Drucken aus 192 beziehungsweise 138 zusammenmontierten Blättern. Sie werden von verschiedenen Künstlern ausgeführt und im Dienst kaiserlicher Propaganda im ganzen Reich verteilt. Als Entlohnung schlägt der Kaiser der Stadt Nürnberg vor, Dürer von den Steuern zu befreien. Doch der Große Rat empfiehlt Maximilian I. stattdessen, dem Maler eine Leibrente in Höhe von hundert Gulden jährlich zur Deckung seiner Steuerschuld zu zahlen. Abgesehen vom Verdienst ist die Tätigkeit im Dienste Kaiser Maximilians eine gute Gelegenheit für Dürer, an einer der lebendigsten Unternehmungen der humanistischen Kultur nördlich der Alpen mitzuarbeiten.

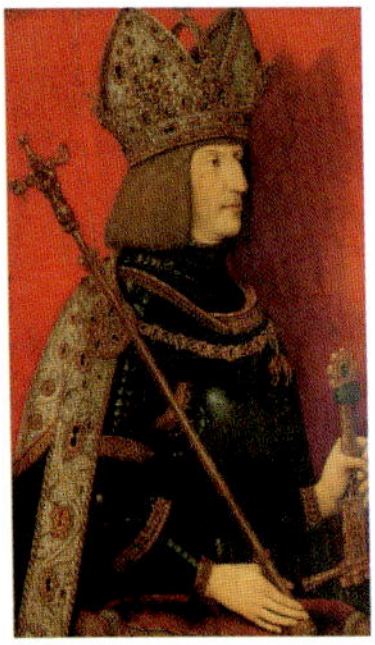

▲ Bernhard Strigel, *Bildnis Maximilians I.*, 1507, Innsbruck, Tiroler Landesmuseum. Das Porträt ist zwar prunkvoller, aber sicherlich weniger ausdrucksstark als das Dürersche (siehe Seite 70).

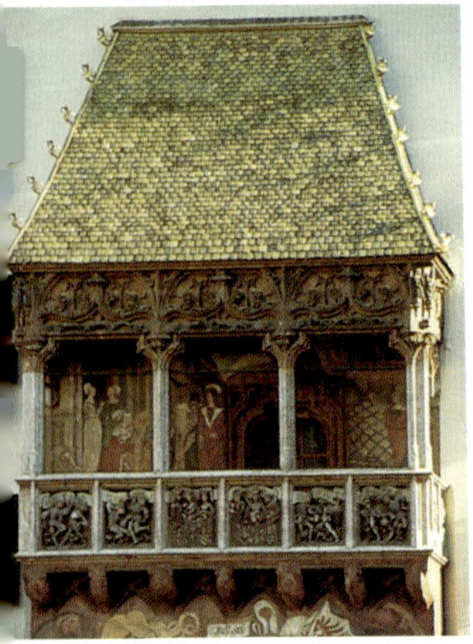

◀ Das Goldene Dachl. Der Erker mit vergoldeten Dachziegeln aus der Zeit der Renaissance ist das Wahrzeichen Innsbrucks.

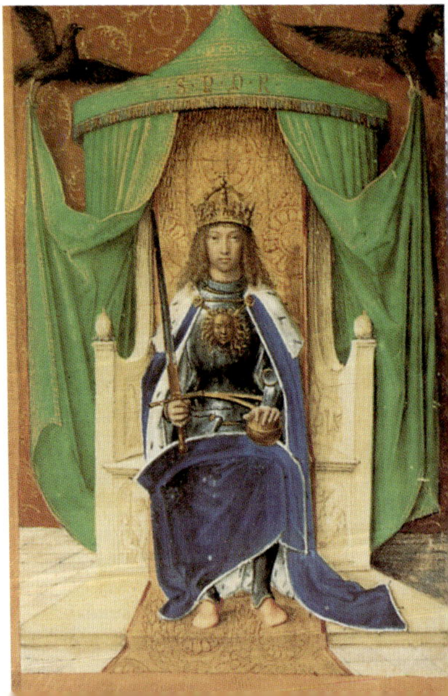

▶ In einer Buchmalerei aus einem flämischen Kodex des späten 15. Jahrhunderts sitzt der junge Maximilian einsam, beinahe verwundert auf dem Thron, ausgestattet mit den Symbolen der Macht: Schwert, Weltkugel, Krone und Hermelinmantel.

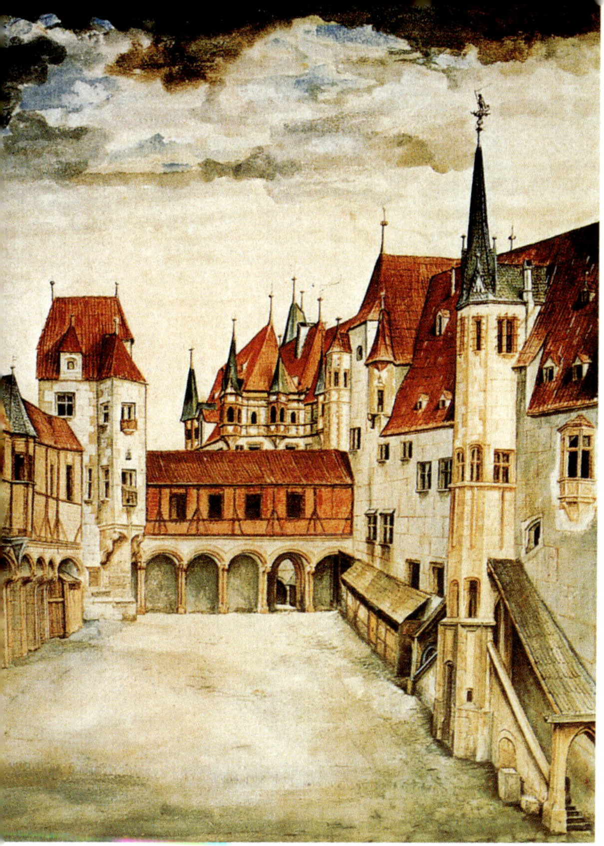

◀ Dürer, *Hof der kaiserlichen Residenz in Innsbruck,* um 1494, Wien, Albertina. Die Datierung ist umstritten, und die Darstellung kann nicht mit Sicherheit identifiziert werden, da die Residenz im 18. Jahrhundert im Stil des Rokoko umgestaltet wurde. Wahrscheinlich aber handelt es sich tatsächlich um die Hofburg in Innsbruck.

▼ Bernhard Strigel, *Bianca Maria Sforza,* um 1505–10, Innsbruck, Tiroler Landesmuseum. Die zweite Gemahlin des Kaisers, eine Nichte von Herzog Ludovico il Moro, kam aus Mailand. In der Folge zogen viele italienische Literaten, die Mailand nach der Eroberung durch Frankreich verlassen hatten, nach Wien.

▶ Michael Pacher zugeschrieben, *Maria von Burgund,* um 1490, Kreuzlingen, Sammlung Kisters. Zart und voll banger Erwartung, so wirkt das Porträt, das die erste Gemahlin Maximilians im Profil zeigt. Es stammt aller Wahrscheinlichkeit nach von dem bedeutendsten Tiroler Maler des 15. Jahrhunderts.

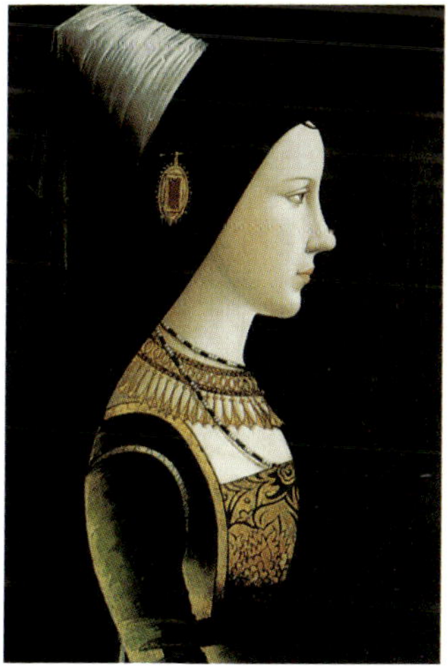

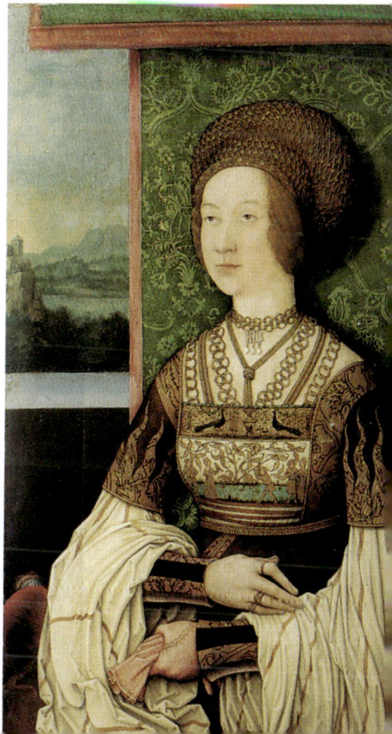

Bildnis Kaiser Maximilians I.

Dürer begegnete dem Kaiser selbst nur sehr selten. Wie die Inschrift besagt, stammt das im Kunsthistorischen Museum in Wien befindliche Bildnis aus dem Jahr 1519.

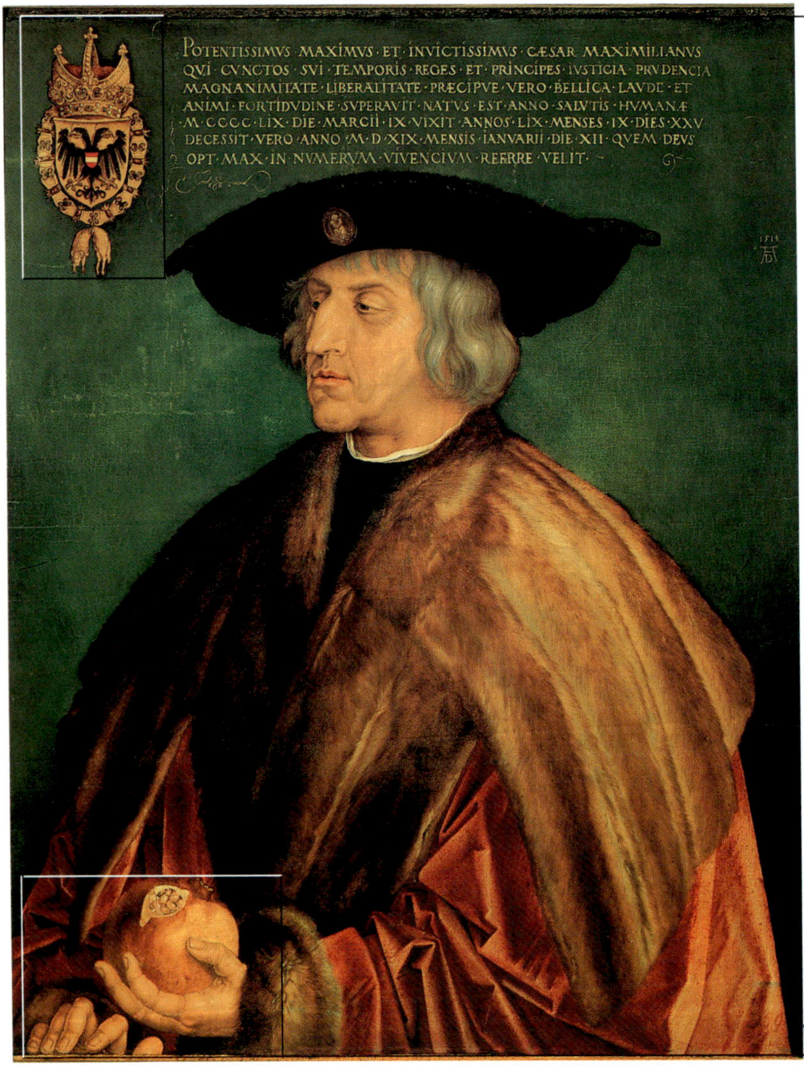
POTENTISSIMVS · MAXIMVS · ET · INVICTISSIMVS · CÆSAR MAXIMILIANVS
QVI · CVNCTOS · SVI · TEMPORIS · REGES · ET · PRINCIPES · IVSTICIA · PRVDENCIA
MAGNANIMITATE · LIBERALITATE · PRÆCIPVE · VERO · BELLICA · LAVDE · ET
ANIMI · FORTIDVDINE · SVPERAVIT · NATVS · EST · ANNO · SALVTIS · HVMANÆ
· M · CCCC · LIX · DIE · MARCII · IX · VIXIT · ANNOS · LIX · MENSES · IX · DIES · XXV
DECESSIT · VERO · ANNO · M · D · XIX · MENSIS · IANVARII · DIE · XII · QVEM · DEVS
OPT · MAX · IN · NVMERVM · VIVENCIVM · REFERRE · VELIT ·
1519

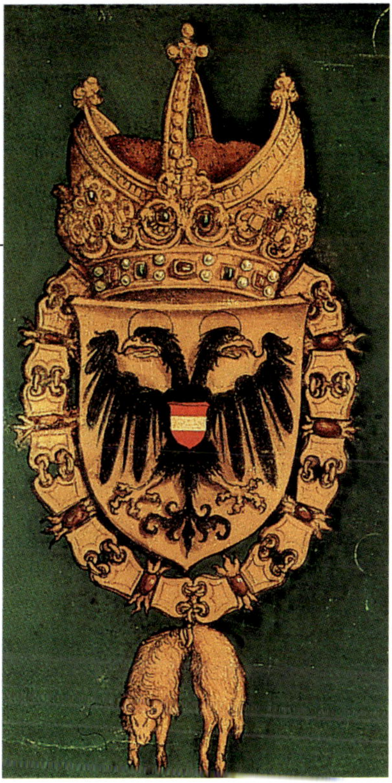

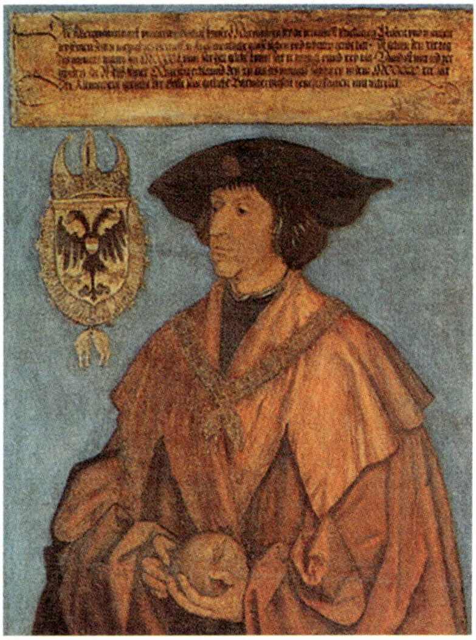

▲ Eine zweite, weniger gut erhaltene, aber gleichfalls von Dürer gemalte Version des Kaiserporträts befindet sich im Germanischen Nationalmuseum in Nürnberg.

▲ In der Gestaltung des Wappens verbinden sich die kaiserlichen Insignien – der Doppeladler und die zweizakkige Krone darüber als Symbol für das doppelte Reich – mit dem persönlichen Emblem Maximilians, dem Halsband der Verkündigung mit dem Goldenen Vlies.

▶ Dürer, *Vorzeichnung für das Bildnis des Kaisers,* 1518, Wien, Albertina. Dieses herrliche Porträt des Kaisers Maximilian I. entstand »nach dem Leben« während des Augsburger Reichstags am 28. Juni 1518.

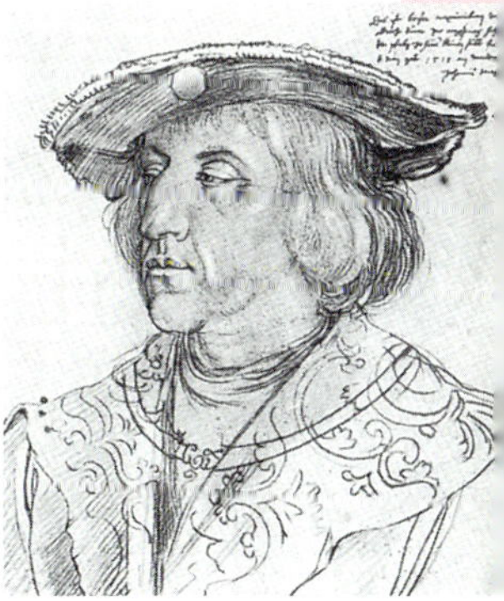

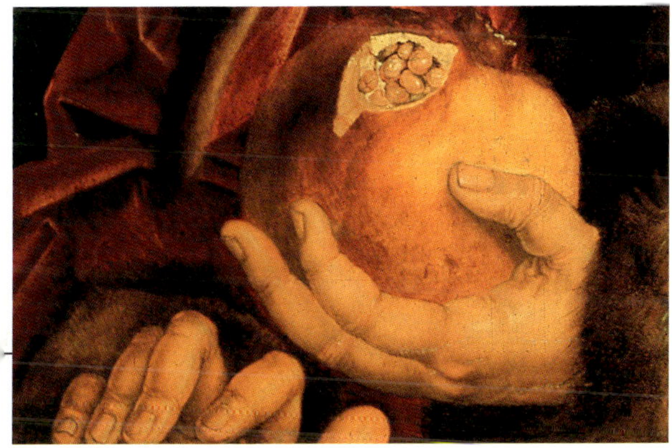

◀ Maximilian hält einen Granatapfel in der Hand, das Symbol der Einheit der österreichischen und spanischen Dynastie. Die beiden Reichsteile wurden von seinem Nachfolger Karl V. vereint, dem Herrscher über das riesige Reich, »in dem die Sonne nie untergeht«.

Maler und Humanisten am Hof der Habsburger

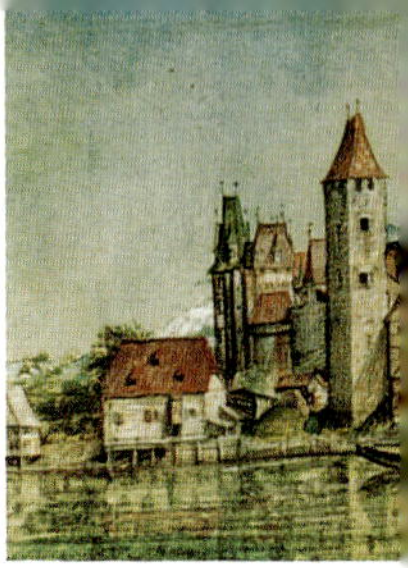

Maximilian ist gebildet, elegant und bescheiden, ein Humanist mit Leib und Seele. Seit der Hochzeit mit seiner zweiten Frau Bianca Maria Sforza, der Nichte von Ludovico il Moro, fühlt er sich besonders eng mit Italien verbunden und möchte seinem Alpenreich ein neues, edles, klassisches Gesicht verleihen. Zugleich betreibt er eine militärische Expansionspolitik und erobert etwa Triest und Görz. 1501 gründet er die Universität Wien und lädt zahlreiche italienische Intellektuelle, die wegen der französischen Invasion 1499 aus dem Herzogtum Mailand geflohen waren, dorthin ein. An seinem Hof in Innsbruck wirken Künstler wie Dürer, Altdorfer, Cranach und Burgkmair zur gleichen Zeit. Als weitere Protagonisten des kulturellen Lebens betätigen sich der Dichter Conrad Celtis, der Humanist Conrad Peutinger und der Kartograph Erhard Etzlaub, der Dürer bei den zwei großen Holzschnitten mit der Weltkarte und den Sternbildern der nördlichen Hemisphäre berät, sowie Willibald Pirckheimer, der die Inschriften für die *Ehrenpforte* formuliert.

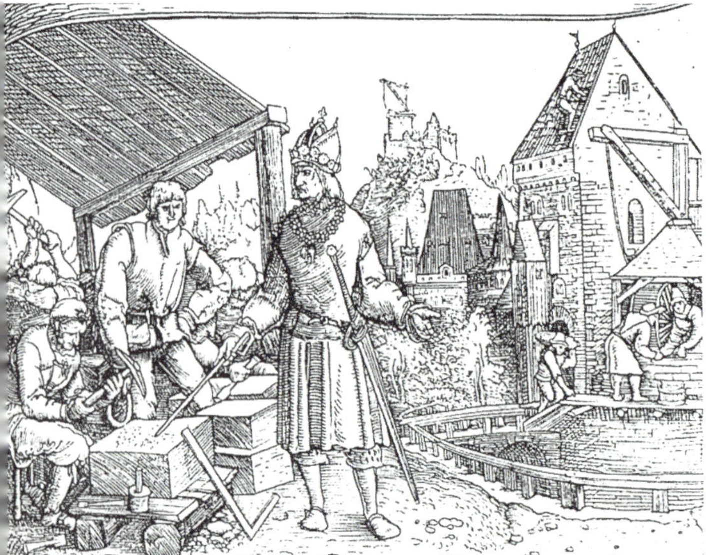

◪ Albrecht Altdorfer, *Maximilian beaufsichtigt Bauarbeiten*, 1515. Der Holzschnitt gehört zu den fast 200 Szenen der *Ehrenpforte*, von der 700 Exemplare gedruckt wurden. Das umfangreiche Werk entstand unter der Leitung Dürers in Zusammenarbeit mit einer Gruppe von hervorragenden Spezialisten.

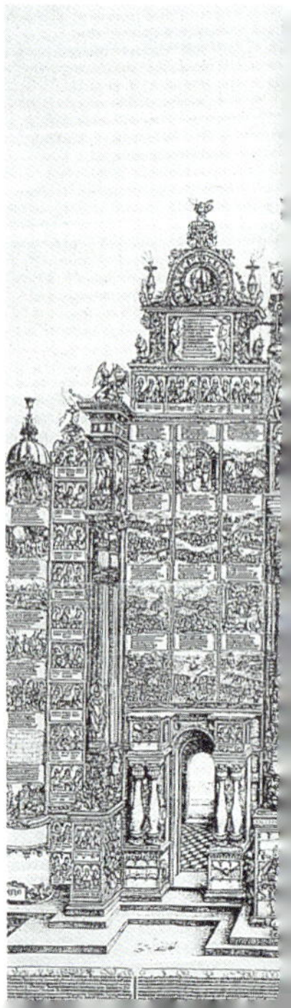

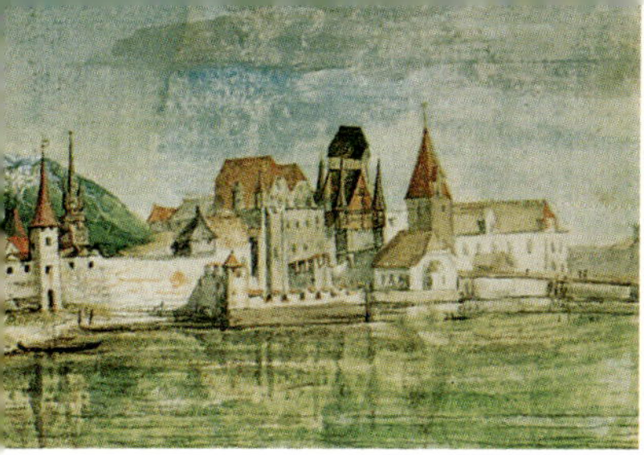

◀ Dürer, *Ansicht von Innsbruck,* Aquarell, 1495, Wien, Albertina. Diese treffende Darstellung stammt noch aus der Zeit der ersten Italienreise des Malers.

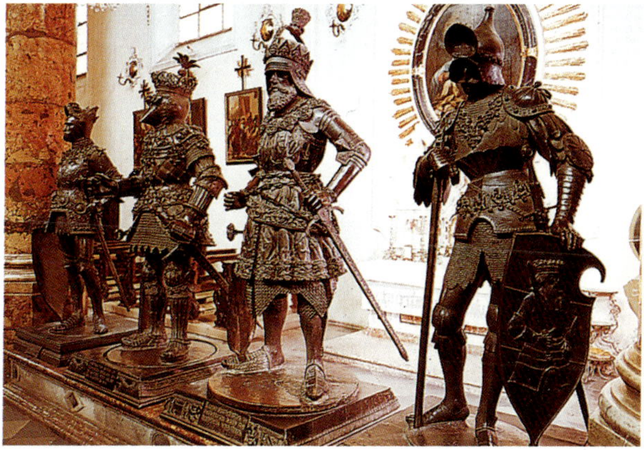

■ 28 Bronzestatuen von Fürsten und berühmten Frauen aus der Geschichte der Habsburger-Dynastie stellen die Ehrenwache am Maximilian-Grabmal in der Hofkirche von Innsbruck. Vermutlich hat Dürer zwei dieser kolossalen, sagenumwobenen Gestalten entworfen.

▼ Dürer, Selbstbildnis mit Conrad Celtis, Ausschnitt aus der *Marter der zehntausend Christen,* 1508, Wien, Kunsthistorisches Museum. Der Maler schmeichelt sich damit, an der Seite des berühmten Dichters und profiliertesten Literaten der Wiener Universität zu posieren.

▼ Die vollständig montierte *Ehrenpforte* (1513–15) ergibt ein eindrucksvolles Bild.

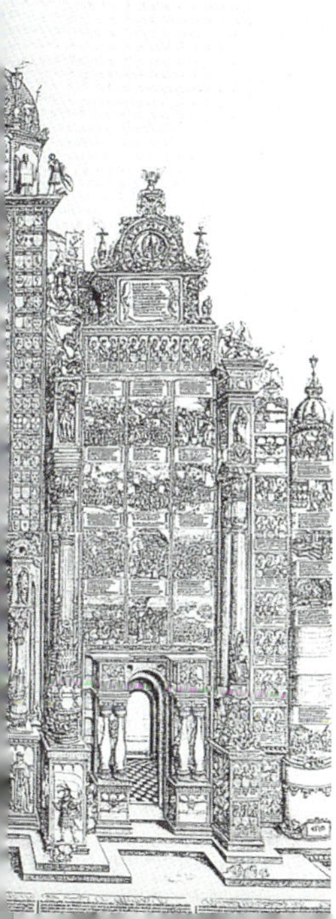

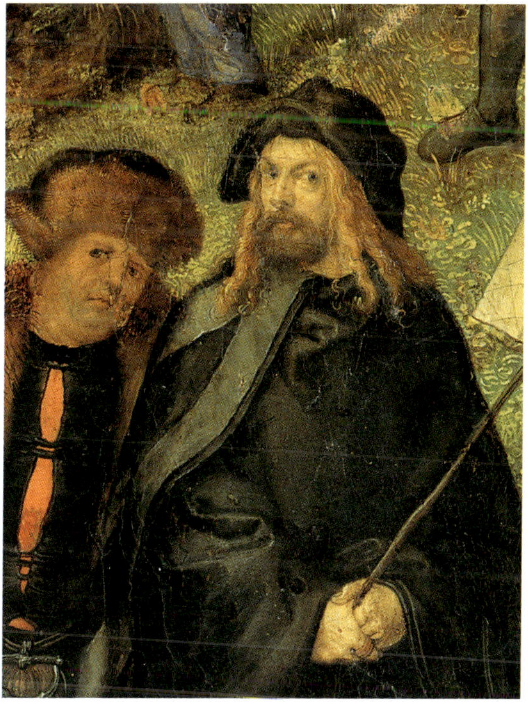

Neue Ausdrucksformen: Buchillustration und Skulptur

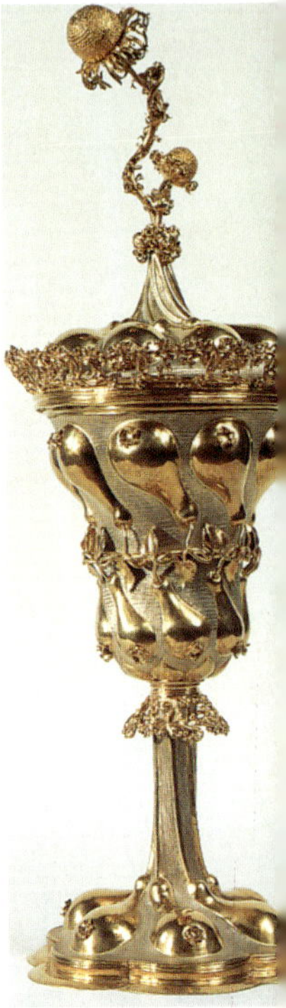

Auf der Höhe seines künstlerischen Schaffens erlaubt sich Dürer brillante Exkurse in einige für ihn ungewöhnliche Bereiche der Kunst, ohne deshalb die Malerei und die Druckgraphik zu vernachlässigen. Er illustriert Bücher der Bibliothek Willibald Pirckheimers und beteiligt sich auch an den umfangreichen heiteren Randzeichnungen für das Gebetbuch Kaiser Maximilians. Er zeichnet und entwirft voller Enthusiasmus Brunnen oder auch Lüster in Form von Drachen oder Sirenen. Noch interessanter sind die Goldschmiedearbeiten nach seinen Entwürfen, da er dieses Kunsthandwerk selbst in jungen Jahren von seinem Vater gelernt hat. All das erscheint fast wie ein unterhaltsames »Steckenpferd« des vierzigjährigen arrivierten Malers. Er stellt damit aber auch seine eigenständige schöpferische Kompetenz in den unterschiedlichsten Bereichen des Kunsthandwerks unter Beweis, wo er sich mit großer Sicherheit und sichtlichem Vergnügen bewegt. Kaum verwunderlich erscheint daher, daß Dürer sogar den Ehrgeiz hat, auch die Rahmen seiner Altartafeln selbst zu entwerfen, zum Beispiel im Falle des *Allerheiligenbildes*.

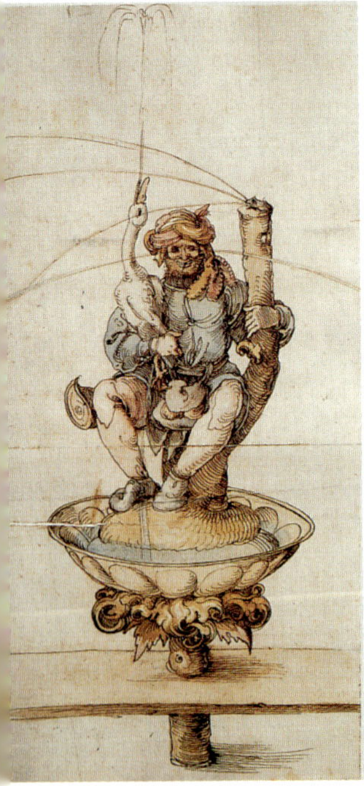

▲ Dürer, *Bauer mit Gans*, 1513, Wien, Kunsthistorisches Museum. Entwurf für eine Brunnenanlage mit volkstümlichem Motiv nach deutsch-schweizerischer Tradition.

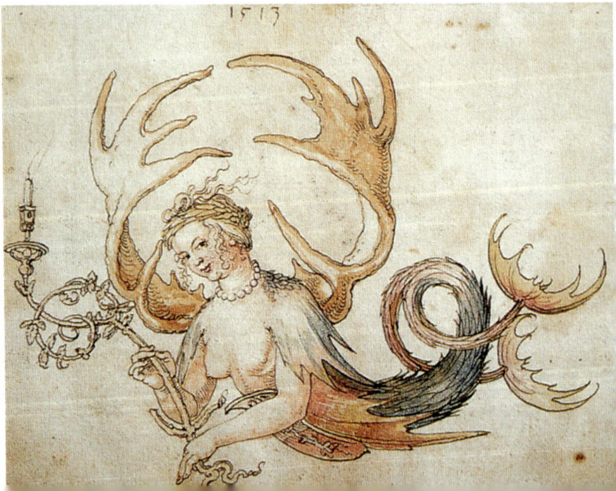

▼ Dürer, *Die Sirene*, 1513, Wien, Kunsthistorisches Museum. Eine aquarellierte Entwurfszeichnung für ein sogenanntes »Lüsterweibchen«, ein verspielter Deckenleuchter, der möglicherweise für ein Jagdschloß bestimmt war.

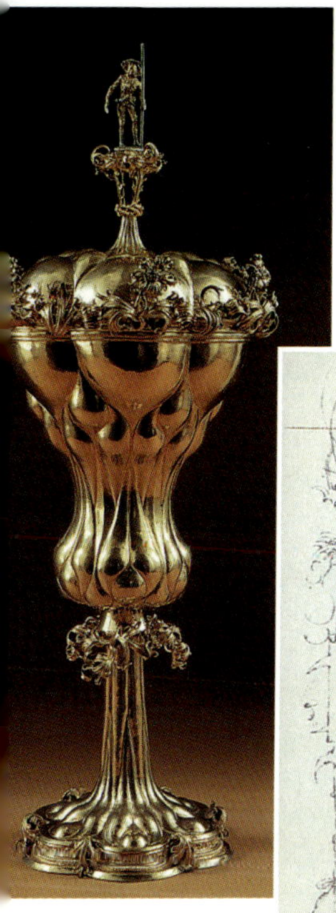

☐ Dürer, *Pokal für Maximilian I.* (links) und der sogenannte *Dürer-Pokal* (rechts), um 1510, Wien, Kunsthistorisches Museum. Die beiden etwa fünfzig Zentimeter hohen Prunkpokale aus vergoldetem Silber sind eng mit der deutschen Tradition verbunden. Beide wurden von Adeligen in Auftrag gegeben und zeigen trotz der großen Ähnlichkeit kleine Unterschiede. Der um einige Jahre ältere *Dürer-Pokal* weist noch Merkmale der Spätgotik auf, während der *Pokal für Maximilian I.* schwungvoller wirkt und mit einem naturalistischen Birnenzweig am Rand geschmückt ist.

☑ Die Randzeichnungen zum *Gebetbuch* Kaiser Maximilians, in lateinischer Sprache mit gotischen Lettern geschrieben, verraten Dürers Sinn für das Verspielte, Vergnügliche und erinnern an die phantasievollen Zeichnungen, die Albrecht Altdorfer für den österreichischen Hof anfertigte. In diesem Zusammenhang sind auch die Illustrationen für die Bücher Pirckheimers erwähnenswert.

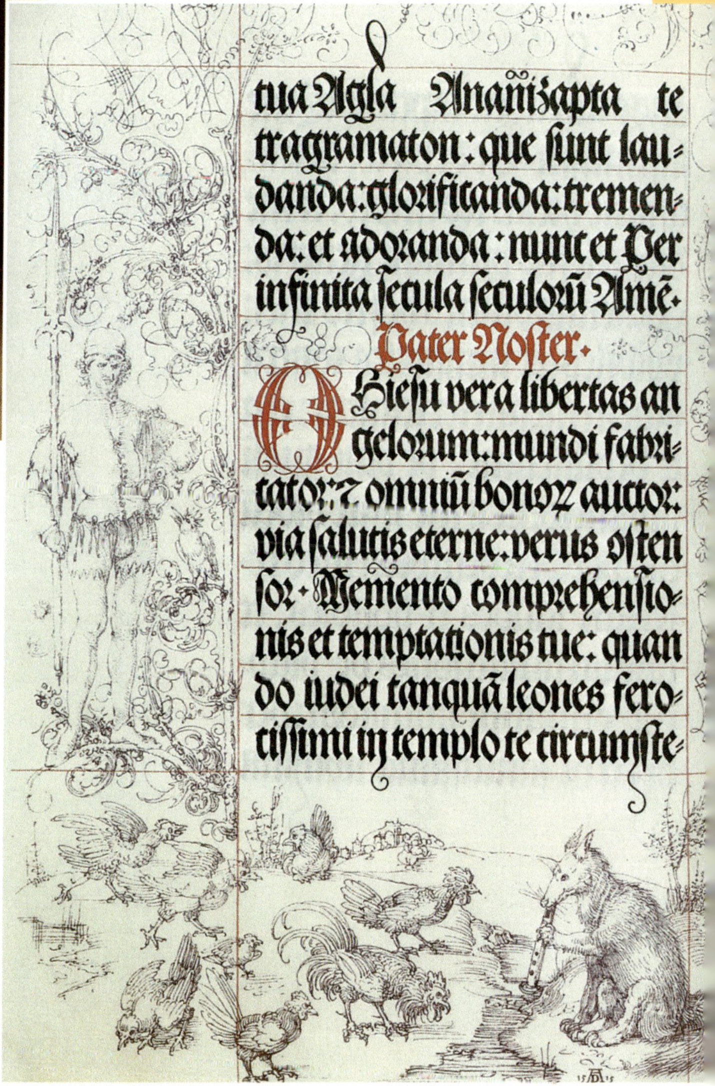
tua Agla Ananizapta te
tragramaton: que sunt lau-
danda: glorificanda: tremen-
da: et adoranda: nunc et Per
infinita secula seculorū Amē.
Pater Noster.
O Hiesu vera libertas an
gelorum: mundi fabri-
cator: z omniū bonoz auctor:
via salutis eterne: verus osten
sor. Memento comprehensio-
nis et temptationis tue: quan
do iudei tanquā leones fero-
cissimi in templo te circumste-

Die Landschaftsaquarelle

Die von Dürer auf seinen Reisen durch Tirol und das Trentino gemalten Alpenlandschaften sind ein frühes Beispiel reiner Landschaftsdarstellung. Unten die *Ansicht der Burg Arco*, 1495, Paris, Musée du Louvre.

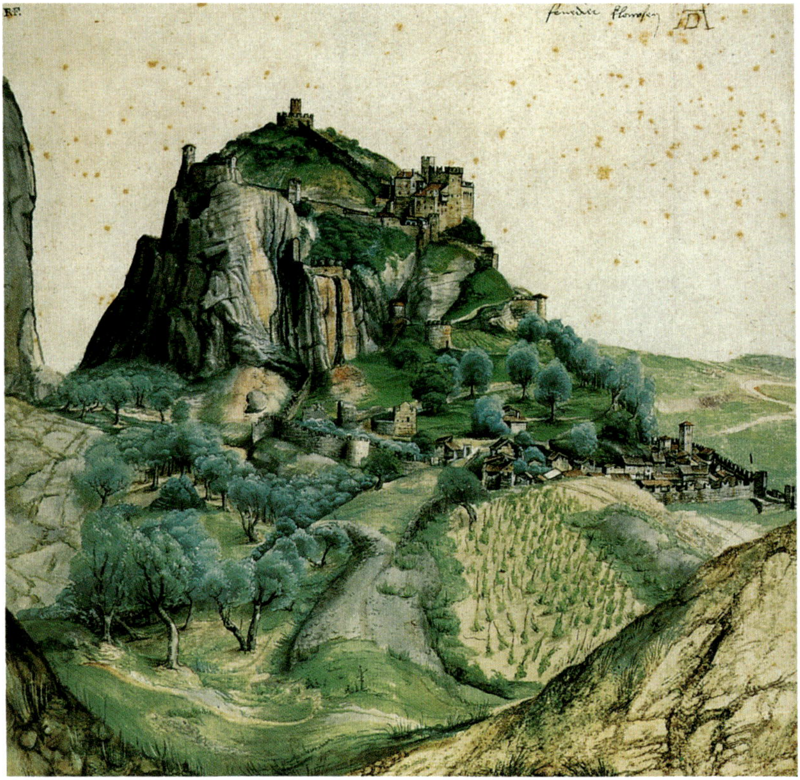

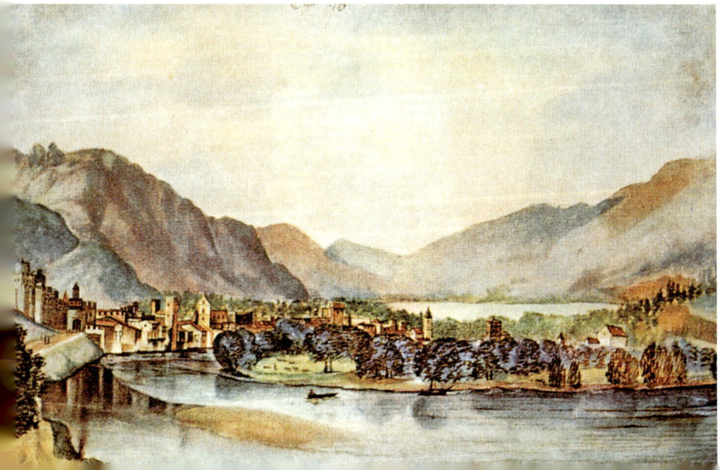

◀ Diese *Ansicht von Trient* stammt aus der Zeit der ersten Italienreise Dürers von 1494. Sie befand sich in der Kunsthalle Bremen, wurde aber im Zweiten Weltkrieg zerstört.

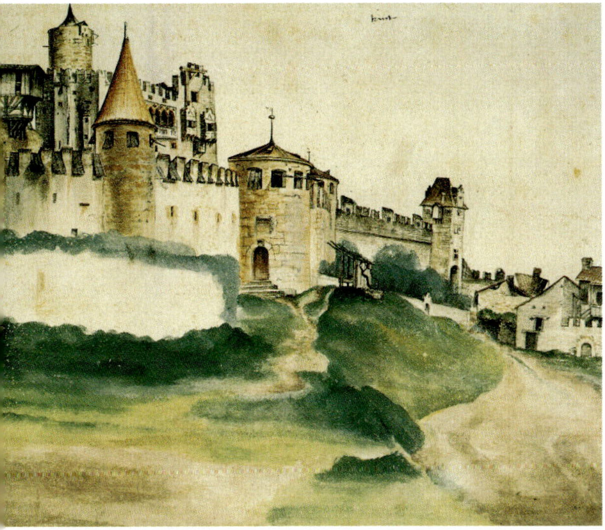

◀ Mit der Präzision und Erfahrung eines Meisters der Druckgraphik gibt Dürer den scharfen Umriß des *Castello del Buonconsiglio* in Trient wieder (1495, London, British Museum). Die monumentale Burg zeigt hier noch ihr spätgotisches Gesicht, bevor sie auf Wunsch des Bischofs Bernardo Clesio im Stil der Renaissance umgestaltet wurde.

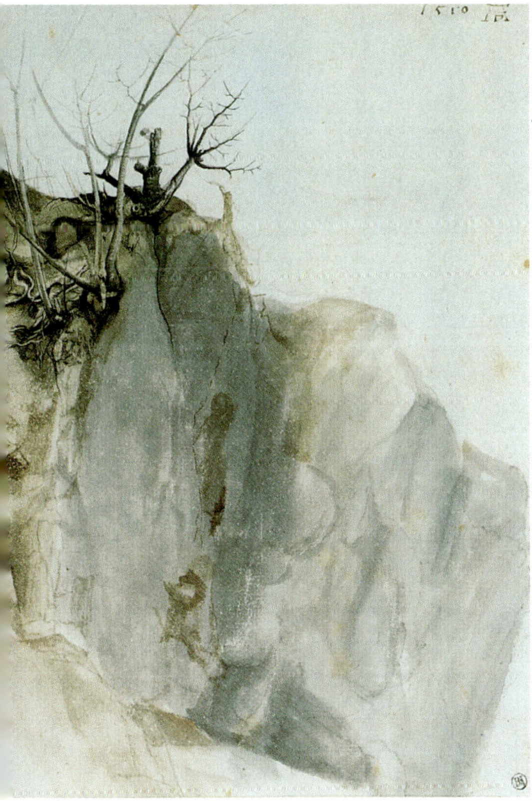

Körper und Seele der Natur

Dieses Aquarell eines *Steinbruchs* (Berlin, Kupferstichkabinett) wird um das Jahr 1510 datiert. Ein Vergleich mit den fünfzehn Jahre früher entstandenen Ansichten macht Dürers Entwicklung deutlich. Nun scheint ihn nicht mehr nur die äußere Erscheinung der Landschaft zu interessieren, sondern auch ihre »Seele«. Mit leichten, blassen Strichen hält der Maler einsame, versteckte, »romantische« Winkel fest. So kommt eine zutiefst poetische Seite der deutschen Kunst zum Vorschein, die ihr Gefühl für die Natur entdeckt hat. Die Interpretation Dürers scheint so zeitlos, daß man an die Malerei des frühen 19. Jahrhunderts oder die japanische Kunst erinnert wird.

Albrecht Altdorfer: die Wunder der Natur

Am Hof Maximilians I. begegnet Dürer Albrecht Altdorfer, einem der originellsten deutschen Künstler des frühen 16. Jahrhunderts. Altdorfer, geboren um 1480, verbringt fast seine ganze Schaffenszeit in Regensburg, wo er von 1505 an lebt. Der exzellente Zeichner und versierte Kupferstecher ist der bedeutendste Vertreter der Donauschule, einer Richtung der Malerei, die sich vor allem von der Magie des Waldes inspirieren läßt. In Altdorfers Werken offenbart sich eine Natur voller Zauber, mit miniaturhaften Details, einer leichten Pinselführung und humorvollen Darstellungen. Zwischen 1509 und 1516 entsteht Altdorfers mächtiges Hauptwerk, der Flügelaltar für die Abteikirche St. Florian bei Linz. Mit den ersten deutschen, als »reine« Landschaftsbilder geltenden Werken gelingt es ihm, ein Höchstmaß an Stimmung einzufangen. Nach Beginn der Reformation ist er in erster Linie im Rat der Stadt Regensburg tätig.

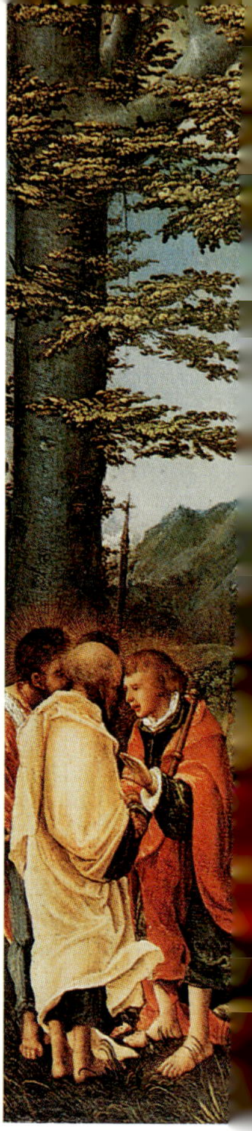

▲ Albrecht Altdorfer, *Abschied der Apostel,* 1517–19, Berlin, Staatliche Museen. Das Gemälde zeigt den Moment, da die Apostel voneinander Abschied nehmen und sich paarweise zur Verkündigung des Evangeliums aufmachen.

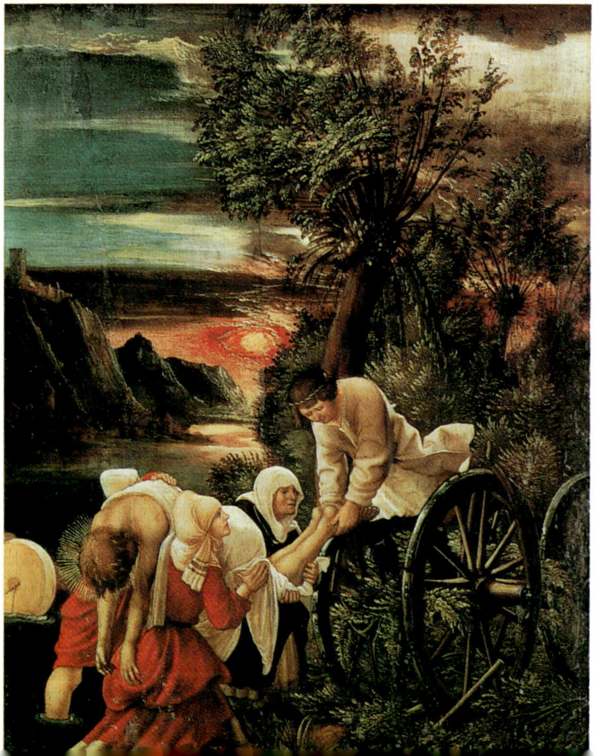

◀ Albrecht Altdorfer, *Bergung des Leichnams des Heiligen Sebastian,* 1509–16, Stift St. Florian bei Linz. Das bedeutendste Werk des Malers.

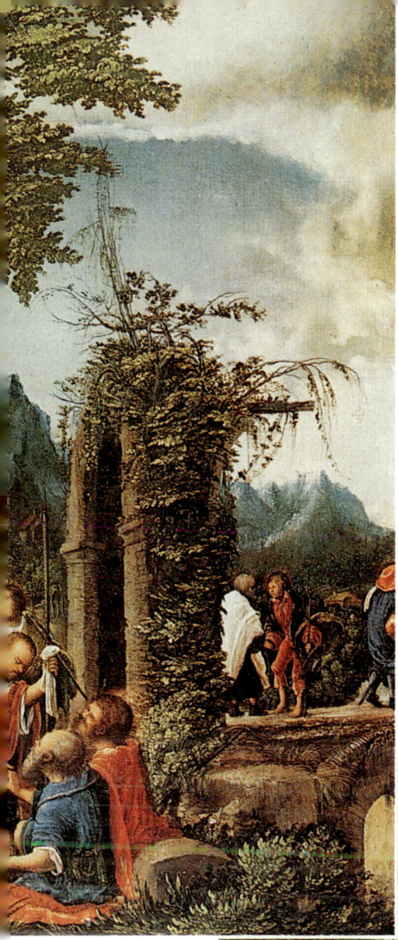

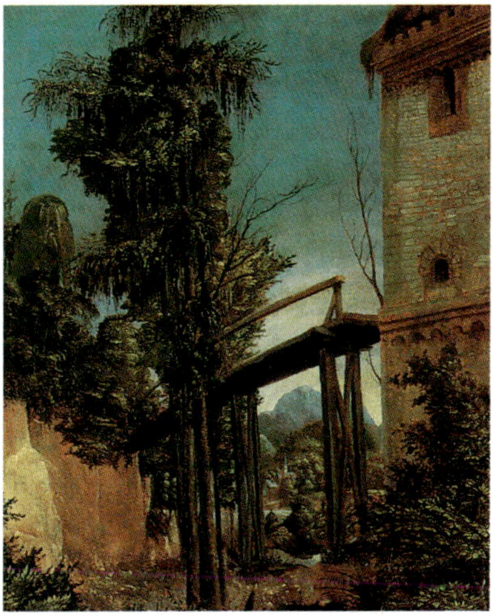

▲ Albrecht Altdorfer, *Landschaft mit Brücke*, um 1516, London, National Gallery. Dies ist eines der frühesten Beispiele autonomer Landschaftsmalerei in Öl auf Leinwand. Dürer verwendet für solche Motive die Aquarelltechnik.

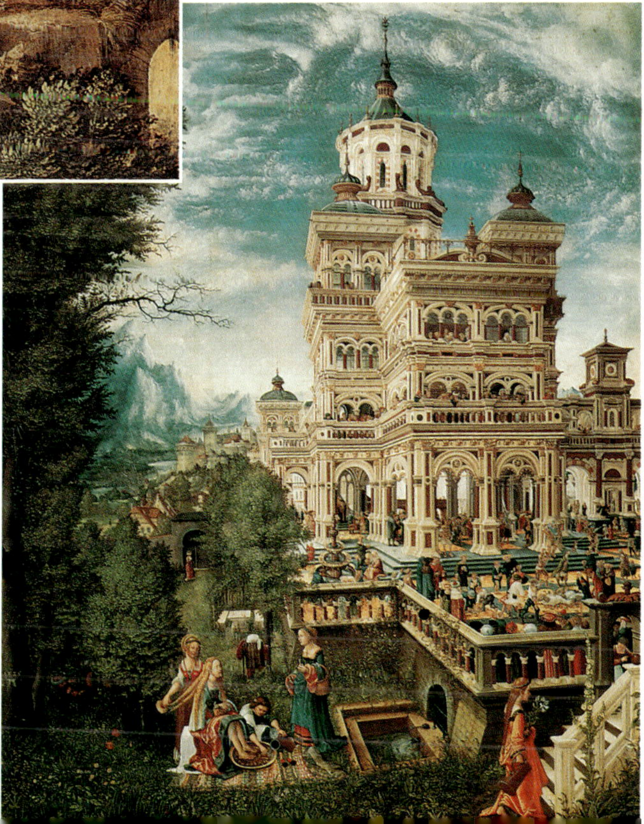

► Albrecht Altdorfer, *Susanna im Bade*, 1526, München, Alte Pinakothek. Das mit großem Sinn für Humor gestaltete biblische Thema dient als Vorwand für einen spektakulären architektonischen Hintergrund mit einem bis ins kleinste Detail ausgeführten Bauwerk. Im selben Jahr wurde Altdorfer zum Stadtbaumeister von Regensburg ernannt und widmete sich anschließend vermehrt der Architektur.

Öffentliche Aufträge in der Heimatstadt Nürnberg

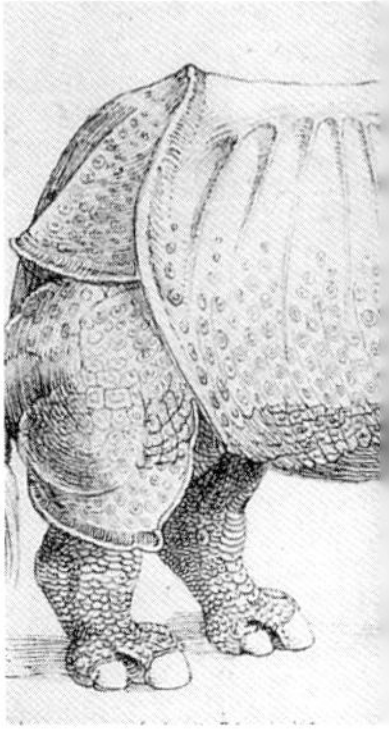

Dürer, *Das Rhinozeros,* 1515. Im Jahre 1513 brachten portugiesische Kaufleute das erste Rhinozeros und den ersten indischen Elefanten nach Lissabon, Tiere, die man in Europa noch nie gesehen hatte. Dürers Interesse an diesen exotischen Tieren war groß. Die Details für seinen berühmten Holzschnitt entnahm er Drucken und Zeichnungen.

Im zweiten Jahrzehnt des 16. Jahrhunderts verzichtet Dürer auf weitere Reisen und widmet sich, insbesondere nach dem Tod seiner Mutter Barbara im Jahr 1514, seiner Familie und der Führung der umfangreichen Geschäfte seiner florierenden Werkstatt. Für Nürnberg ist eine ruhige Zeit angebrochen, die es erlaubt, großartige Kunstwerke für die wichtigsten Kirchen auszuführen. Dürer malt bedeutende Tafeln für zwei einzigartige, heute leider zerstörte Räume, in denen sich reichsstädtischer Stolz mit privater Frömmigkeit verbindet. Es handelt sich um die Heiltumskammer im Schopperschen Haus am Markt, in dem öffentliche Zeremonien der Stadt Nürnberg abgehalten werden, und um die Allerheiligenkapelle des von dem frommen Stifter Matthäus Landauer ins Leben gerufenen Zwölfbrüderhauses. Für diese Kapelle malt Dürer eines seiner beeindruckendsten Meisterwerke, das *Allerheiligenbild* (siehe Seite 82).

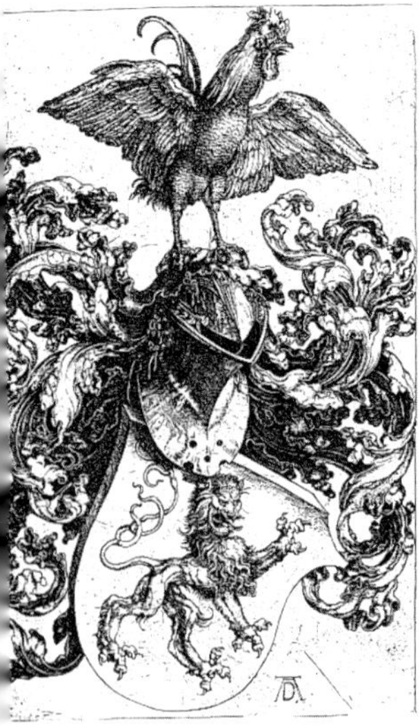

Dürer, *Löwenwappen mit dem Hahn,* um 1503. Wie dieser bizarre Kupferstich zeigt, war Dürer häufig mit dem Entwurf von Wappen und heraldischen Zeichen beschäftigt.

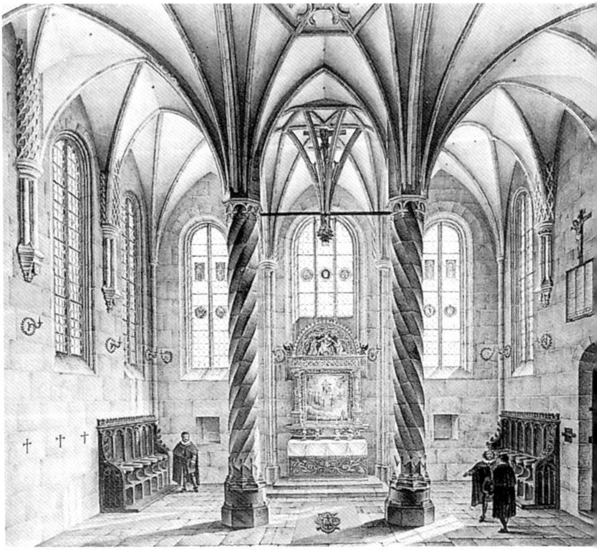

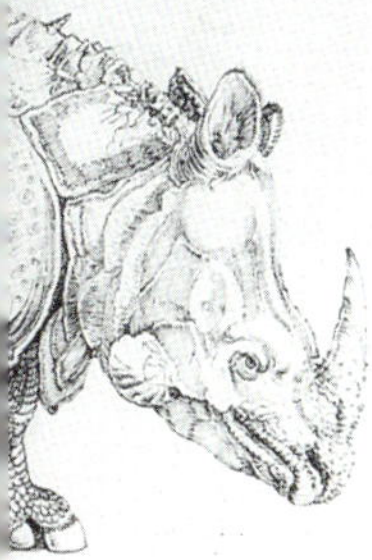

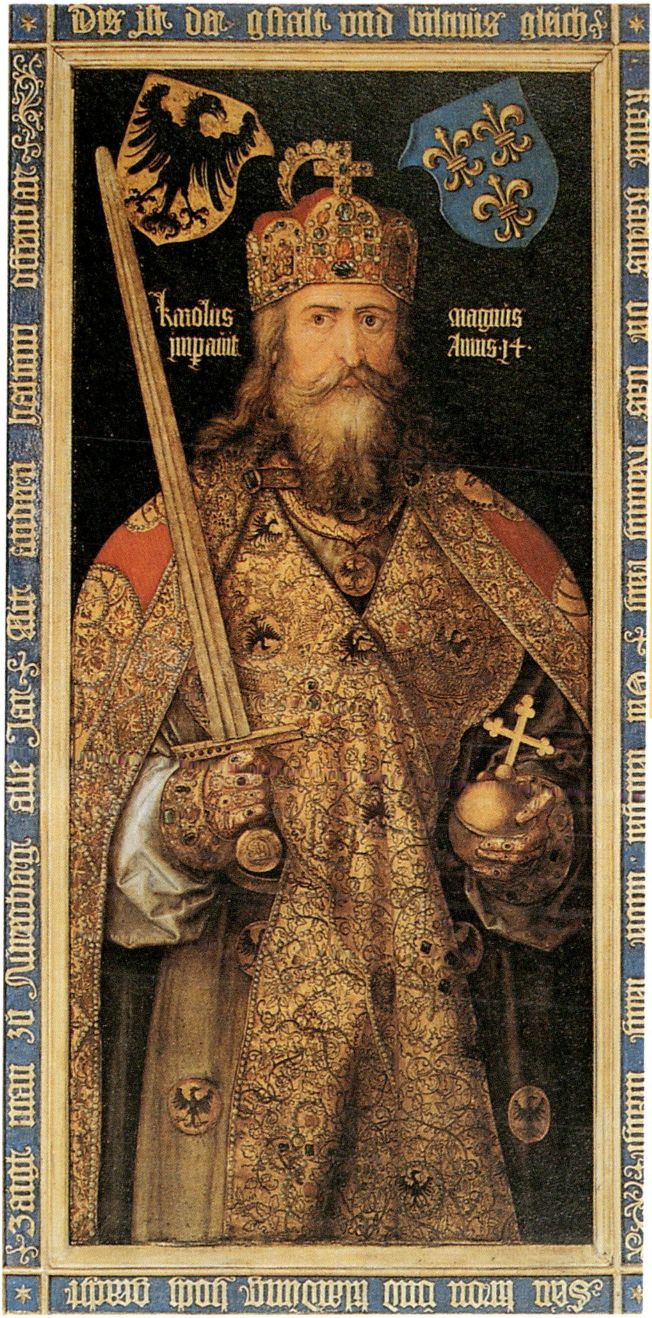

▶ Dürer, *Karl der Große,* 1512–13, Nürnberg, Germanisches Nationalmuseum. Dürer malte diese Tafel – zusammen mit einem Pendant, das Kaiser Sigismund darstellt – zur Dekoration des Saales, in dem jedes Jahr die Reichskleinodien der deutschen Kaiser ausgestellt wurden. Sigismund hatte sie im Jahre 1424 der Stadt Nürnberg geschenkt.

◀ Anhand der Zeichnung von Georg Christoph Wilder (1836, Nürnberg, Germanisches Nationalmuseum) kann man sehen, wie die Allerheiligenkapelle mit dem Altar Dürers ursprünglich ausgesehen hat. Das mehrfach umgestaltete gotische Bauwerk wurde im Zweiten Weltkrieg vernichtet.

Das Allerheiligenbild

Der 1511 datierte Altar mit sorgfältig ausgearbeiteten Details stellt die von Heiligen umgebene Dreifaltigkeit unmittelbar vor dem Jüngsten Gericht dar. Die Tafel befindet sich im Kunsthistorischen Museum in Wien.

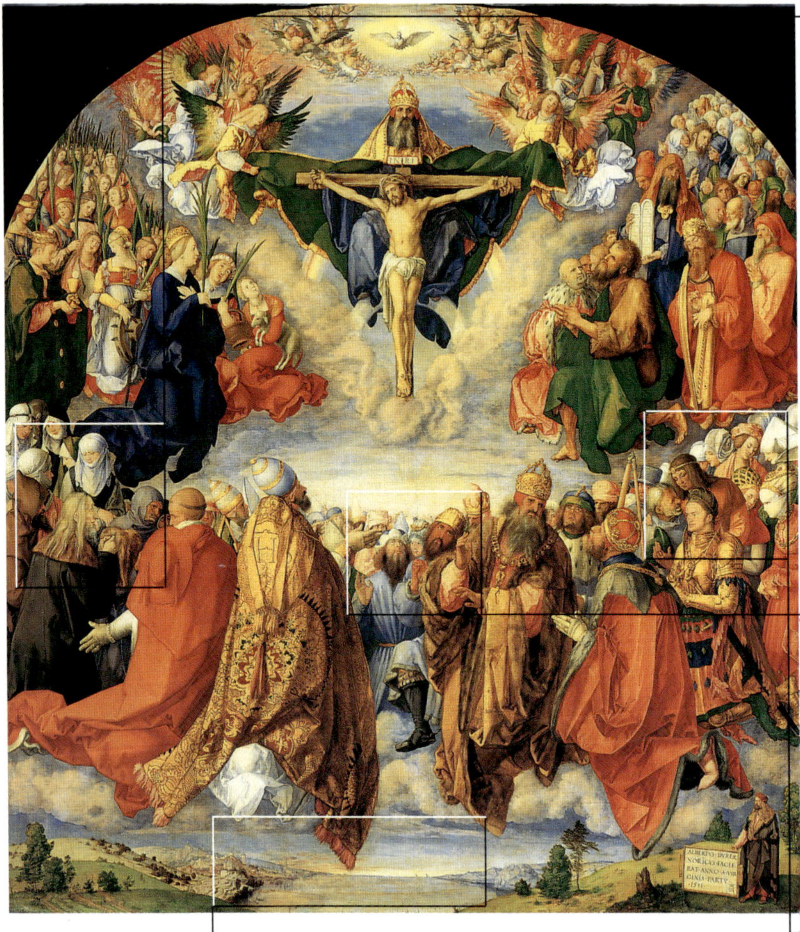

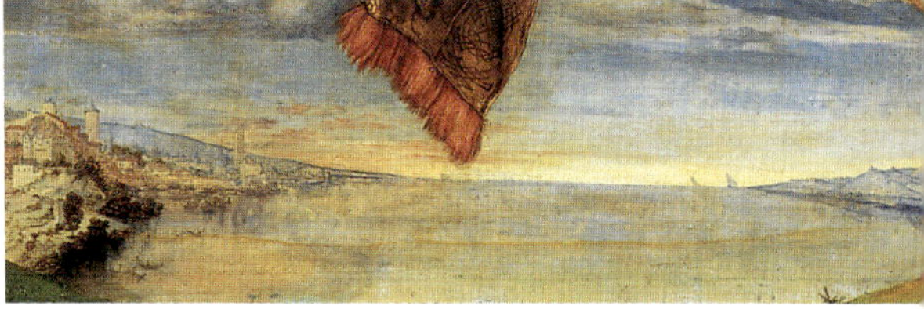

Die Landschaft des unteren Teils mit dem weiten Rund eines ruhig daliegenden Sees erinnert an den Gardasee, den Dürer auf seinen Italienreisen sehr bewundert hat.

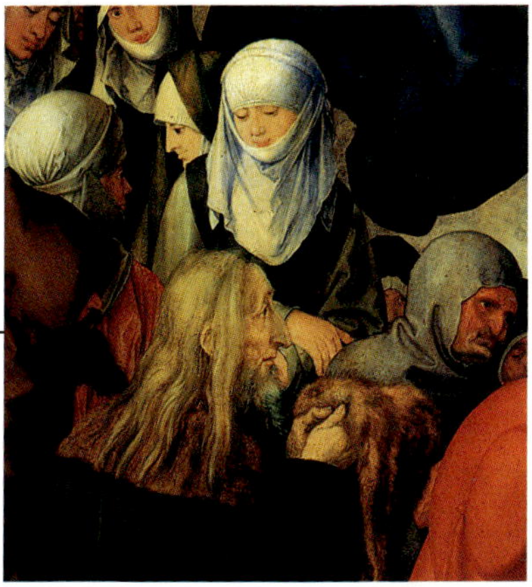

▲ Ganz links außen erkennt man das Bildnis des Auftraggebers Matthäus Landauer, in bangender Demut tief ins Gebet versunken.

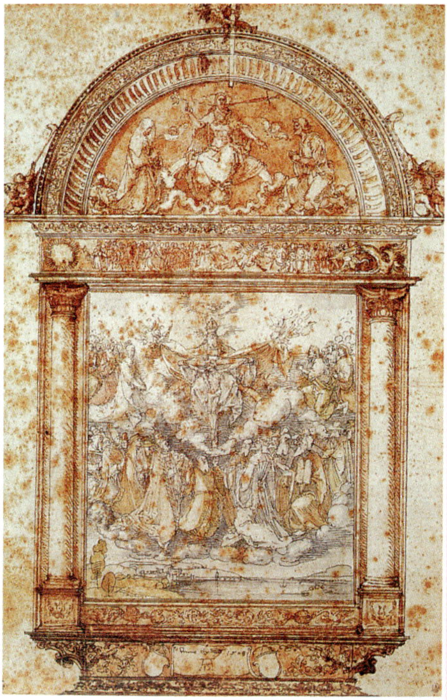

▶ Dürer, *Entwurf (»Visierung«) für den Altar der Allerheiligenkapelle,* 1508, Chantilly, Musée Condé. Dürer entwarf ebenso den geschnitzten und vergoldeten Rahmen, der Nürnberg erhalten blieb.

◀ Der doppelte Halbkreis der Heiligen um die Zentralachse der am Himmel schwebenden Dreifaltigkeit kann mit der Komposition verglichen werden, die Raffael für sein Fresko der *Disputà des Heiligsten Sakraments* (1508) in den Stanzen des Vatikans wählte.

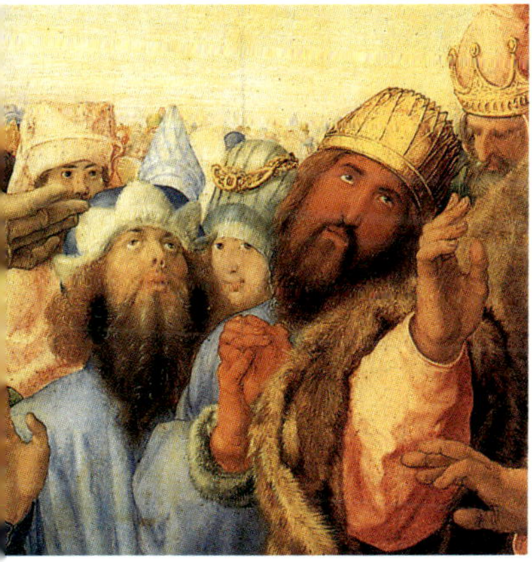

▶ Trotz der würdevollen und klassischen Erhabenheit der monumentalen Komposition zeigt die Tafel in den Kostümen viele kleine Details, die der »nordischen« Tradition angehören, und steht so für eine mutige Synthese der Kunst diesseits und jenseits der Alpen.

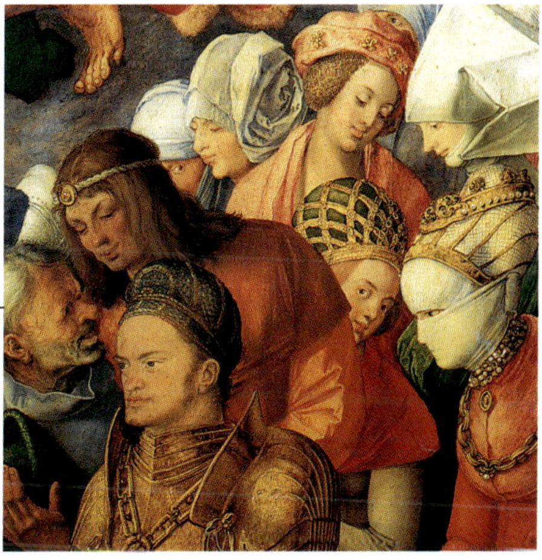

Jakob Fugger und die Stadt Augsburg

Im Jahre 1517 schlägt Martin Luther seine 95 Thesen an der Schloßkirche zu Wittenberg an, in denen er die Mißstände in der katholischen Kirche anprangert, und löst damit eine tiefe Krise aus. Papst Leo X. will Luther nach Rom zitieren, doch der Kurfürst von Sachsen, Friedrich der Weise, erreicht, daß Luther in Deutschland vernommen wird. Der Bankier Jakob Fugger, einer der reichsten und mächtigsten Männer Europas, unterstützt das Vorhaben, in seiner Heimatstadt Augsburg einen Reichstag einzuberufen, der der Versöhnung und Klärung dienen soll. Neben Luther nehmen an den Verhandlungen auch Kaiser Maximilian I. und der Ablaßprediger Tetzel teil. Auch Dürer ist bei den Versammlungen anwesend und porträtiert einige der Teilnehmer. Vom religiösen Standpunkt aus betrachtet, verläuft der Reichstag ergebnislos, doch die Stadt Augsburg erlebt danach eine Zeit nie dagewesener Blüte. Dank der reichen Ausbeute der Silberminen können die Augsburger Goldschmiede innerhalb weniger Jahrzehnte den internationalen Markt erobern, allerdings zum Nachteil Nürnbergs.

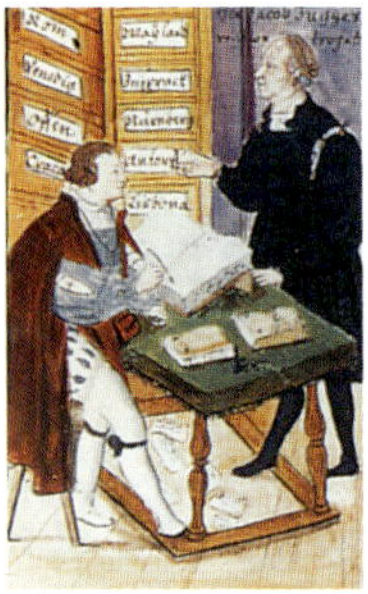

▲ Die Miniatur aus dem frühen 16. Jahrhundert zeigt den Bankier Jakob Fugger mit seinem Sekretär in der Schreibstube (Paris, Bibliothèque Nationale).

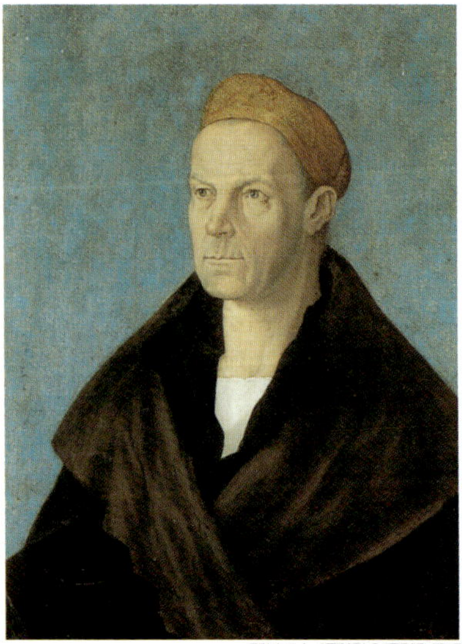

▶ Dürer, *Jakob Fugger, »der Reiche«*, 1520, München, Alte Pinakothek. Das Gemälde ist nach einer Zeichnung entstanden, die Dürer zwei Jahre vorher auf dem Augsburger Reichstag angefertigt hatte.

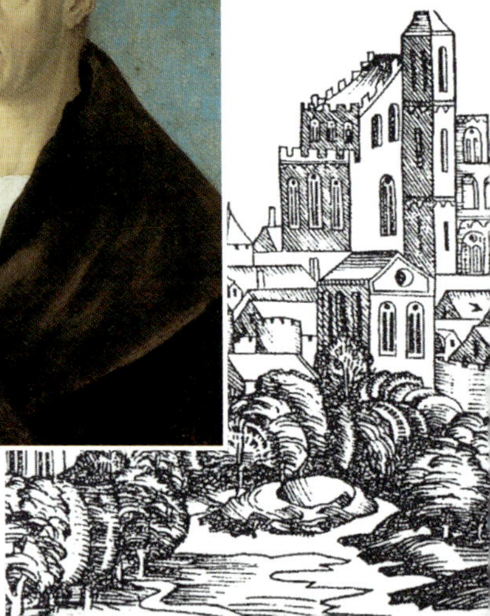

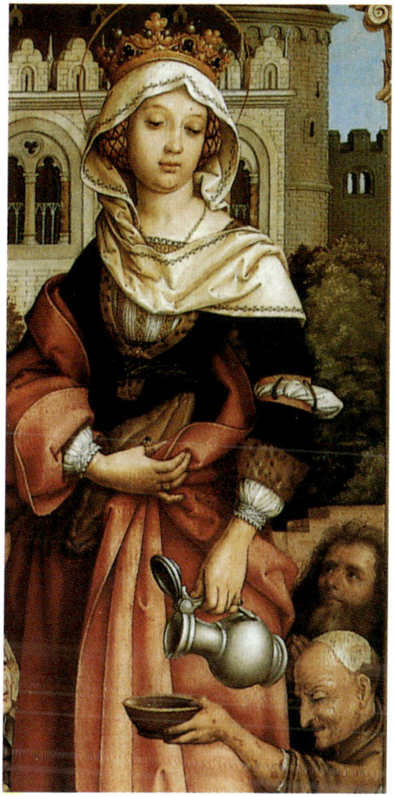

◀ Hans Holbein der Ältere, *Das Almosen der Heiligen Elisabeth,* Ausschnitt, 1516, München, Alte Pinakothek. Teil des Sebastiansaltars, wohl aus dem Augsburger Katharinenkloster.

▼ Hans Burgkmair, *Bildnis des Hans Schellenberger,* 1505, Köln, Wallraf-Richartz-Museum. Der junge Mann war einer der reichsten Kaufleute in Augsburg.

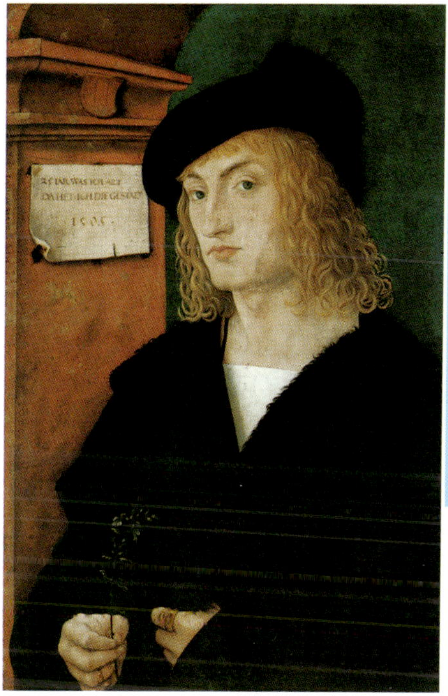

▼ Die Silhouette von Augsburg aus der Schedelschen *Weltchronik* wurde 1493 in Nürnberg gedruckt.

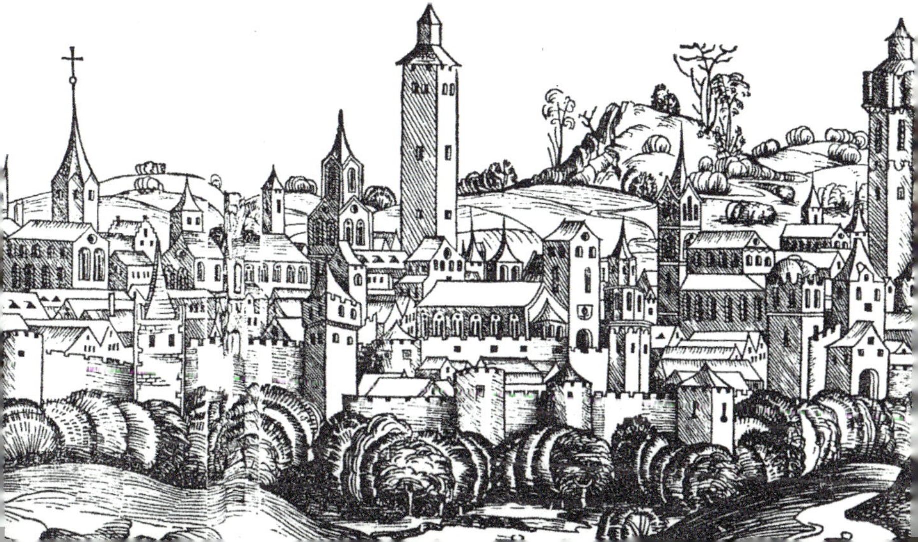

Das Bild der Madonna

▶ Dürer, *Maria, das Kind nährend*, 1503, Wien, Kunsthistorisches Museum. Das schlichte Gewand, die Züge einer Frau aus dem Volke und das Lächeln verleihen diesem Werk Frische und Unmittelbarkeit.

Dürer ist ohne Zweifel ein äußerst vielseitiger Künstler, der die unterschiedlichsten Techniken vorbildlich beherrscht und sich stets mit absoluter Sicherheit auszudrücken vermag. Zwar ist er auf kein Sujet festgelegt, doch es gibt ein Thema, daß ihn neben der Porträtmalerei sein ganzes Leben hindurch beschäftigt: die Jungfrau Maria mit dem Kind. An den zahlreichen Madonnen, die Dürer in den verschiedensten Formaten, vom grandiosen Altarbild bis zur kleinen Druckgraphik, gestaltet hat, lassen sich die einzelnen Stationen seiner stilistischen Entwicklung verfolgen. Dabei ist eine Konstante erkennbar: die Einfühlsamkeit, mit der er die seelische Verbindung zwischen Mutter und Kind wahrnimmt. Dürer, der sich gerne mit den von ihm dargestellten Personen identifiziert – wie die zahlreichen Selbstbildnisse beweisen –, bringt nur selten persönliche Erfahrungen in das Thema Maria mit Kind ein. Eine bemerkenswerte Ausnahme ist *Anna Selbdritt,* in der die Mutter Marias große Ähnlichkeit mit Agnes, der Gemahlin Dürers, hat. Eine aufmerksame Betrachtung des Gesamtwerks läßt den Schluß zu, daß für Dürer die Darstellung der Weiblichkeit, sei es der Frau, der Mutter oder der Heiligen, von fundamentaler Bedeutung ist.

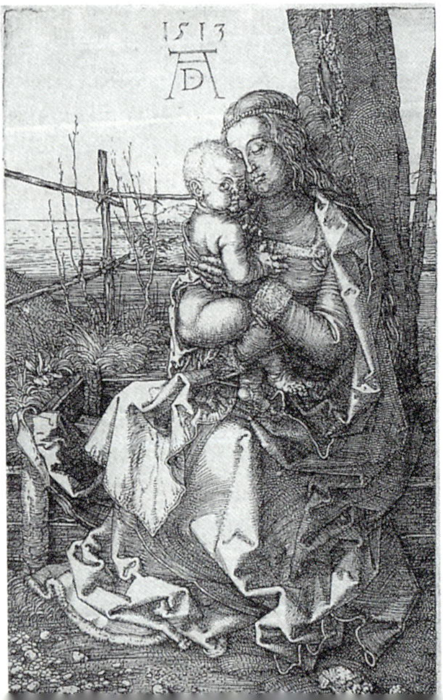

▶ Dürer, *Maria mit Kind vor einem Torbogen,* 1506, Mamiano (Parma), Fondazione Magnani Rocca. Die möglicherweise in Bologna entstandene Tafel ist ein vorzügliches Beispiel für die gekonnte Mischung aus deutscher Zeichnung, dem goldenen Licht Giovanni Bellinis und der Präzision Leonardos.

◀ Die zärtliche Umarmung von Mutter und Kind, die dieser kleine Kupferstich von 1513 zeigt, hat etwas sehr Anrührendes.

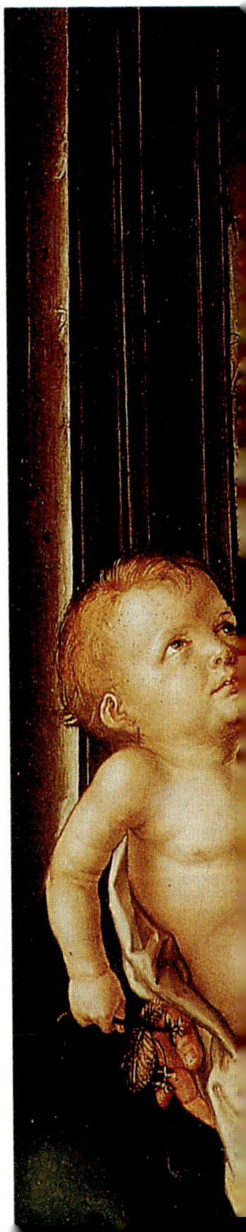

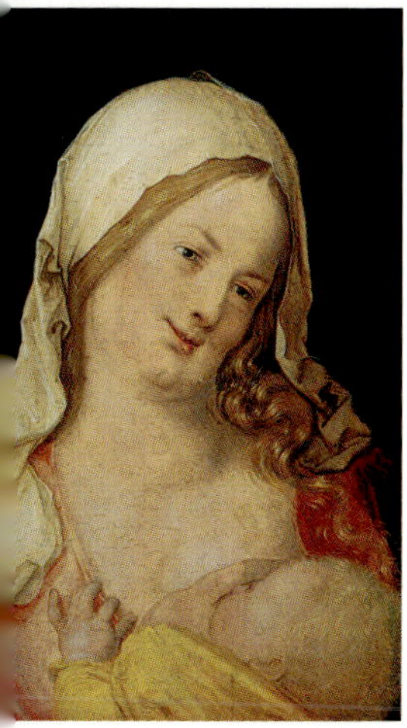

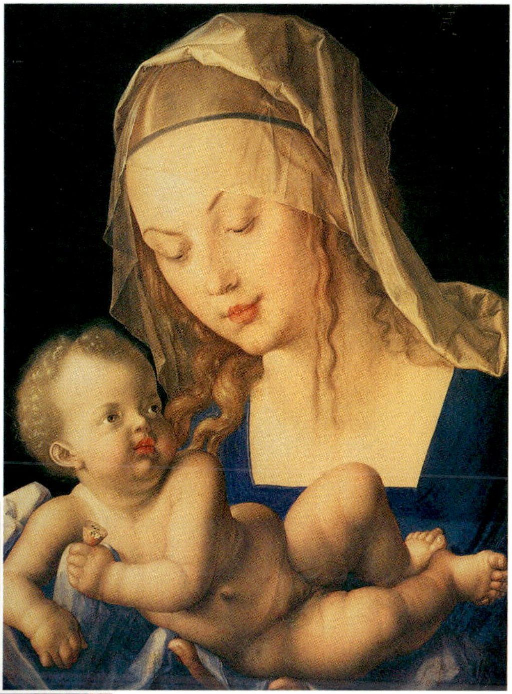

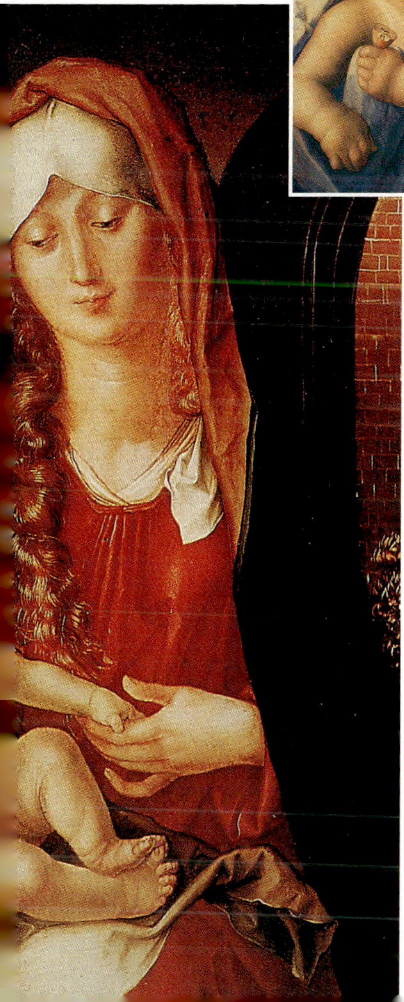

▲ Dürer, *Maria mit Kind,* 1512, Wien, Kunsthistorisches Museum. Das für die Familie Pirckheimer gemalte Bild wurde von Rudolf II. für seine Prager Sammlung erworben.

▼ Dürer, *Anna Selbdritt,* 1519, New York, The Metropolitan Museum of Art. In der Figur der Heiligen Anna stellt Dürer seine Frau Agnes dar.

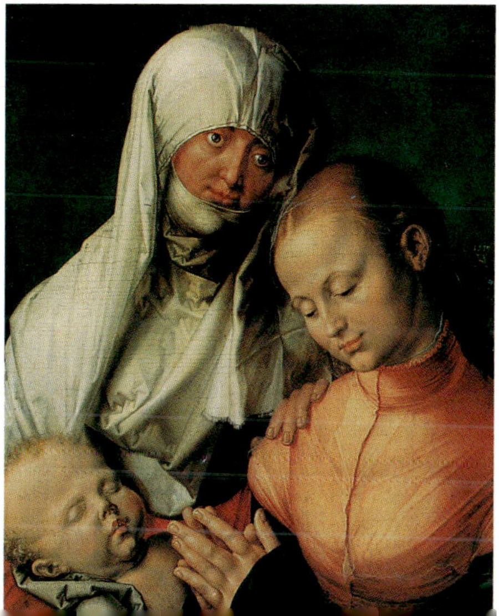

Die Pest, die Türken, religiöse Unruhen: Der Himmel verfinstert sich

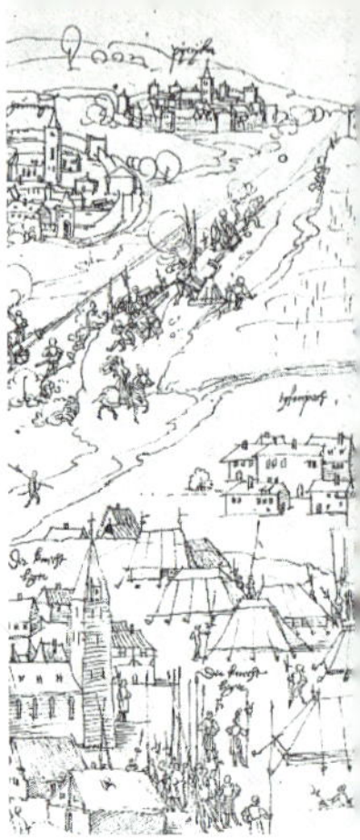

Schon im Jahre 1505 war Dürer vor den Schrecken der Pest aus Nürnberg geflohen. In ganz Europa wütet diese grauenvolle Seuche in immer neuen Wellen und fordert unzählige Opfer. Die Auswirkungen auf die Gesellschaft sind verheerend; Kranke werden einfach sich selbst überlassen, und es kommt zu Judenpogromen, da man die Juden für das Ausbrechen der Epidemie verantwortlich macht. Vom Balkan droht eine neue Gefahr durch die aggressive Expansionspolitik der Osmanen, die das venezianische Territorium angreifen und die östlichen Provinzen des maximilianischen Reiches erobern. Der Fall von Belgrad, dem als uneinnehmbar geltenden Bollwerk, ist ein wahrer Schock und versetzt ganz Europa in Angst und Schrecken vor der Bedrohung durch die Türken.

Gentile und Giovanni Bellini, *Predigt des Heiligen Markus in Alexandria,* Ausschnitt mit einer Gruppe vornehmer Orientalen, 1506, Mailand, Pinacoteca di Brera.

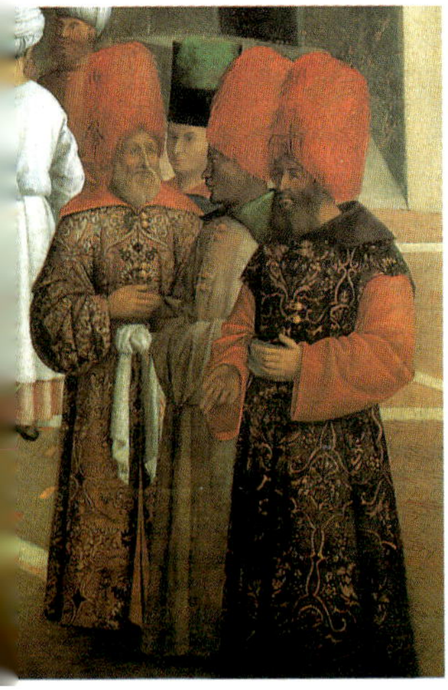

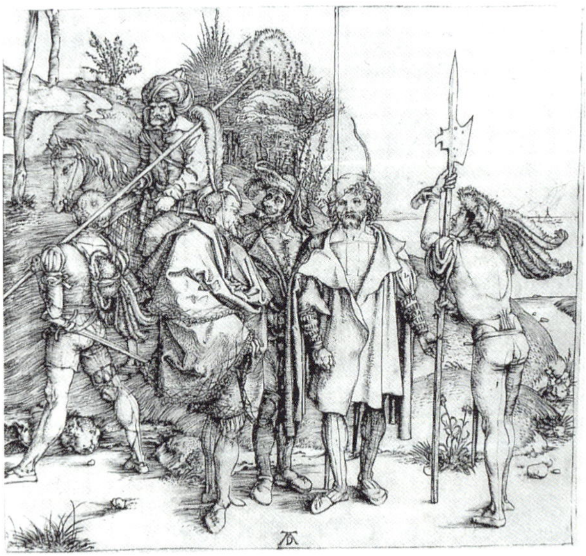

Dürer, *Die Landsknechte und der türkische Reiter,* 1495. Der bedrohlich wirkende türkische Reiter im Hintergrund unterscheidet sich deutlich von den friedlichen Figuren der Gebrüder Bellini.

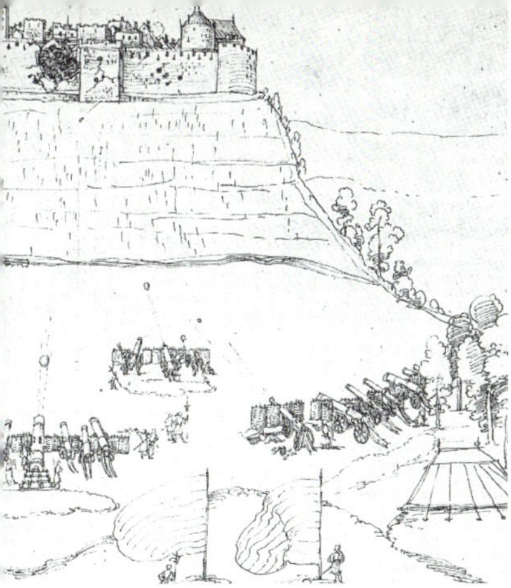

▲ Dürer, *Angriff auf die Burg Hohenasperg,* 1519, Berlin, Kupferstichkabinett. In den letzten zehn Jahren seines Lebens interessierte sich Dürer infolge der vielen Kriege und Grausamkeiten, die in Deutschland eine blutige Spur hinterließen, für militärische Taktik und den Einsatz von Feuerwaffen.

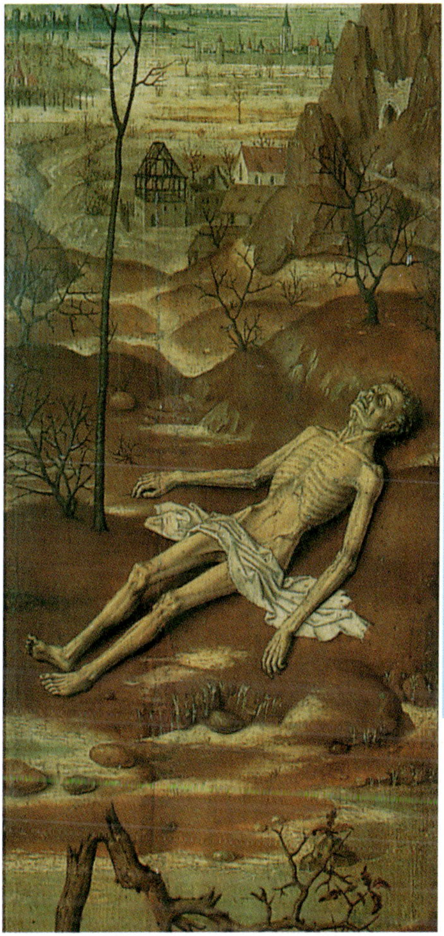

▶ Meister vom Mittelrhein, *Allegorie des Lebens und des Todes,* Ausschnitt, um 1480, Nürnberg, Germanisches Nationalmuseum. Auch eine humanistische Weltsicht kann die Furcht vor dem Tod nicht nehmen.

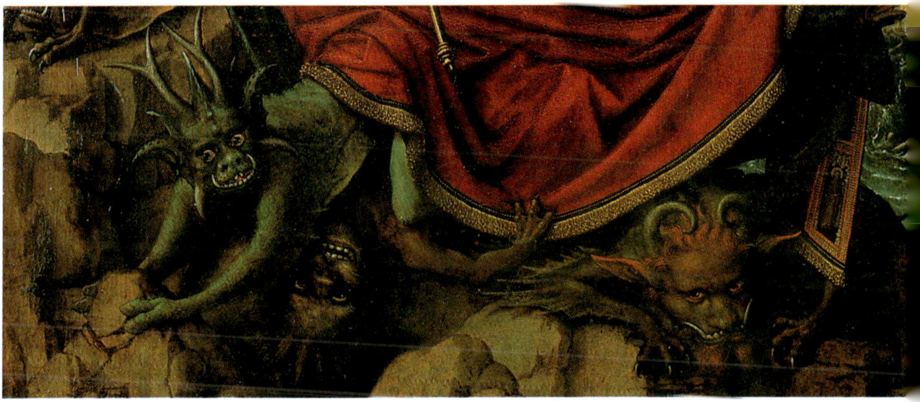

▼ Gérard David, Mitteltafel des *Michaelsaltars,* Ausschnitt, 1510, Wien, Kunsthistorisches Museum. Unter dem prachtvollen Renaissancemantel hocken die Schreckgespenster Krankheit, Armut, Zwietracht, Krieg und Angst.

Melencolia I

Der vielleicht berühmteste und rätselhafteste Kupferstich Dürers aus dem Jahre 1514 zählt zu den sogenannten Meisterstichen – seiner Deutung hat sich die Forschung seit jeher mit Leidenschaft gewidmet.

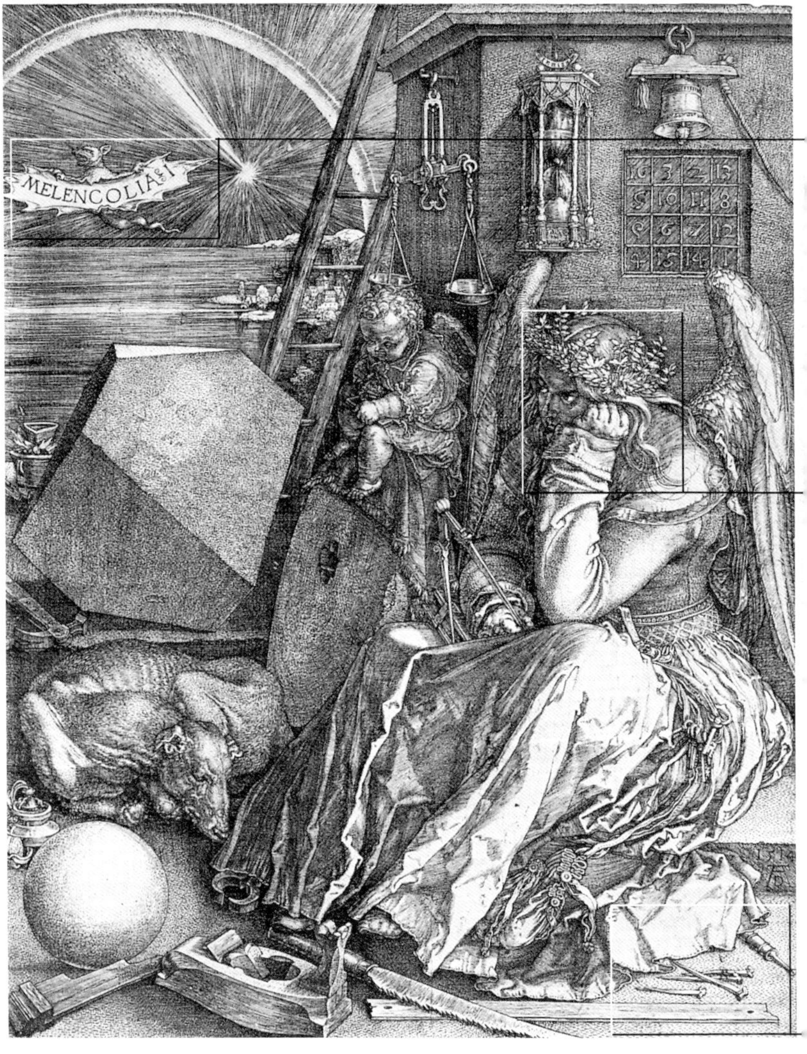

▼ Eine Fledermaus mit ausgebreiteten Flügeln hält den Titel des Werkes und weist somit auf die »erste Form« der Melancholie nach alchimistischer Deutung hin. Die Materie im Ruhezustand bereitet sich auf die Transformation vor.

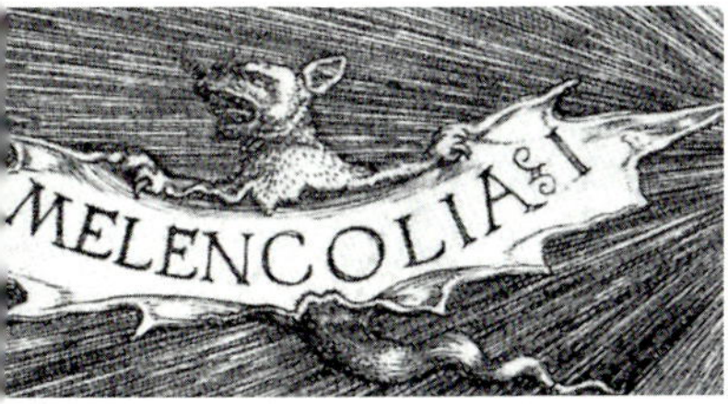

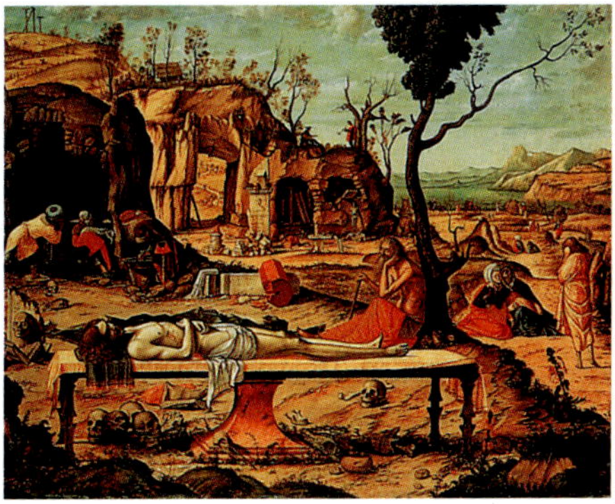

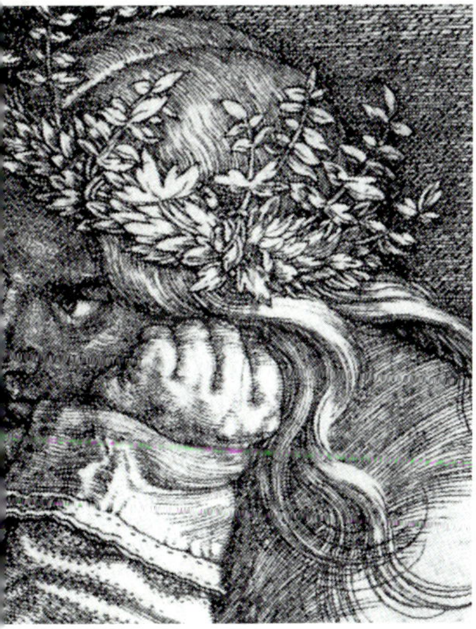

◀ Die Hauptfigur der Szene ist eine geflügelte allegorische Frauengestalt als Sinnbild des melancholischen Temperaments. Ihr Gesicht liegt bewußt im Schatten. Der düstere Ausdruck spielt auf einen noch immer gequälten und bedrückten Seelenzustand an, analog zu der »schwarzen« Materie in den Anfangsphasen alchimistischer Experimente.

▲ Carpaccio, *Meditation über den Tod Christi,* um 1510, Berlin, Staatliche Museen. Dieses karge Bild zeigt einen alten Mann, gemeint ist vielleicht der Patriarch Hiob, der im Hintergrund unter einem Baum sitzt und in der gleichen nachdenklichen Haltung wie die Figur in Dürers *Melencolia* meditiert.

▶ In dem Ausschnitt sieht man viele noch ungenutzte Werkzeuge, die darauf warten, im Dienst der kreativen Freiheit des Künstlers zum Einsatz zu kommen, sobald die »Melancholie« die Freisetzung genialer Energie wieder zuläßt.

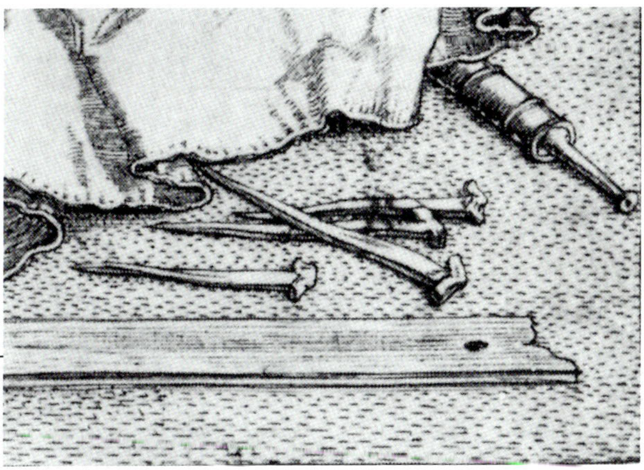

Porträts: Stiche und Gemälde

Sein ganzes Leben lang arbeitet Dürer an der Weiterentwicklung des Porträts, insbesondere des männlichen. Seine unglaubliche Präzision bei der Wiedergabe von Details und seine ausgeprägte Fähigkeit, in der Seele der Menschen zu lesen, machen ihn zu einem der größten Porträtisten der Geschichte. Mit Dürer gewinnt das Porträt, ein bis dahin in Deutschland weniger verbreitetes Genre, eine besondere Bedeutung in der Kunst nördlich der Alpen. Im Gegensatz zu seiner Jugendzeit tendiert der reife Dürer im allgemeinen zu einer schlichteren Gestaltung seiner Porträts und verzichtet zugunsten einer größeren Intensität der Darstellung auf pittoreske Einzelheiten der Gewänder.

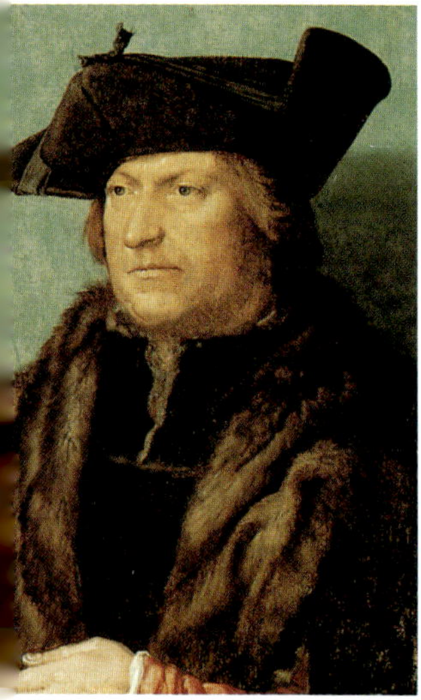

▲ Dürer, *Lorenz Sterck,* 1521, Boston, Isabella Stewart Gardner Museum. Die späteren Porträts sind in strenger Einfachheit gehalten.

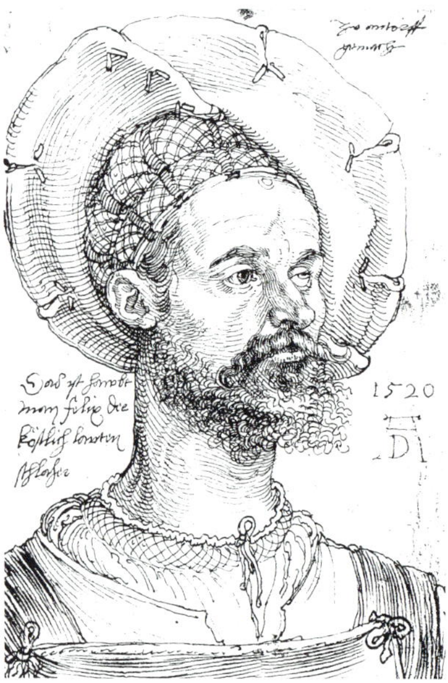

▶ Dürer, *Hauptmann Felix Hungersperg,* 1520, Wien, Albertina. Das schelmische Gesicht des Soldaten ist eines der ersten unter den vielen Porträts und Skizzen, die Dürer auf seiner erfolgreichen Reise in die Niederlande anfertigte.

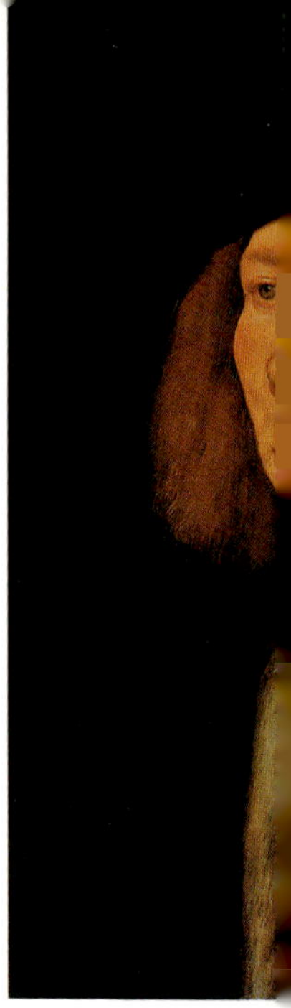

▲ Dürer, *Burkhard von Speyer,* 1506, Hampton Court, Royal Collections. Angenähert an den Stil Giorgiones, zeigt das in Venedig gemalte Porträt einen jungen deutschen Kaufmann, der auch im *Rosenkranzfest* zu finden ist.

▶ Dürer, *Ein junger Italiener,* 1506, Genua, Galleria di Palazzo Rosso. Auch dieses auf der zweiten Italienreise entstandene Porträt bestätigt Dürers Interesse an der venezianischen Kunst.

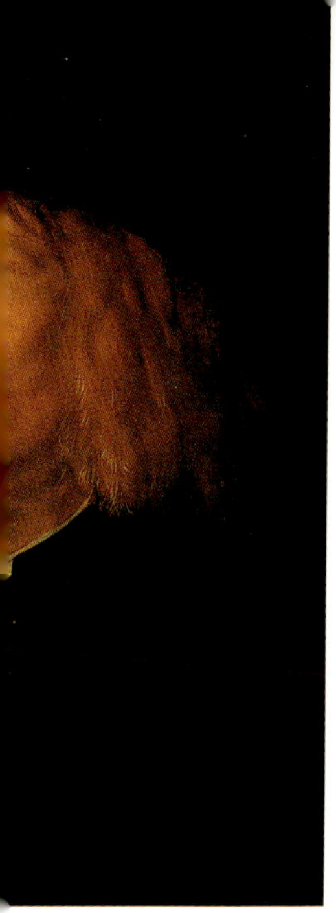

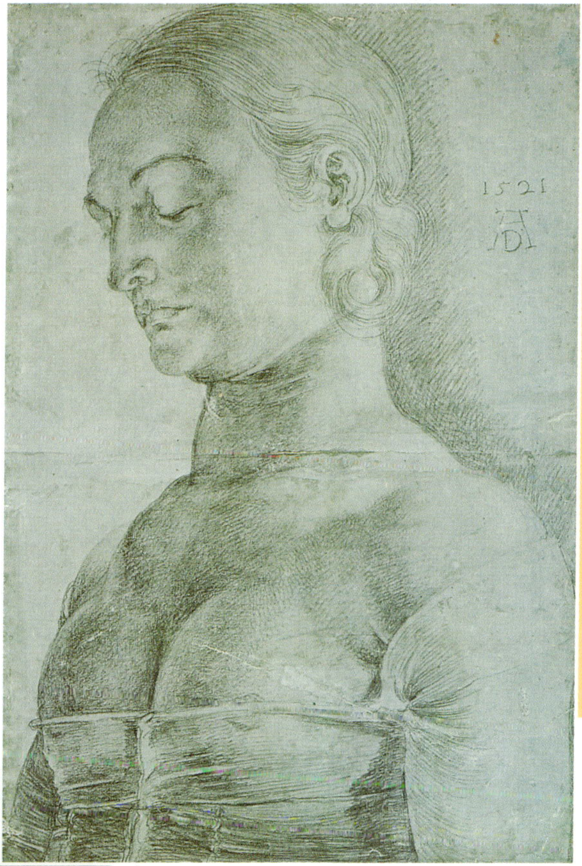

Die Faszination des Einfachen

Dürer, *Studie für die Figur der Heiligen Apollonia,* 1521, Berlin, Kupferstichkabinett. Mit der nüchtern sinnlichen Einfachheit, dem in sich gekehrten Blick und der Helldunkel-Gestaltung dieses robusten deutschen Mädchens erreicht Dürer auf der Suche nach einem Schönheitsideal einen poetischen Höhepunkt. Obwohl das Bild eine Heilige darstellen soll, hat Dürer hier die Merkmale des »Ewigweiblichen« eingefangen.

Die Entwicklung der Kunst in Süddeutschland

Im ersten Jahrzehnt des 16. Jahrhunderts erlebt die deutsche Kunst, insbesondere im süddeutschen Raum, eine Zeit der besonderen Blüte. In diesen glücklichen Jahren befinden sich Meister wie Dürer, Altdorfer und Lucas Cranach der Ältere auf dem Höhepunkt ihres künstlerischen Schaffens. Hans Holbein der Jüngere zeigt die ersten vielversprechenden Ansätze. Der Geschmack wandelt sich: vollständig gemalte Flügelaltäre werden nunmehr den traditionellen Schnitzaltären vorgezogen. Ein Beispiel ist der gewaltige Isenheimer Altar von Matthias Grünewald, der sich heute in Colmar befindet. Grünewald findet hier zu einer dramatischen, aufgewühlten Expressivität. Die erschreckende *Kreuzigung,* die dem Betrachter als erstes ins Auge fällt, ist ein Bild von großer Eindringlichkeit und unnachahmlicher tragischer Wucht, eines der bedeutendsten Werke aller Zeiten. Die Arbeiten Dürers beeinflussen in hohem Maße die gesamte Entwicklung der Kunst in Deutschland.

▼ Lucas Cranach der Ältere, *Venus und Cupido,* um 1520, Rom, Galleria Borghese.

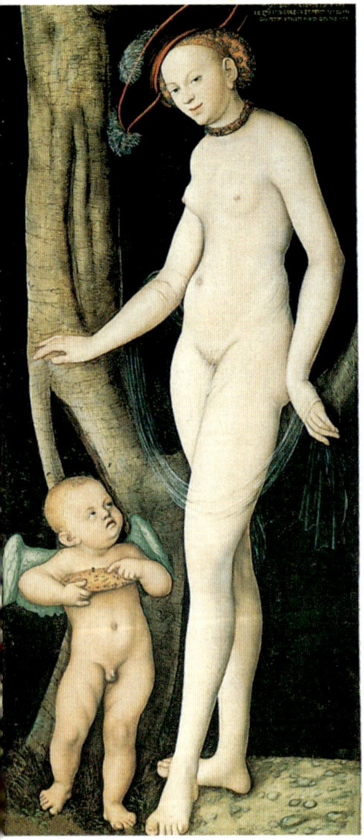

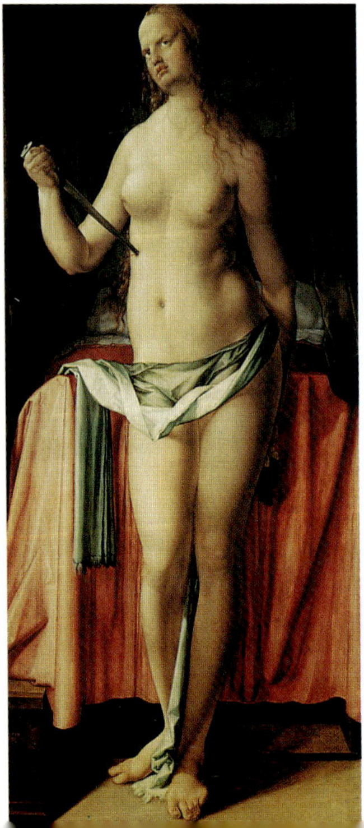

► Dürer, *Selbstmord der Lucretia,* 1518, München, Alte Pinakothek. Im Vergleich der beiden Akte wird Dürers naturalistischer Einsatz des Helldunkels deutlich.

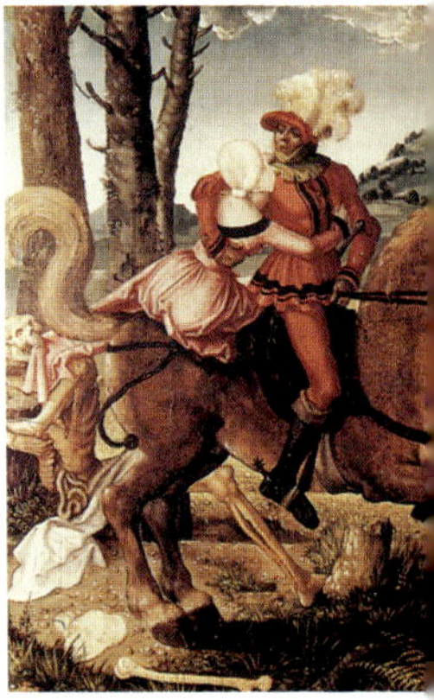

▲ Hans Baldung Grien, *Der Reiter, das Mädchen und der Tod,* Paris, Musée du Louvre. Sichtweise und Stil der Renaissance überlagern die sagenumwobene Vorstellungswelt des Ritterepos.

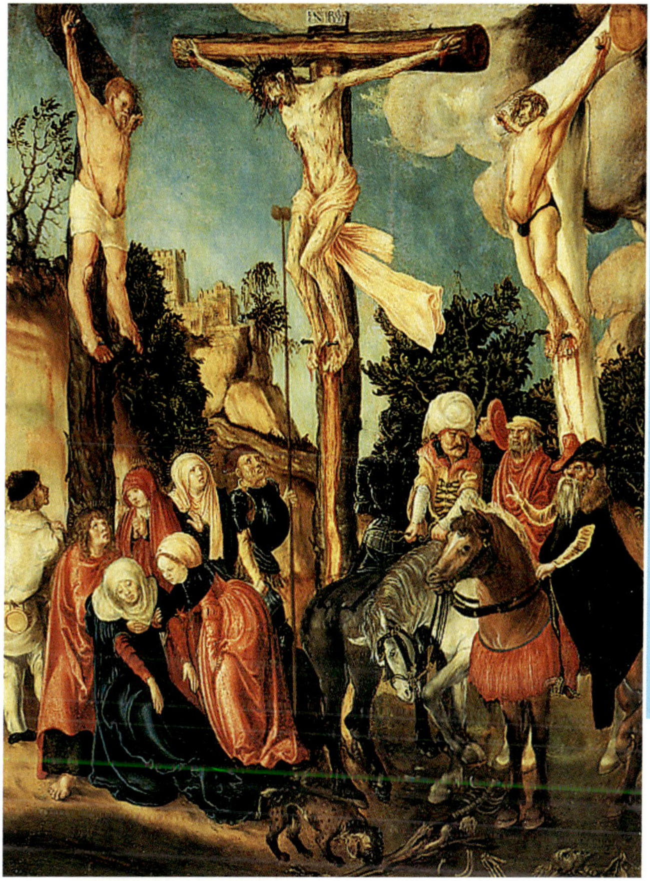

Lucas Cranach der Ältere, *Kreuzigung,* 1502, Wien, Kunsthistorisches Museum. Schon zu Beginn seiner langen Schaffenszeit, die er vorwiegend in Sachsen verbrachte, zeigte Cranach seine Originalität bei der Darstellung traditioneller Themen der Kunst.

Matthias Grünewald, *Kreuzigung,* 1512–16, Colmar, Musée d'Unterlinden. Mitteltafel des ergreifendsten Altarwerkes der deutschen Malerei.

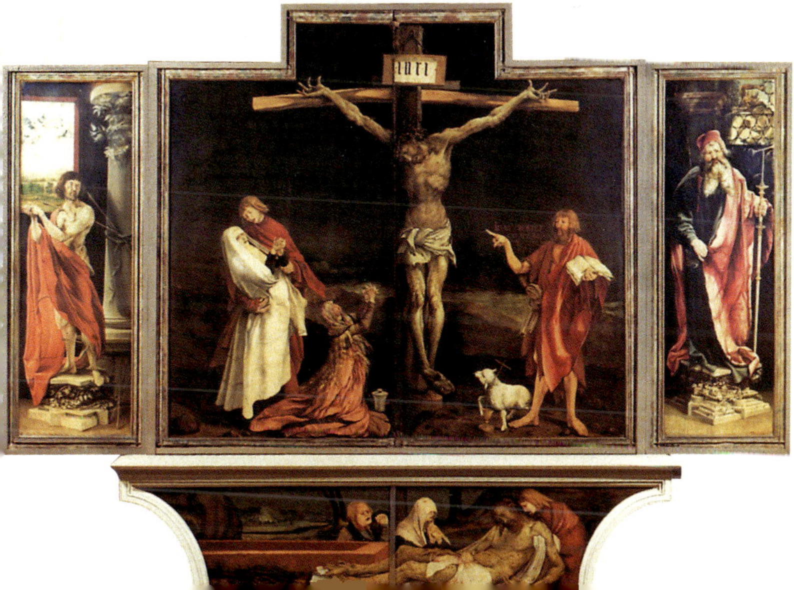

Fürsprecher der Vernunft und Gelassenheit

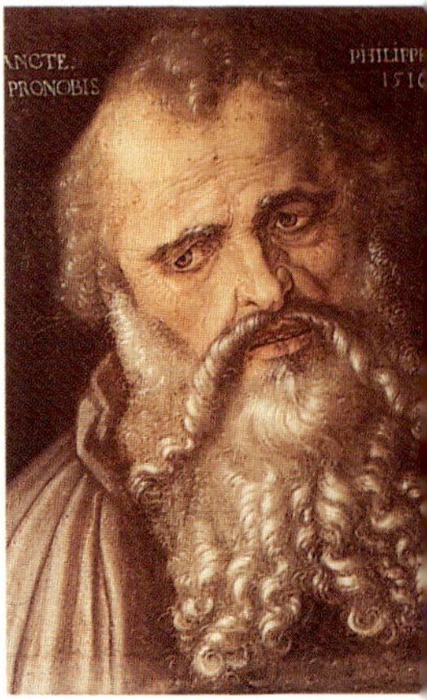

Die religiösen und sozialen Spannungen führen in ganz Europa zu dramatischen Ereignissen. Auch im hochkultivierten Nürnberg spitzen sich die Konflikte zu. Dürer wird dadurch veranlaßt, immer wieder mit Nachdruck zu Mäßigung und Vernunft aufzurufen. Ein Künstler wie er, der nach einer Gesetzmäßigkeit der Schönheit, einer wissenschaftlichen Definition der Maße und Proportionen sucht, kann Exzesse und Gewalttätigkeiten nicht akzeptieren, selbst wenn sie sich nur verbal ereignen. Dürer tritt stets für Versöhnung, Dialog und die Bereitschaft ein, ohne Vorurteile die verschiedenen Standpunkte gelten zu lassen. Dadurch konnte nie eindeutig geklärt werden, ob Dürer sich zur Reformation bekannt hat oder gegen sie eingestellt war. Wahrscheinlich ist er, wie sein Freund Pirckheimer, unentschlossen und voller Zweifel geblieben. Wir wissen jedoch, daß Dürer nach 1520 trotz seines Wunsches Luther nie mehr persönlich begegnet ist.

▲ Dürer, *Der Heilige Philippus,* 1516, Florenz, Galleria degli Uffizi. Wie der nebenstehende Apostel ist auch dieses Bild mit akribischer Genauigkeit und Feinheit gemalt.

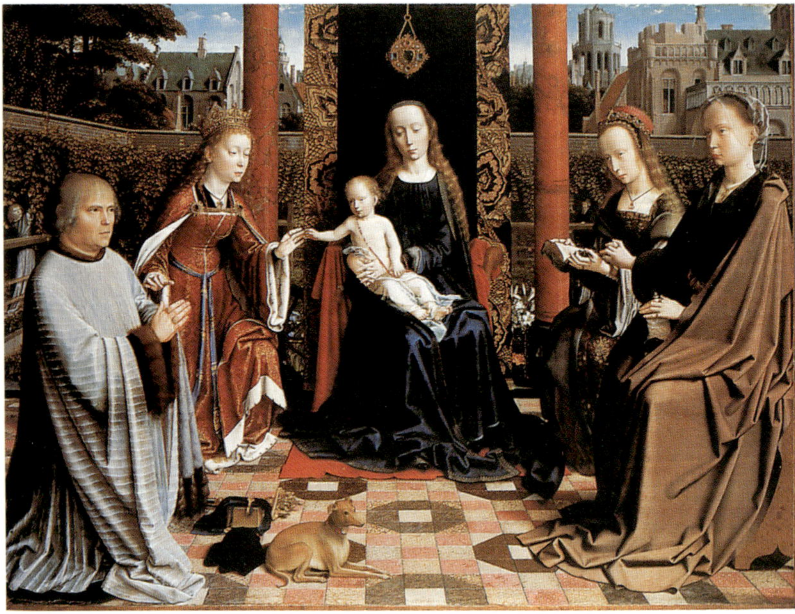

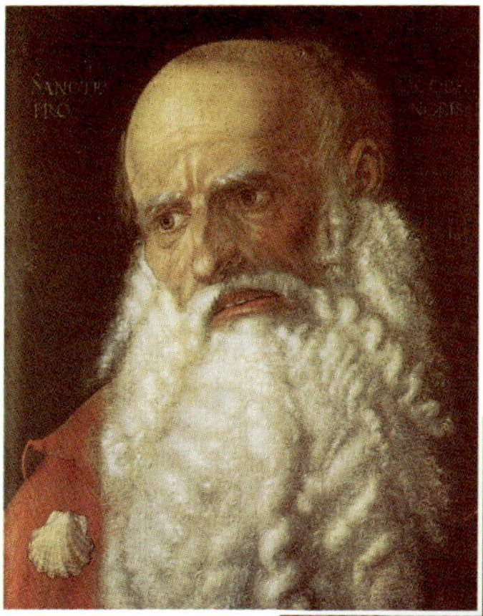

▲ Dürer, *Der Heilige Jakobus,* 1516, Florenz, Galleria degli Uffizi. Die Apostel gehören zu den eindrucksvollsten Gemälden des reifen Dürer. Ihr düsterer Gesichtsausdruck ist verschiedentlich als Vorahnung der nahenden Reformation gedeutet worden.

◄ Gérard David, *Maria mit weiblichen Heiligen und Stifter,* um 1509, London, National Gallery. Das klare Licht, die Ruhe und die Schlichtheit der Szene lassen an ein friedvolles und tiefsinniges Gespräch denken, etwa über die Anschauungen des Erasmus von Rotterdam. Ein solcher Umgang mit dem konfliktbeladenen Thema entspräche Dürers Einstellung, dessen Besorgnis über die wachsenden Feindseligkeiten in der religiösen Auseinandersetzung immer größer wird.

▼ Dürer, *Maria mit der Nelke,* 1516, München, Alte Pinakothek. Von dieser ungewöhnlichen Madonna geht eine seltsame Stimmung aus. Das Kind hält eine Birne in seiner Hand und Maria eine zarte Nelke. Die beiden schauen sich nicht an; Maria scheint in Gedanken versunken zu sein. Die perfekte Axialität des Gesichts der Jungfrau, einer »idealen« Schönheit, erinnert einmal mehr an die Studien Leonardos.

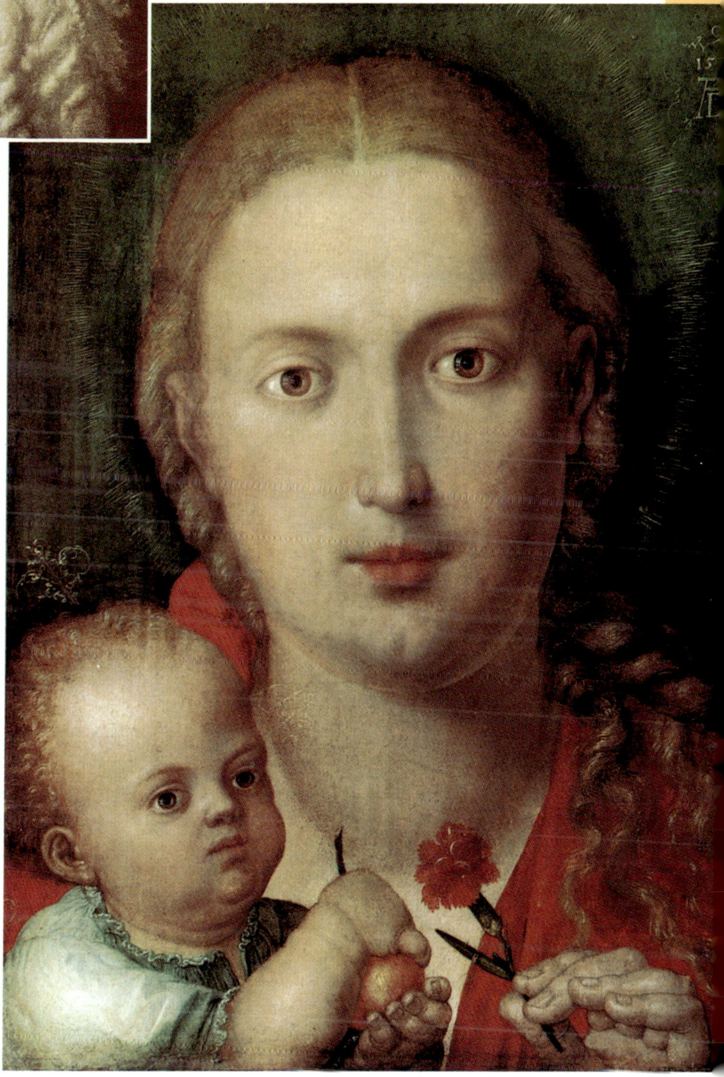

Der Heilige Hieronymus im Gehäus

Der Meisterstich stammt aus dem Jahre 1514, dem wohl fruchtbarsten Jahr Dürers als Kupferstecher. Der Raum, in dem der Heilige am Schreibpult sitzt, ist ein Wunderwerk der Perspektive und Lichtdarstellung.

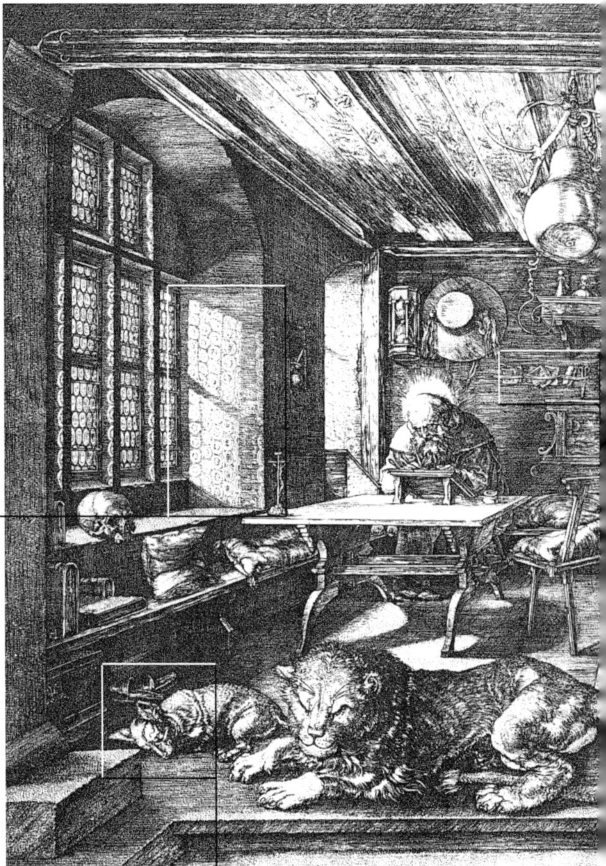

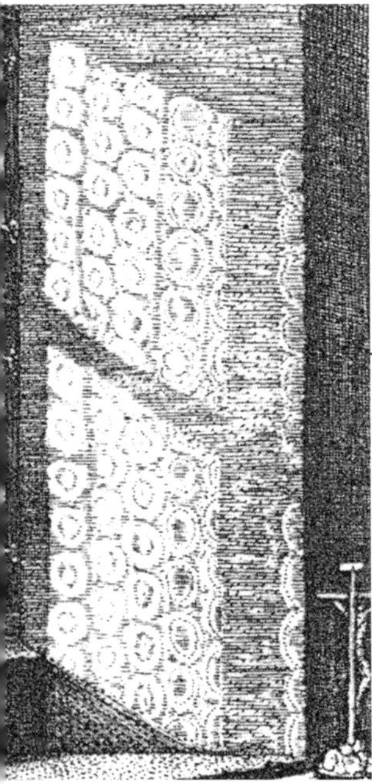

Virtuos gelingt es Dürer, in der Fensterlaibung die Reflexe des Lichts, das durch die Butzenscheiben fällt, darzustellen.

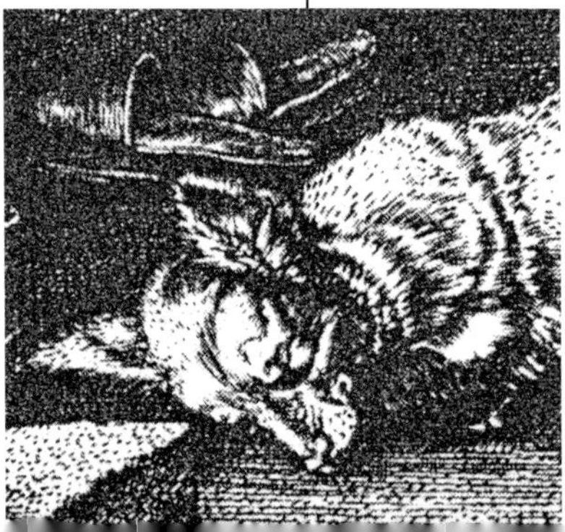

Der schlafende Hund verleiht der Szene eine Atmosphäre häuslichen Friedens, den nicht einmal die Gegenwart des Löwen stören kann.

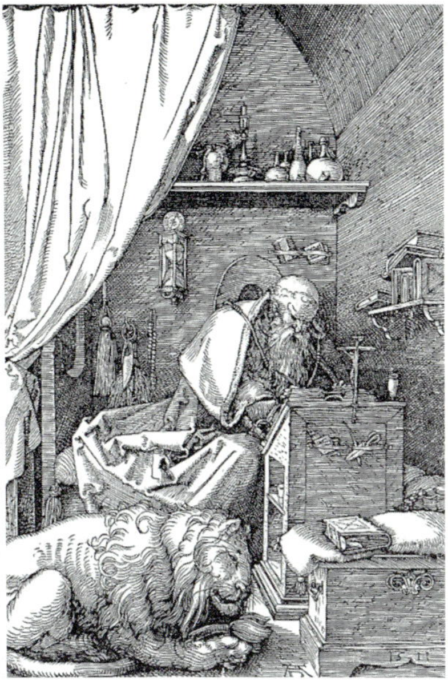

▲ Dürer, *Der Heilige Hieronymus im Gehäus*. In diesem etwas früheren Holzschnitt von 1511 zeigt Dürer eine andere Version des Themas. Beherrschend ist hier der geraffte Vorhang.

▼ Antonello da Messina, *Der Heilige Hieronymus im Gehäus*, um 1475, London, National Gallery. Der Kirchenvater ist in der Renaissance ein äußerst beliebtes Motiv, da man in ihm die Idealgestalt des Gelehrten sieht.

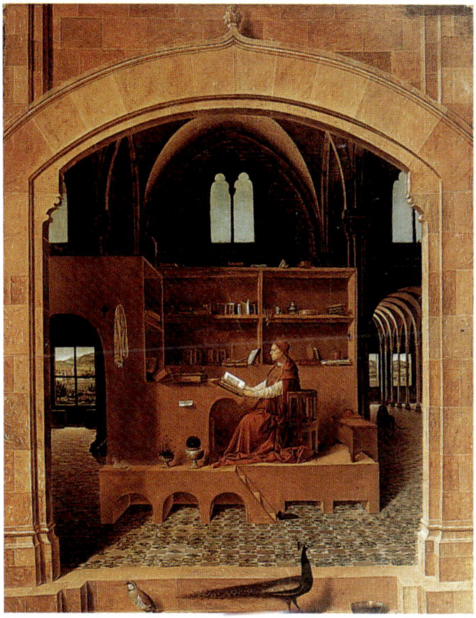

◄ Die Utensilien des Schriftgelehrten, akkurat gefaltete Pergamentblätter und eine Schere, sind ordentlich an der Rückwand des Schreibpults angebracht.

► Vittore Carpaccio, *Die Vision des Heiligen Augustinus*, um 1502, Venedig, Scuola di San Giorgio degli Schiavoni. Mit Sicherheit ist Dürer von diesem Meisterwerk der venezianischen Renaissance inspiriert worden. In die elegante, wohlgeordnete Studierstube des Humanisten fällt ein unvergleichlich wiedergegebenes mystisch-beziehungsreiches Licht.

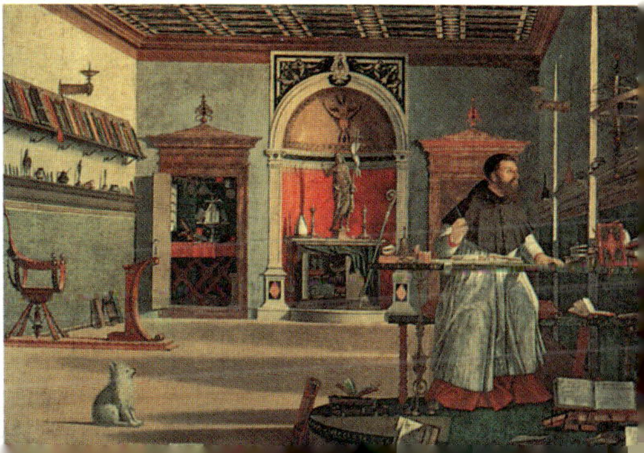

1520–1528

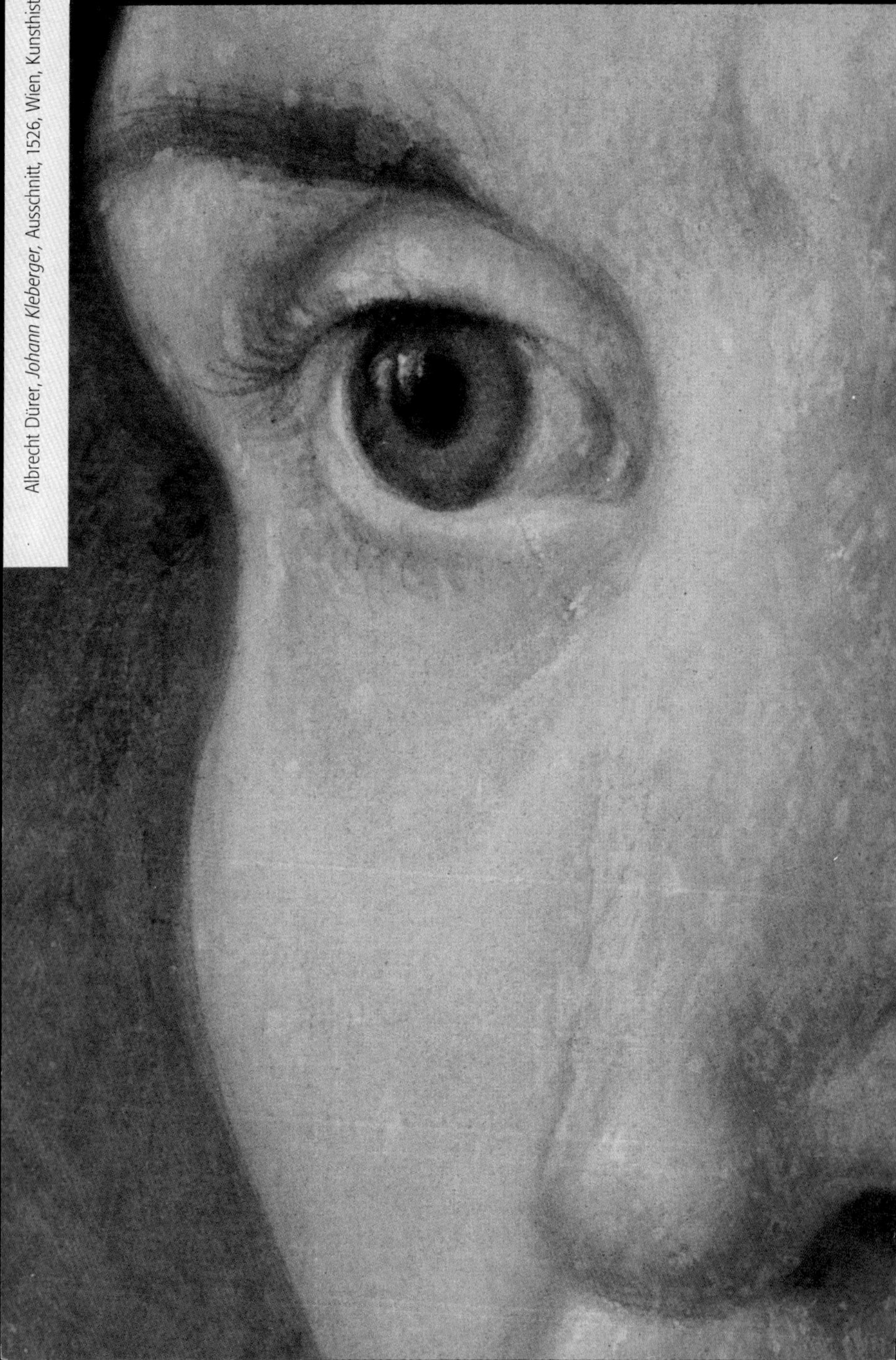

Albrecht Dürer, *Johann Kleberger*, Ausschnitt, 1526, Wien, Kunsthistorisches Museum

Zwischen Humanismus und Reformation

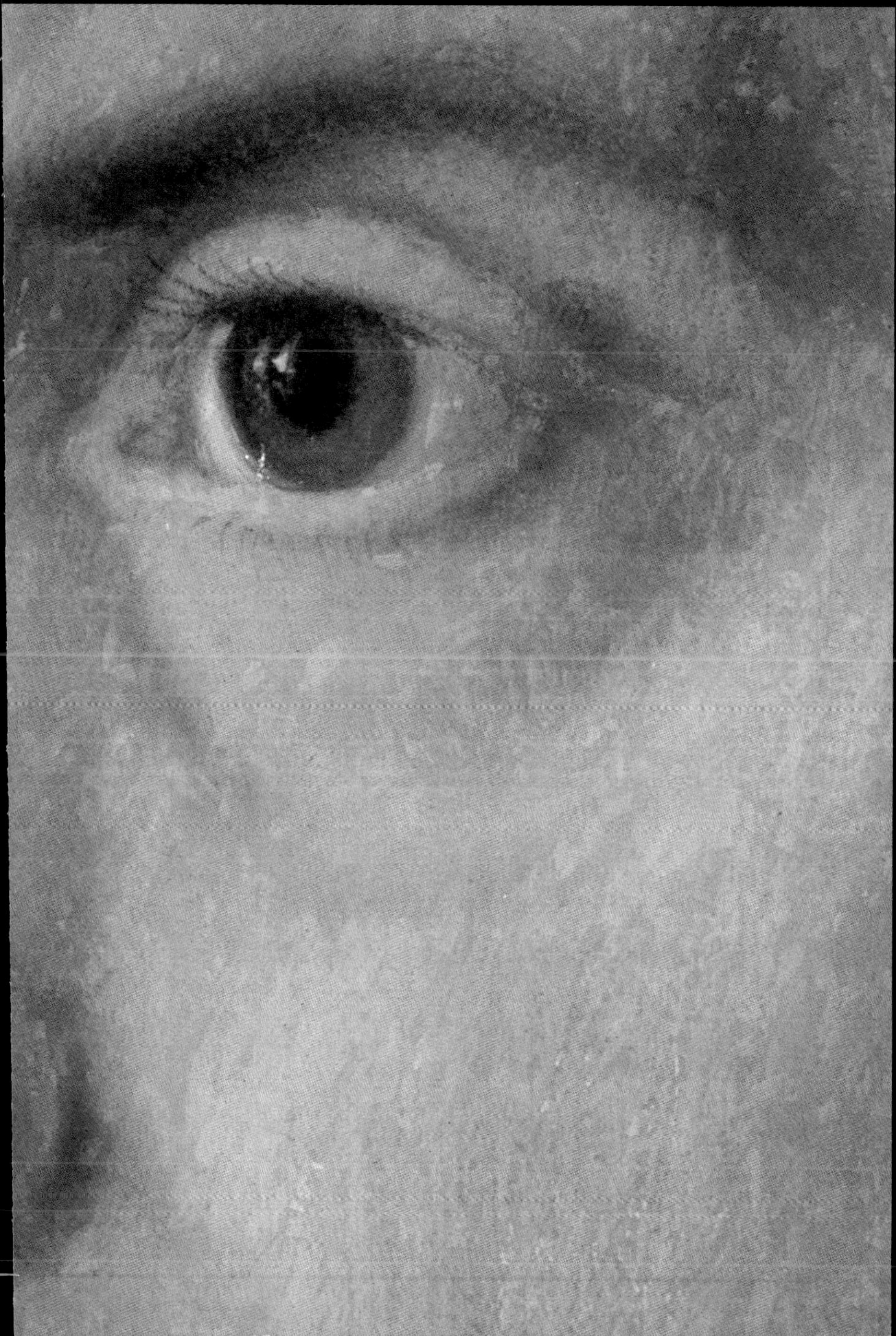

Erasmus von Rotterdam und Melanchthon

Der tiefreligiöse Dürer verfolgt mit großem Interesse die Reformationsbewegung. Er fühlt sich besonders von Erasmus von Rotterdam und Melanchthon angezogen, zwei Persönlichkeiten, die trotz ihrer unterschiedlichen Auffassungen viele Gemeinsamkeiten haben. Der bedeutende Humanist Erasmus prangert die Mißstände in der Kirche noch vor Luther an. Als Mann des Dialogs und der Mäßigung fordert er eine Reform der katholischen Kirche von innen heraus. Der Meinungsaustausch zwischen Dürer und Erasmus markiert einen Gipfelpunkt der europäischen Kultur im 16. Jahrhundert. Philipp Melanchthon, ein »Wunderkind« im wahrsten Sinne des Wortes, der mit 19 Jahren bereits drei Universitätsstudien abgeschlossen hat, steht auf der Seite Luthers. Melanchthon verdankt man umfangreiche Studien über den Apostel Paulus, dessen Schriften von fundamentaler Bedeutung für die protestantische Theologie sind, sowie die *Loci communes rerum theologicarum* von 1521, die wichtigste systematische Abhandlung in den ersten Jahren der Reformation. Dürer setzt sich kritisch mit den Ansichten beider Theologen auseinander, denen trotz verschiedener Lehrmeinungen die abwägende und profunde Art der Argumentation gemeinsam ist.

▼ Hieronymus Bosch, *Das Narrenschiff*, um 1500, Paris, Musée du Louvre. Das Gemälde wurde von der moralisierenden Schrift Sebastian Brants inspiriert.

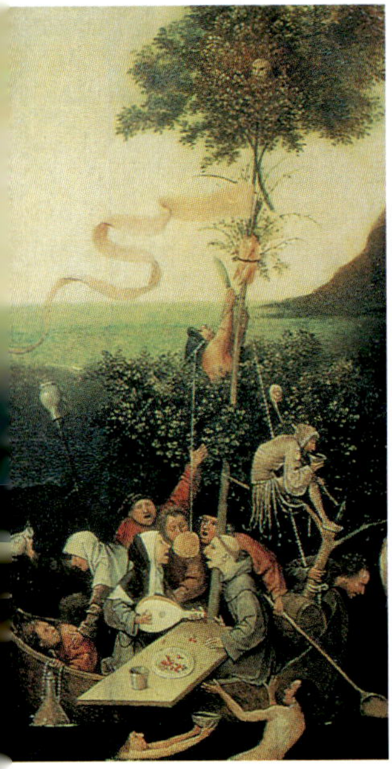

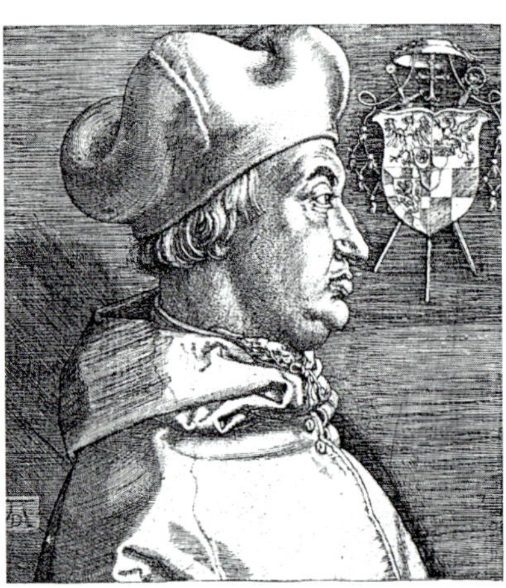

▶ Dürer, *Kardinal Albrecht von Brandenburg*, 1523. Von der Kanzel seines Bischofssitzes in Halle herab bekämpfte der Kardinal als einer ihrer entschiedensten Gegner die Reformation bereits in ihren Anfängen.

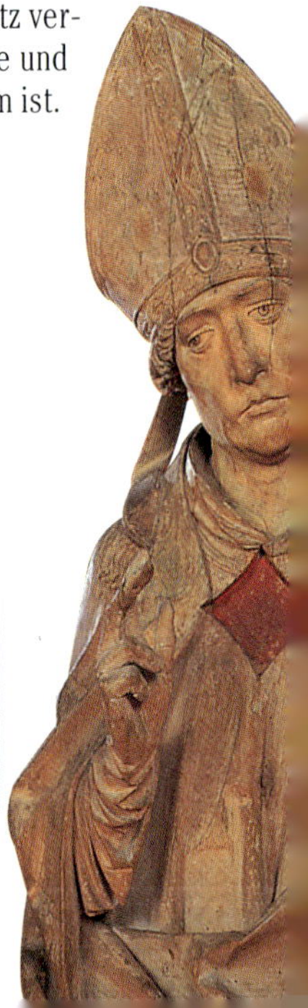

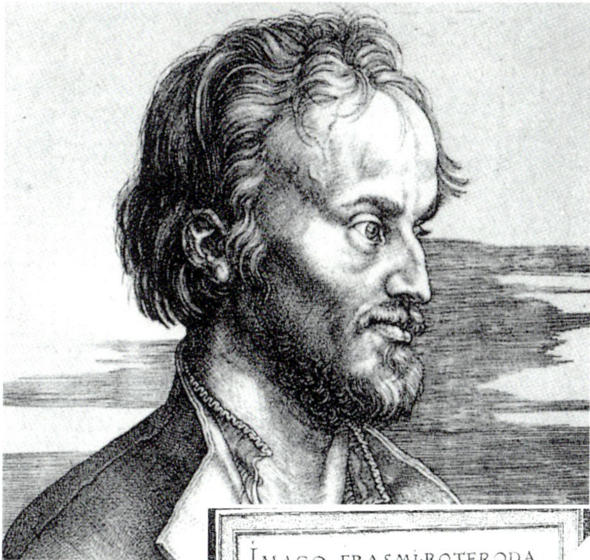

◀ Dürer, *Philipp Melanchthon,* Stich, 1526. In der Inschrift auf dem Kupferstich heißt es: »Dürer vermochte die Züge Philipps nach dem Leben zu zeichnen, doch die kundige Hand nicht den Geist« – und dennoch ist in dem Porträt der scharfe Verstand Melanchthons gegenwärtig. Dürer erkannte in Melanchthon eine überzeugende und charismatische Persönlichkeit.

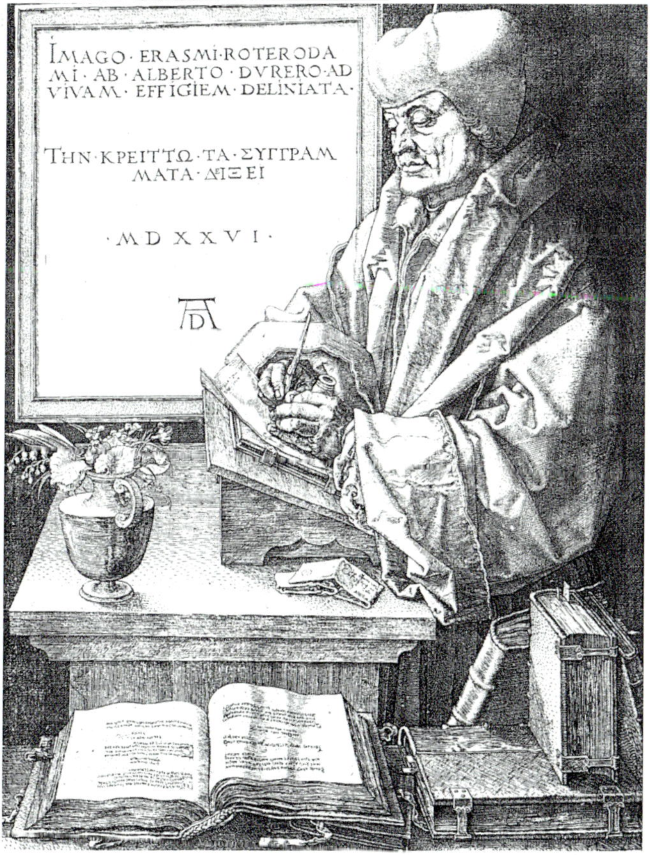
IMAGO·ERASMI·ROTERODA
MI·AB·ALBERTO·DVRERO·AD
VIVAM·EFFIGIEM·DELINIATA·
THN·KPEITTΩ·TA·ΣYΓΓPAM
MATA·ΔΕΙΞΕΙ
·MDXXVI·

▶ Dürer, *Erasmus von Rotterdam,* 1526. Es ist sicher kein Zufall, daß Dürer im selben Jahr sowohl Melanchthon als auch den niederländischen Humanisten im Kupferstich porträtierte und damit seine Bewunderung für beide zum Ausdruck brachte.

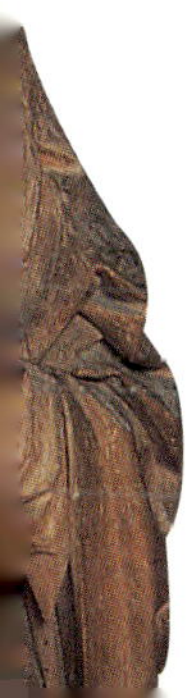

◀ Tilman Riemenschneider, *Der Heilige Durkhard,* um 1520, Washington, National Gallery. In den großartigen Holzskulpturen des Bildhauers spürt man die tiefe Melancholie, die sich mehr und mehr seiner bemächtigte.

Der Heilige Hieronymus

Das 1521 entstandene Gemälde wurde vom Auftraggeber, dem jungen Diplomaten Ruy Fernandez de Almeida, mit nach Portugal genommen. Es befindet sich heute im Museu Nacional de Arte Antiga in Lissabon.

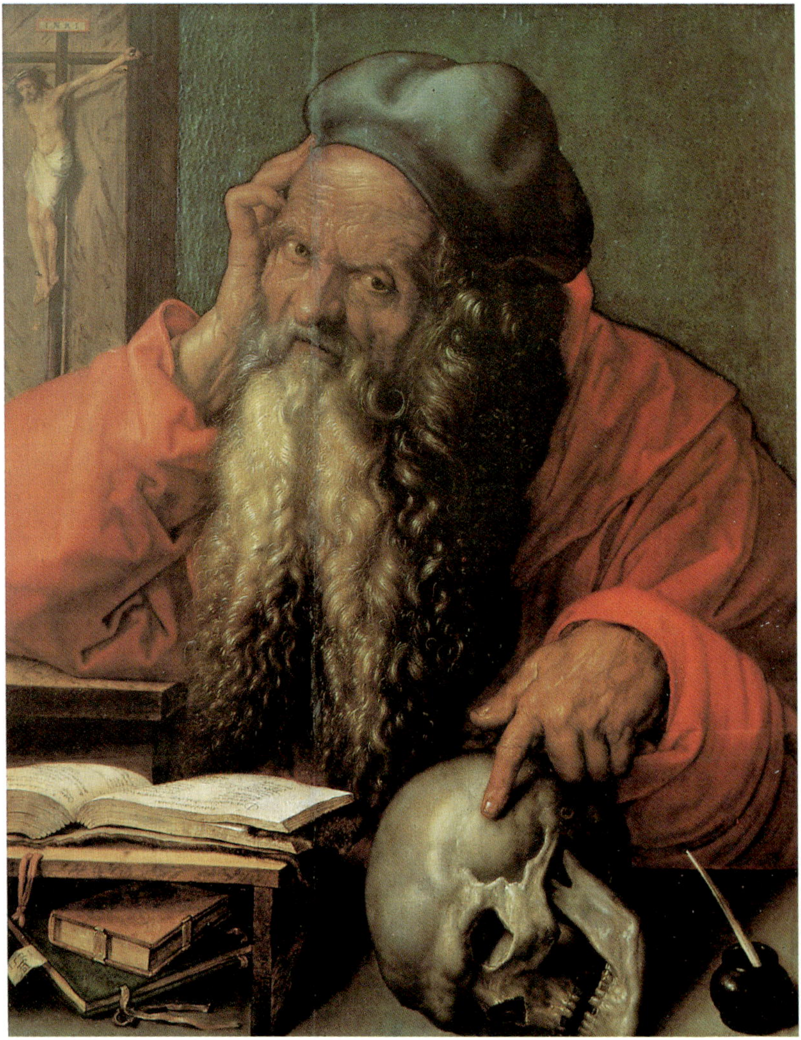

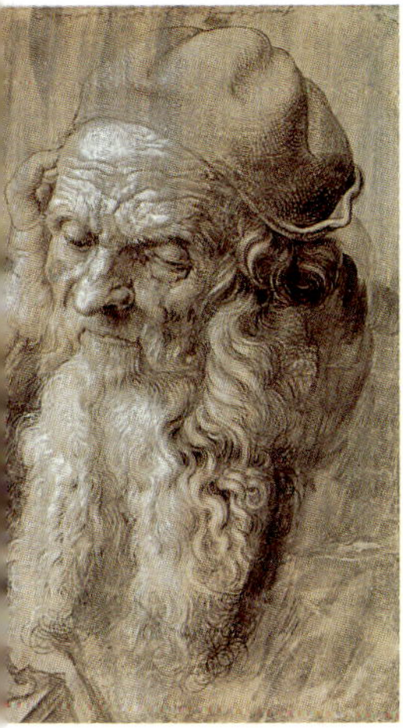

Dürer, *Studie für den Kopf des Heiligen Hieronymus,* 1521, Wien, Albertina. Dürer hatte ursprünglich die Idee, den Heiligen in Lektüre versunken darzustellen. Im Gemälde hingegen blickt er den Betrachter an und bezieht ihn in seine melancholischen Gedanken über das Schicksal des Menschen ein.

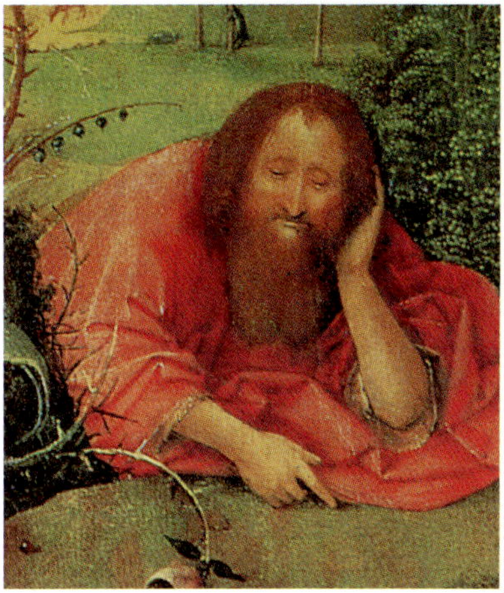

Hieronymus Bosch, *Der Heilige Johannes auf Patmos,* um 1500, Madrid, Museo Lazaro Galdiano. Das Thema der einsamen Meditation, von Dürer mit tiefer Einsicht in die menschliche Seele meisterhaft dargestellt, war in der Kunst Europas zu einer Zeit großer moralischer und religiöser Zweifel weit verbreitet.

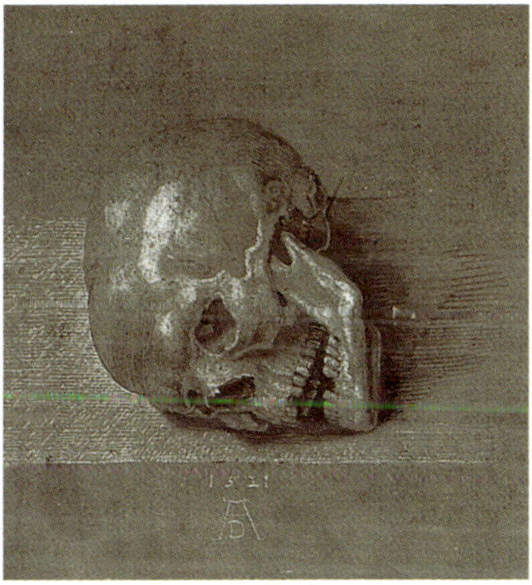

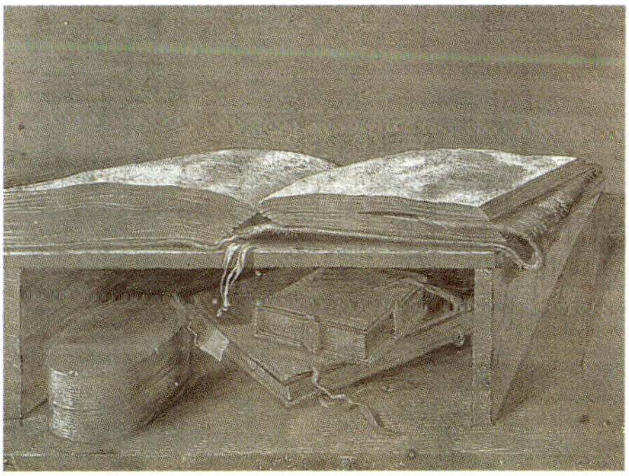

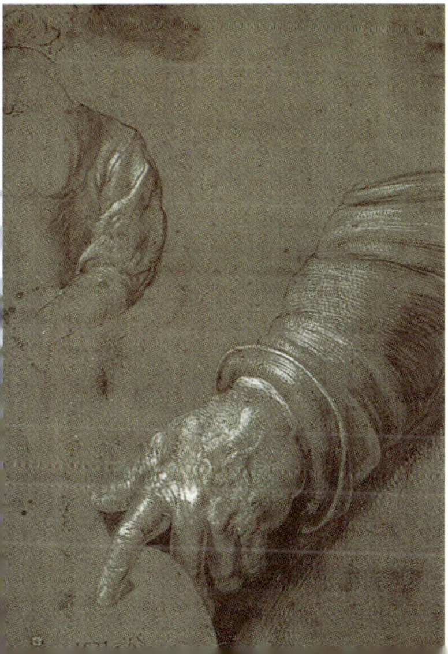

Dürer, *Studien für den Totenschädel, das Pult und den Arm des Heiligen Hieronymus,* 1521, Wien, Albertina. Die Vorstudien, weiß gehöhte Pinselzeichnungen auf violett grundiertem Papier, gehören zu den absoluten Höhepunkten in Dürers Graphik. Sie sind in ihrem poetischen Gehalt im Grunde aussagekräftiger als das ausgeführte Werk. Als sehr frühe Beispiele für Stilleben-Motive zeigen sie die Fähigkeit Dürers, zum Wesen der Dinge vorzustoßen.

Die Krönung Kaiser Karls V.

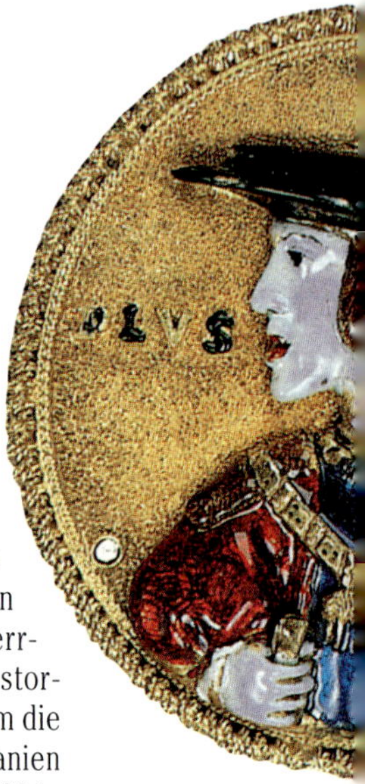

Die Reise in die Niederlande ist für Dürer auch eine Gelegenheit, Kontakte mit allerhöchsten Kreisen zu knüpfen. Nachdem er Margarete von Österreich, der Regentin der Niederlande, im Oktober 1520 seine Aufwartung gemacht hat, kommt Dürer nach Aachen, um an der Kaiserkrönung Karls V. teilzunehmen, des mächtigsten Herrschers des 16. Jahrhunderts. Der Enkel des im Jahr 1519 verstorbenen Kaisers Maximilian I. ist erst zwanzig Jahre alt, als ihm die Kaiserkrone der wiedervereinten Reiche Österreich und Spanien zufällt. Die prunkvolle Zeremonie findet am 28. Oktober 1520 in der Pfalzkapelle von Aachen statt, dem Wahrzeichen des von Karl dem Großen geschaffenen Heiligen Römischen Reiches. Dürer wohnt der Krönung zusammen mit Matthias Grünewald bei, dem er zwei Zeichnungen schenkt. Zwei Wochen später wird er dem Kaiser vorgestellt, der dem Maler zusagt, die von Maximilian I. zugestandenen Privilegien weiterhin zu gewähren.

▼ Dürer, *Das Aachener Münster,* Silberstift, 1520, London, British Museum. Eine präzise Ansicht des Münsters mit der Pfalzkapelle, in der die Krönungszeremonie Karls V. stattfand.

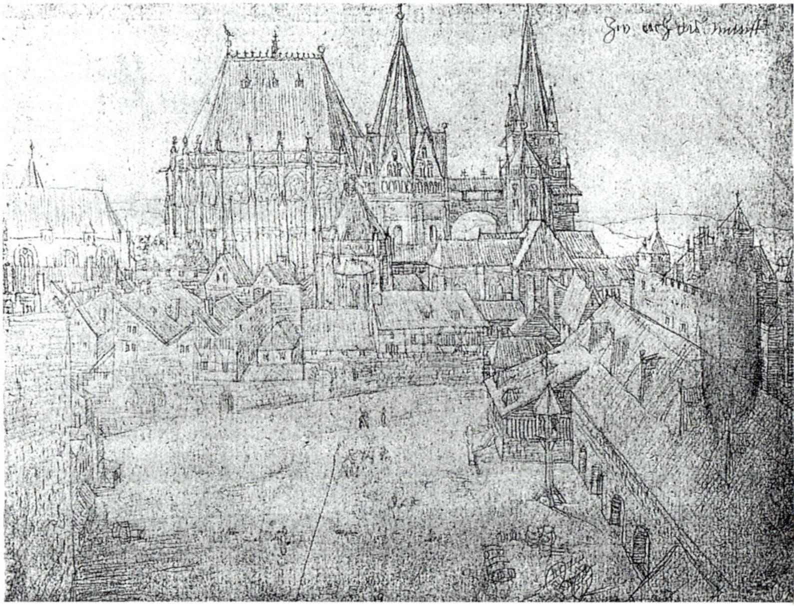

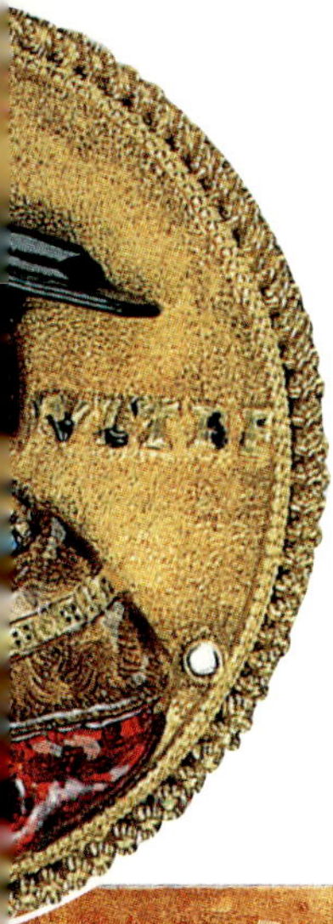

◄ Das Bildnis Karls V. war bald überall zu finden, wie auf diesem Emailmedaillon mit dem Motto »Plus Ultra«.

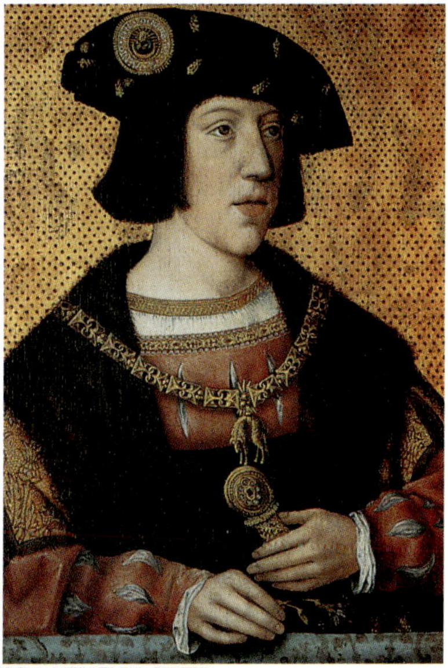

▲ Karl V. im Alter von zwanzig Jahren. Der 1500 in Gent geborene Kaiser scheint beinahe verwundert über die übergroße Macht, die ihm verliehen werden soll.

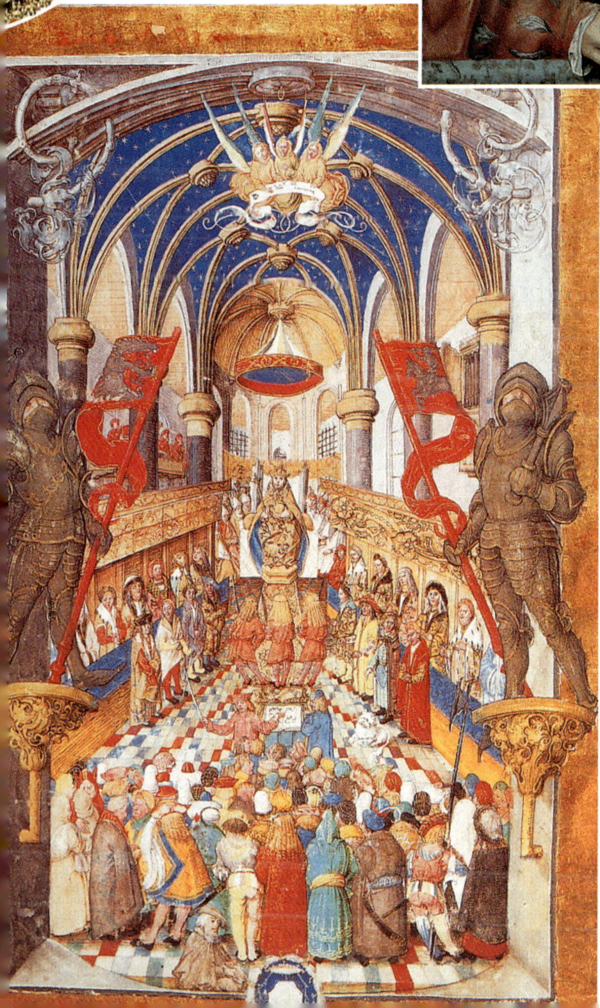

◄ In dieser prächtigen Miniatur aus dem frühen 16. Jahrhundert im Besitz des Muzeum Narodowe, Sammlung Czartoryski in Krakau, ist die Zeremonie einer Kaiserkrönung unter dem Gewölbe des gotischen Chors einer großen Kathedrale eindrucksvoll dargestellt.

Reise in die Niederlande

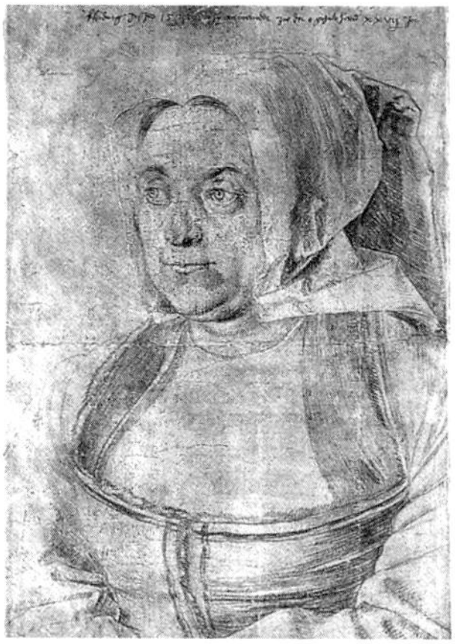

Nach einer Wallfahrt bricht Dürer am 15. Juli 1520 in die Niederlande auf. Sein Ziel ist Antwerpen, er kommt jedoch nur langsam voran, da er an Feierlichkeiten, Banketts, Festen und offiziellen Empfängen in Bamberg, Frankfurt und Mainz teilnimmt. Der fünfzigjährige Meister wird als »Stolz der Nation« gefeiert. Während der ganzen Reise führt Dürer ein Tagebuch, in dem er Begegnungen, kuriose Erlebnisse, Unkosten, historische Ereignisse und banale Begebenheiten festhält. In Antwerpen nimmt er Kontakt zu vielen bedeutenden Malern auf. Jan Gossaert, Quentin Metsys und vor allem der bedeutende Kupferstecher Lucas van Leyden erweisen sich als besonders offen für die neuen Impulse Dürers. Die Reise hat jedoch ein unerfreuliches Nachspiel. Im Winter gerät Dürer, als er sich einen an der Küste gestrandeten Wal anschauen möchte, in ein schlimmes Unwetter und zieht sich eine Krankheit zu, von der er sich nur sehr mühsam wieder erholt.

▲ Dürer, *Agnes,* 1521, Berlin, Kupferstichkabinett. Zum ersten Mal reist Dürer in Begleitung seiner Frau ins Ausland.

◀ Dürer, *Lazarus Ravensburger,* Silberstift, 1520, Berlin, Kupferstichkabinett. Das Türmchen im Hintergrund ist ein spätgotisches Bauwerk in Antwerpen.

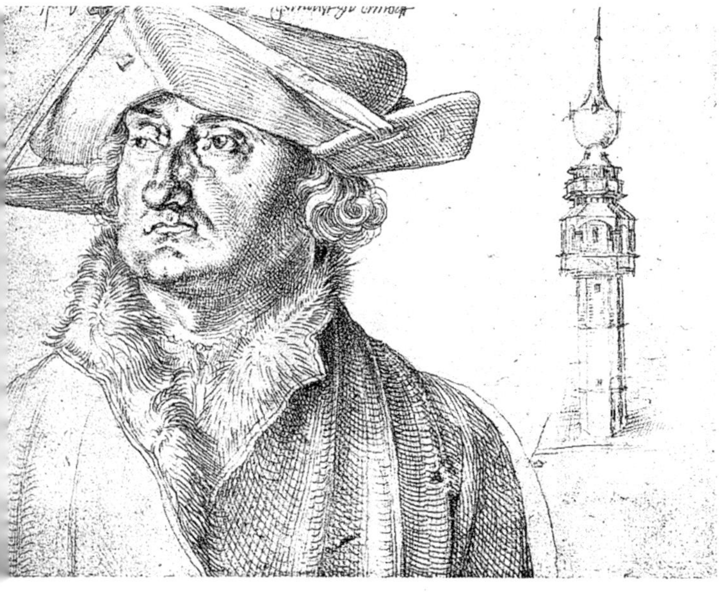

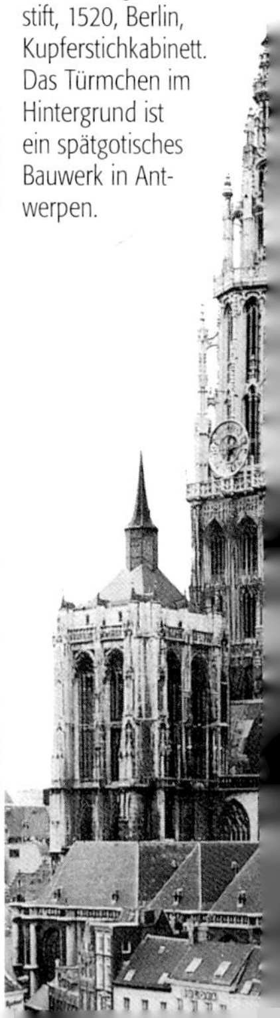

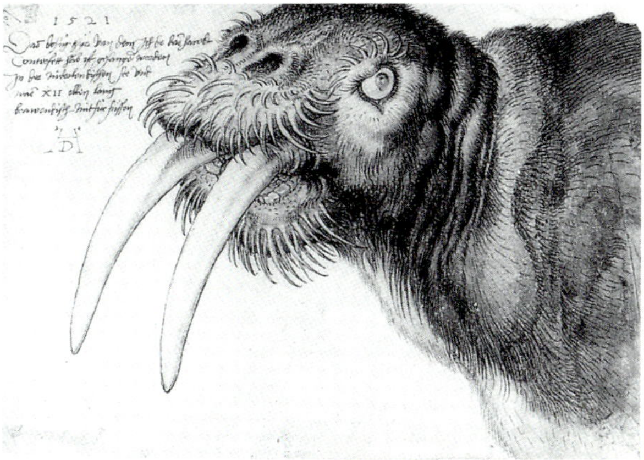

Dürer, *Kopf eines Walrosses,* 1521, London, British Museum. Dies ist das erste »Porträt« eines Walrosses in der europäischen Kunstgeschichte. Um solche Tiere zeichnen zu können, nahm Dürer große, manchmal gesundheitsgefährdende Strapazen auf sich.

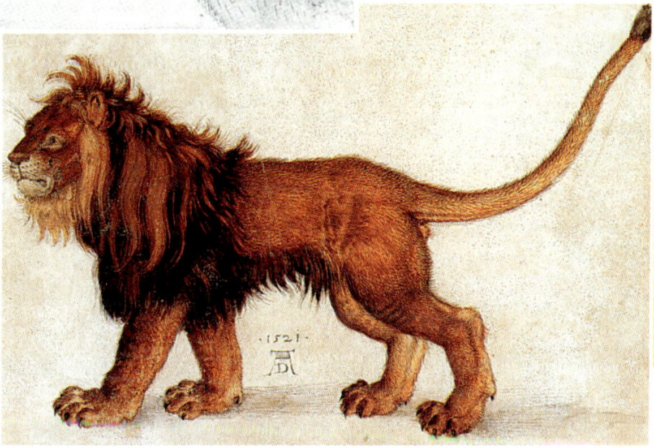

Dürer zugeschrieben, *Löwe im Profil,* 1521, Wien, Albertina. Möglicherweise handelt es sich um eine Kopie. Dürers Löwendarstellungen waren berühmt und wurden von vielen Künstlern kopiert.

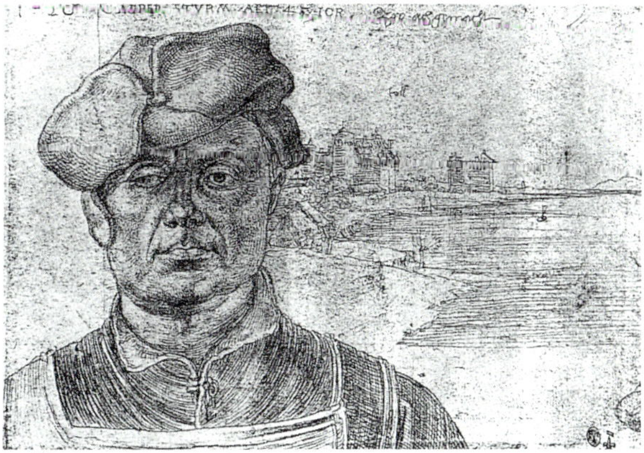

Dürer, *Caspar Sturm vor einer Flußlandschaft,* 1520, Chantilly, Musée Condé. Die von Dürer in Antwerpen gezeichneten Porträts weisen die gleiche Frische und Spontaneität auf wie die Aufzeichnungen in seinem Reisetagebuch.

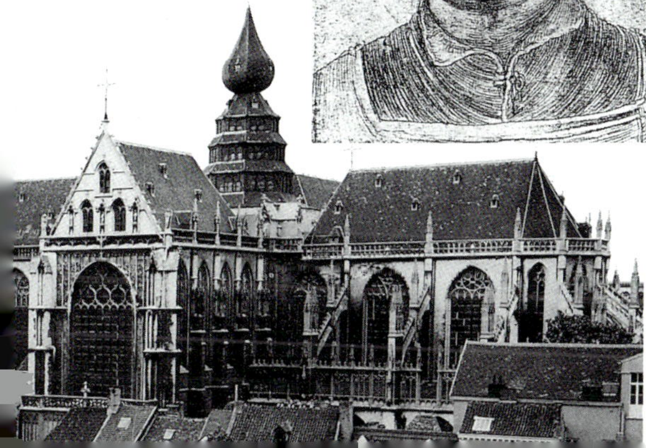

Der fialenbekrönte Turm, der von Rombout Keldermans errichtet wurde, beherrscht die Silhouette der Kathedrale von Antwerpen.

Schüler, Imitatoren und Nachfolger Dürers

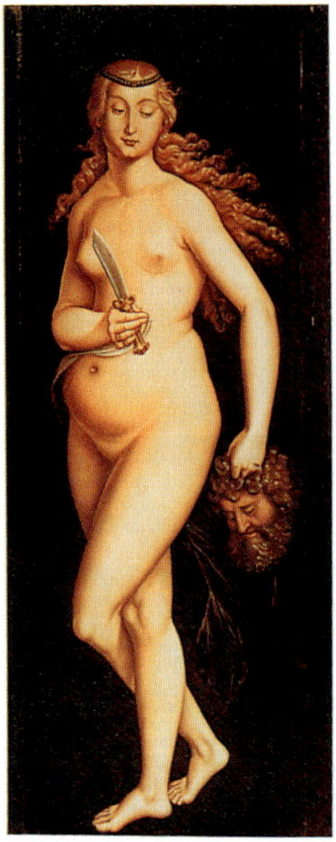

Die Reise in die Niederlande vergrößert Dürers internationales Ansehen erneut. Seine Malerei repräsentiert die Renaissance in Deutschland in ihrer höchsten und vollendetsten Form und beeinflußt die gesamte europäische Kunst. Es ist deshalb schwierig, eine genaue Grenzlinie zwischen Schülern, Mitarbeitern und jenen Künstlern zu ziehen, die sein Werk fortgeführt haben. Dürers Reisen und die weite Verbreitung seiner Druckgraphik haben seine Werke überall in Europa bekannt gemacht. Sein Einfluß erreicht um das Jahr 1520 den Höhepunkt. In Deutschland und Flandern gilt er als ein bedeutender Vertreter des Humanismus und der italienisch geprägten Klassik, während die Ausdruckskraft seiner Graphik in Italien als »nordisch« empfunden wird. Dieser scheinbare Widerspruch ist jedoch letztlich nichts als ein Beweis für den Reichtum von Dürers Kunst und die Aufgeschlossenheit und Weltoffenheit dieses großen Geistes im Mittelpunkt der europäischen Renaissance.

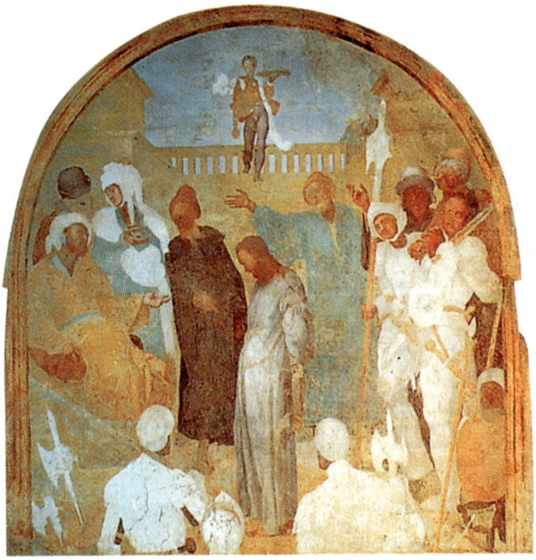

◀ Pontormo, *Christus vor Pilatus,* 1523–25, Florenz, Certosa del Galluzzo. Zum Erstaunen und Mißfallen seiner Mitbürger zählte der Florentiner Pontormo die Drucke Dürers zu den bedeutendsten Beispielen der europäischen Renaissance – er stellte sie neben Raffael und Michelangelo. Die Fresken der Certosa del Galluzzo geben sich als offensichtliche Huldigung an den großen deutschen Meister zu erkennen.

◀ Hans Baldung Grien, *Judith mit dem Haupt des Holofernes,* 1525, Nürnberg, Germanisches Nationalmuseum. Die stilistischen Bezüge zwischen der entblößten Heroine und Dürers Lucretia sind unverkennbar (siehe Seite 94).

▶ Hans Schäufelein, *Anbetung der Könige,* um 1515, Stuttgart, Staatsgalerie. Das Gesicht des zweiten Königs, der einen Pelzhut trägt, ist eine Huldigung an Dürer, den unbestrittenen Meister der deutschen Kunst.

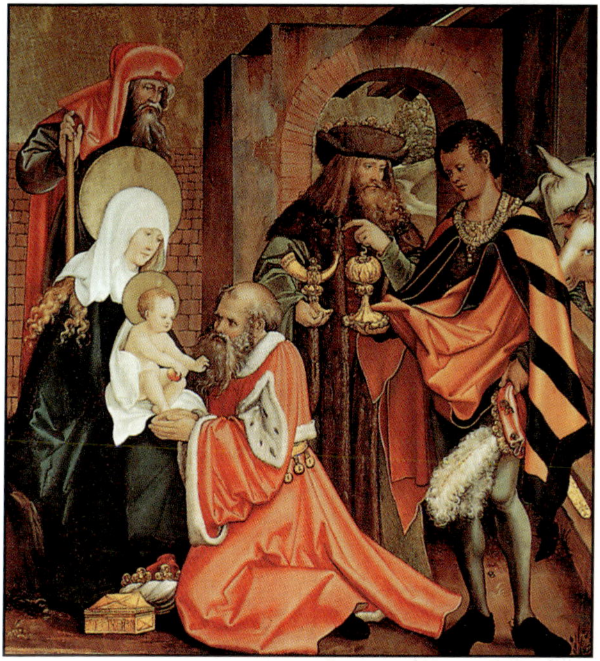

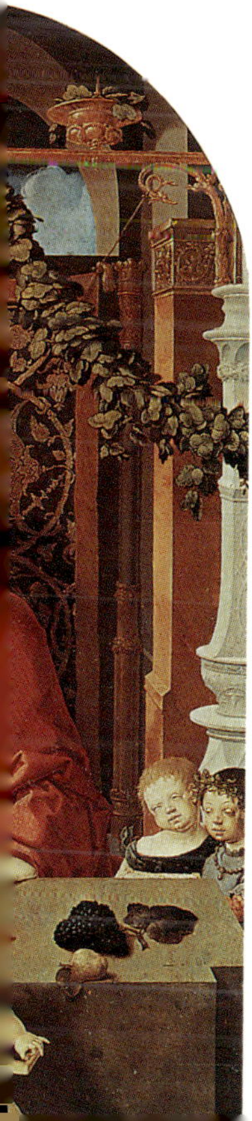

◀ Lucas van Leyden, *Madonna mit Kind und sechs Engeln,* um 1520, Berlin, Staatliche Museen. Dürer schätzte den Niederländer sehr, der die Tradition des Nordens mit den neuen Tendenzen aus Italien zu verschmelzen wußte.

▶ Gaudenzio Ferrari, *Gefangennahme Christi,* 1513, Varallo (Vercelli), Santa Maria delle Grazie. Der Maler aus dem Sesiatal griff sehr früh mit kraftvoller, volksnaher Theatralik die von Dürer ausgehenden Anregungen auf. Ein weiterer italienischer Künstler, der das Thema des *Marienlebens* und die beiden Passionsfolgen von Dürer aufnahm, war Lorenzo Lotto.

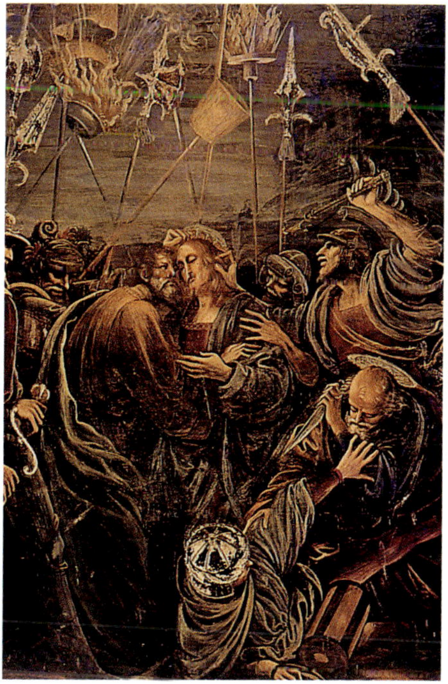

1520–1528

Die Reformation

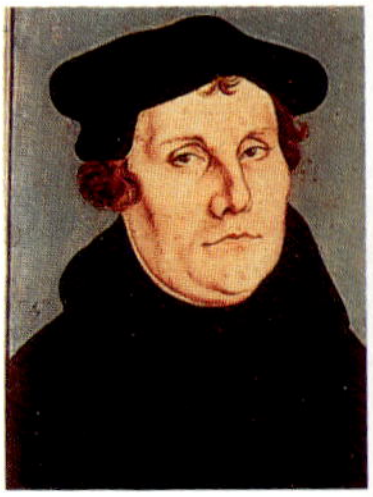

▶ Lucas Cranach der Ältere, *Martin Luther*, 1529, Florenz, Galleria degli Uffizi. Cranach malte zahlreiche Porträts von Luther und Melanchthon, die weite Verbreitung fanden.

Im Jahre 1520 veröffentlicht Martin Luther drei Traktate, die sich vor allem an den deutschen Adel wenden. Er lehnt die Macht des Papstes ab, prangert den Ablaßhandel an und besteht darauf, daß ein Christ nur durch die göttliche Gnade erlöst werden könne. Papst Leo X. Medici, der die Proteste Luthers zunächst als »Streit unter Mönchen« abgetan hatte, kann nun nicht länger umhin, ernste Maßnahmen zu ergreifen. Am 2. Juli 1520 wird eine Bannandrohungsbulle erlassen, die Luther am 10. Dezember 1520 in Wittenberg öffentlich verbrennt. Kurz nach seiner Wahl zum Kaiser schaltet sich auch Karl V. ein. Auf dem Wormser Reichstag von 1521 wird der Disput über die Reformation nicht mehr nur auf religiöser, sondern auch auf politischer Ebene ausgetragen. Luther verweigert erneut einen Widerruf, woraufhin er zum Ketzer erklärt wird. Wieder greift Friedrich von Sachsen ein und bringt den Reformator in Sicherheit. Auf der Wartburg kann sich Luther seinen Studien widmen und die Übersetzung der Bibel ins Deutsche in Angriff nehmen. In Übereinstimmung mit Luthers Kritik an Mißständen in Kirche und Staat fordern Ulrich von Hutten und Franz von Sickingen eine Reform des Reichs und die Abschaffung der geistlichen Fürstentümer. Es kommt zu einem Aufstand, der 1523 blutig niedergeschlagen wird.

▼ *Adam und Eva*, Holzschnitt von Lucas Cranach dem Älteren für die von Luther ins Deutsche übersetzte Bibel, die vom Kurfürsten von Sachsen finanziert wurde (1546).

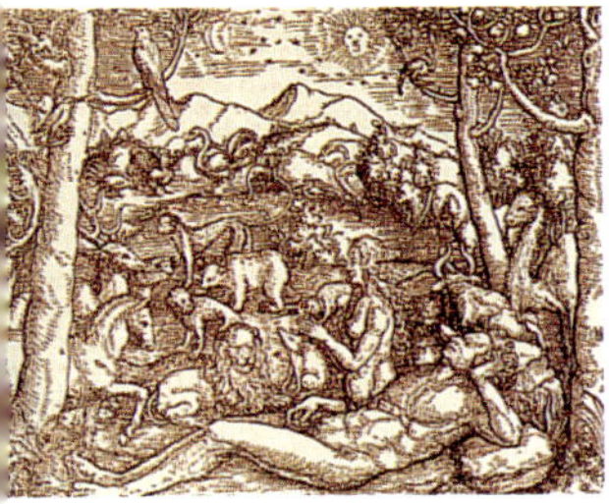

▼ Dürer, *Schweißtuch der Veronika, von zwei Engeln gehalten*, Stich, 1513. Der Maler war tiefreligiös.

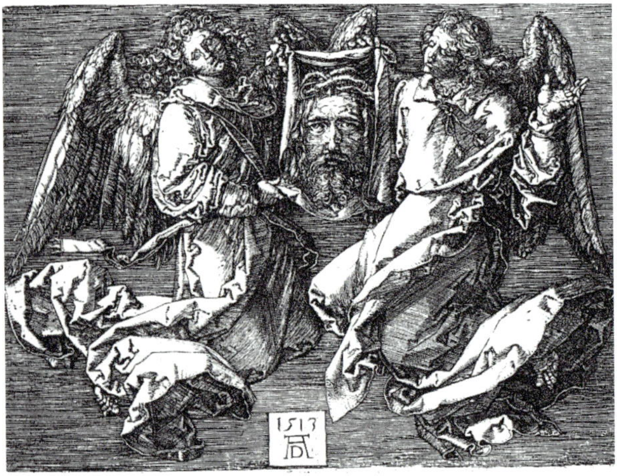

▶ Dieser aquarellierte Holzschnitt aus dem Jahre 1557 zeigt Luther, noch in der Kutte des Augustinermönchs, der es ablehnt, vor dem päpstlichen Gericht zu erscheinen. Dieses Ereignis war der eigentliche Beginn der Abspaltung der Protestanten von der katholischen Kirche. 1520 wurde Luther vom Papst mit der Bulle »Exurge Domine« der Kirchenbann angedroht.

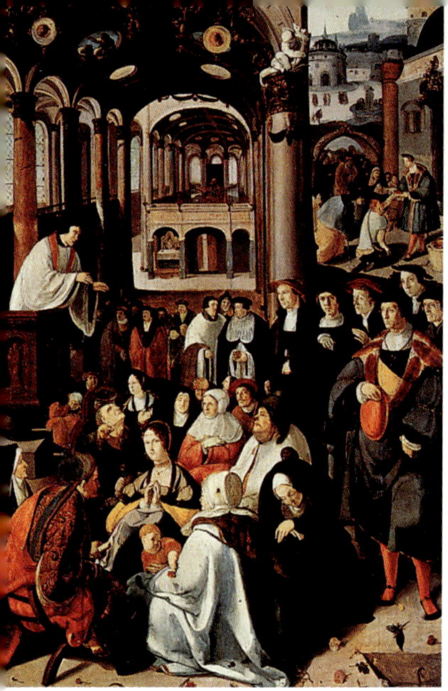

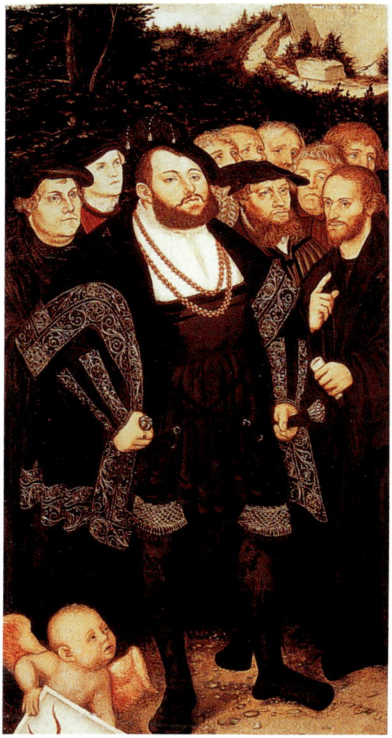

▲ Wie das Gemälde von Lucas van Leyden zeigt, nahmen Prediger für die Verbreitung der Reformation eine wichtige Rolle ein (1530, Amsterdam, Rijksmuseum).

▶ Der ebenso massige wie elegante Kurfürst Johann Friedrich von Sachsen, Neffe Friedrichs des Weisen, gewährte Luther und Melanchthon Schutz.

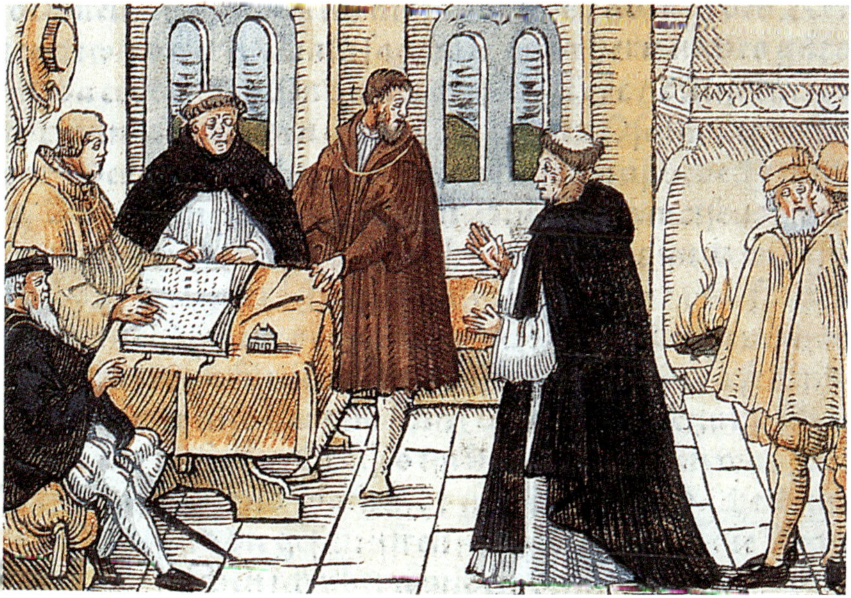

Der Bauernkrieg

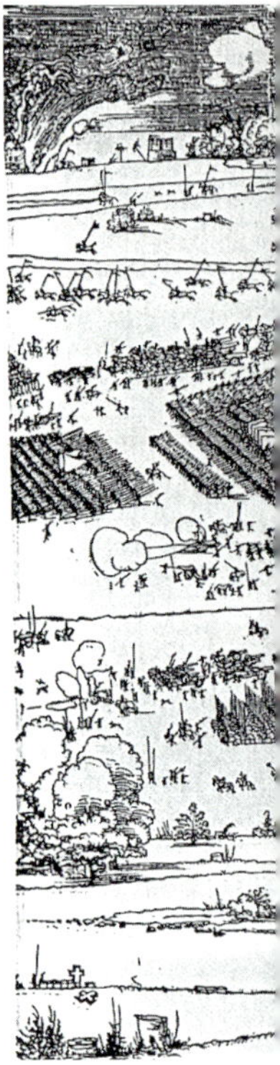

Zwischen 1524 und 1526 kommt es in Deutschland zu bürgerkriegsähnlichen Aufständen: Die Bauern protestieren gegen politische, wirtschaftliche und soziale Unterdrückung, und sie fühlen sich darin durch Luthers reformatorische Lehren bestärkt. In Thüringen sammelt sich ein Heer um Thomas Müntzer, das mit dem Schlachtruf »Evangelium, Evangelium« auf den Lippen am 15. Mai 1525 die Truppen des Adels in Frankenhausen angreift. Es wird ein Blutbad, bei dem über 10 000 Bauern ihr Leben verlieren. Luther begrüßt die Niederlage der Aufständischen und nennt die Anhänger Müntzers »tollwütige Hunde«, die ausgerottet werden müßten. Dürer verfolgt mit großer Besorgnis die Welle der Gewalt, die von den bilderstürmerischen Rebellen ausgeht. Geistliche werden ermordet, Kirchen geplündert und Kunstwerke zerstört. Die protestantischen Fürsten Deutschlands beginnen mit der Säkularisierung, indem sie Klöster schließen und Kirchengüter einziehen. Der Protestantismus ist nunmehr in großen Teilen des Reichs verbreitet.

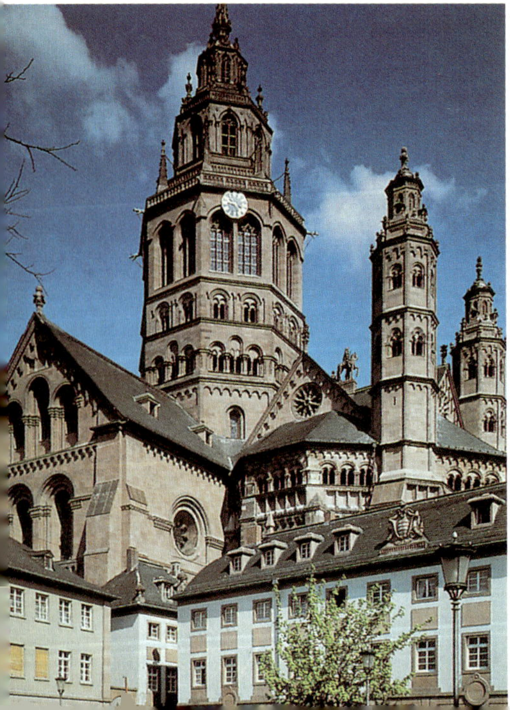

◀ Der herrliche Dom von Mainz, seit 965 Sitz des Reichskanzlers, ist eines der am besten erhaltenen Meisterwerke der deutschen romanischen Architektur. Im Rheinland wüteten in den ersten Jahren der Reformation blutige Kämpfe, und Plünderer trieben ihr Unwesen, aber auch die wichtigsten Reichstage, etwa die von Worms und Speyer, fanden in diesem Landstrich statt.

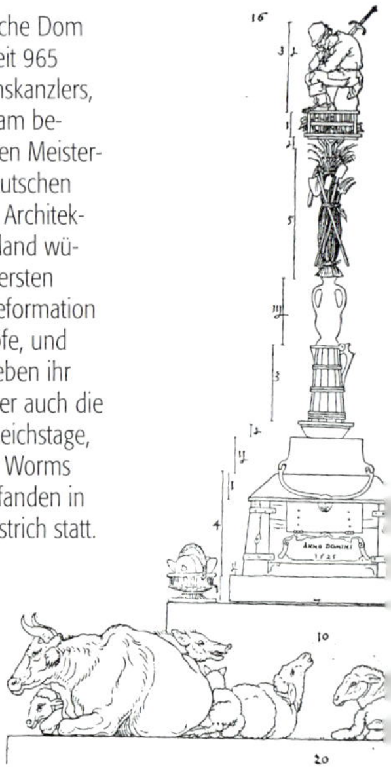

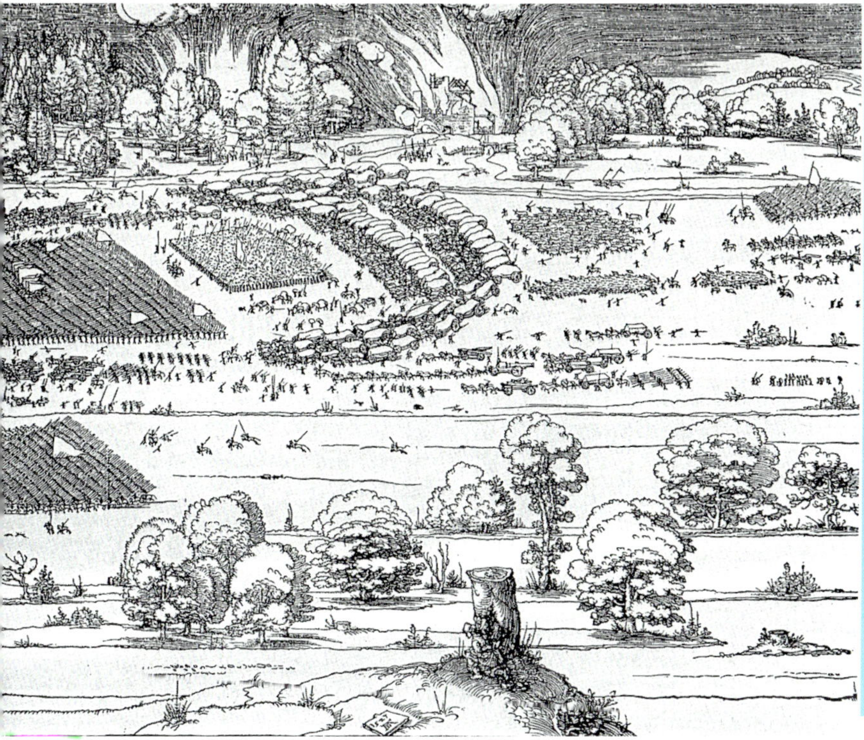

Zum Ende des Bauernkrieges entwarf Dürer 1525 diese Gedächtnissäule. Die Tiere des Bauernhofes bilden den Sockel für einen Pfeiler, der aus landwirtschaftlichen Gegenständen aufgebaut ist. Ganz oben sitzt ein von einem Schwert durchbohrter Bauer.

Dürer, *Belagerung einer Stadt,* Ausschnitt, 1527. Der Holzschnitt ist eine Illustration zum Traktat über Befestigungsanlagen, das Dürer unter dem Eindruck der blutigen Bruderkriege in Deutschland verfaßte.

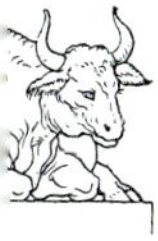

Dürer, *Der Dudelsackpfeifer,* 1514. Wie dieser Kupferstich zeigt, betrachtete Dürer die einfachen Leute aus dem Volk mit der Distanz eines Höhergestellten.

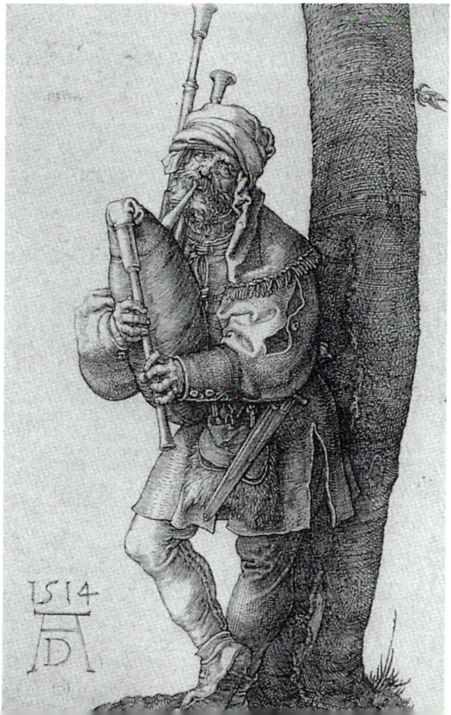

Die distanzierte Haltung des Intellektuellen

Die erbitterten Debatten, das Klima der Feindseligkeit, die Gewalt und vor allem das Wüten blutiger Revolten – des niederen Adels, der Weber, Wiedertäufer und Bauern – lassen in Dürer Bitterkeit aufsteigen. Er sehnt sich nach einem friedlichen Dialog, in dem das Böse und Rohe der Vernunft weicht. Als Intellektueller fordert er wiederholt zur Mäßigung auf und appelliert an die Gegner, die Argumente der anderen Seite anzuhören und den Dialog zu suchen. Beispiele hierfür sind die Briefe an Willibald Pirckheimer und die Inschriften auf den *Vier Aposteln*. Dürer ist betroffen von der Entscheidung des Freundes, der sich nach anfänglicher Begeisterung für die Reformation von der Aggressivität Luthers und der Exzesse der protestantischen Bilderstürmer abgestoßen fühlt und zum Katholizismus zurückkehrt. Dürer ist nicht der einzige Intellektuelle, der tiefes Unbehagen verspürt. In Italien durchleben beispielsweise Lorenzo Lotto und noch stärker Michelangelo tiefe Krisen.

◪ Dürer, *Amor wird von Bienen gestochen,* Wien, Albertina. Sehr anmutig stellt Dürer den Mythos von Amor dar, der, weil es ihn nach Honig gelüstet, von den Bienen gestochen wird. Venus erinnert an die Moral von der Geschichte und warnt davor, sich der Wollust hinzugeben. Die Gefahren der Liebe waren alles andere als bloße Metaphern, denn zu Zeiten Dürers erlebte Europa die erste schwere Syphilis-Epidemie.

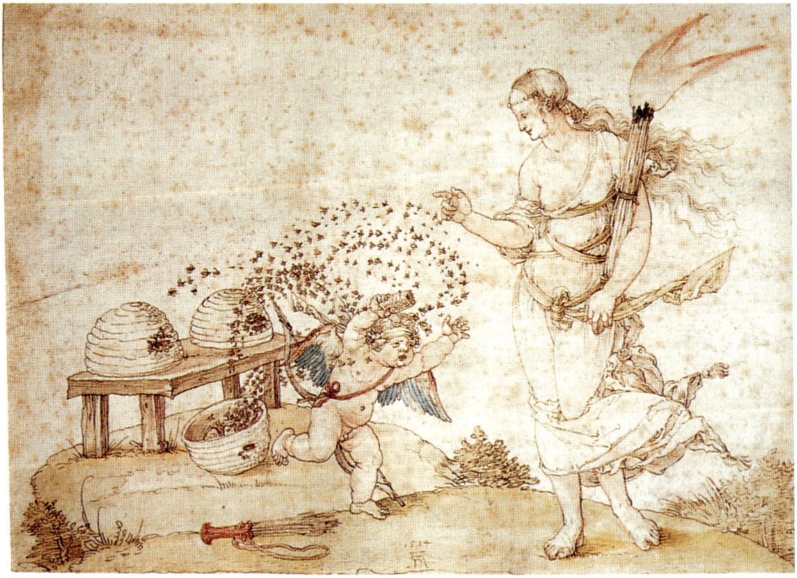

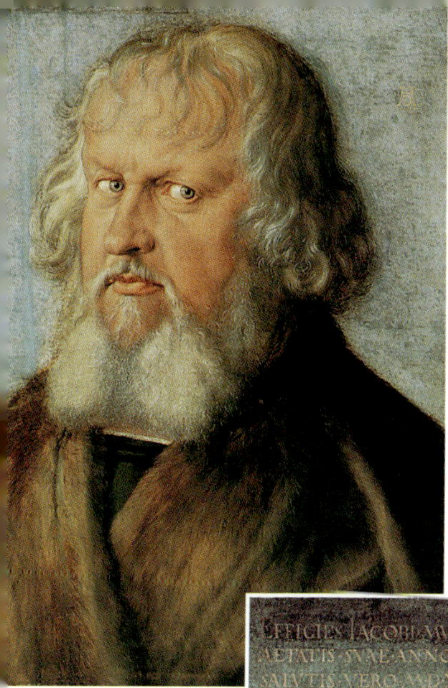

◀ Dürer, *Hieronymus Holzschuher,* 1526, Berlin, Staatliche Museen. Das Bildnis des Rats der Stadt Nürnberg steht in direktem Zusammenhang mit dem des Bürgermeisters Muffel (unten), die beide wahrscheinlich für einen offiziellen Anlaß entstanden. Sie sind ein Beweis für den sicheren Blick, der Dürer auch noch in seinen letzten Lebensjahren auszeichnete. Die Porträts sind von großer Wahrhaftigkeit. Beide Personen sind in einer Art metaphysischer Unbewegtheit dargestellt. Der Eindruck von Statik wird dabei durch das ruhige, kühle Licht noch unterstrichen.

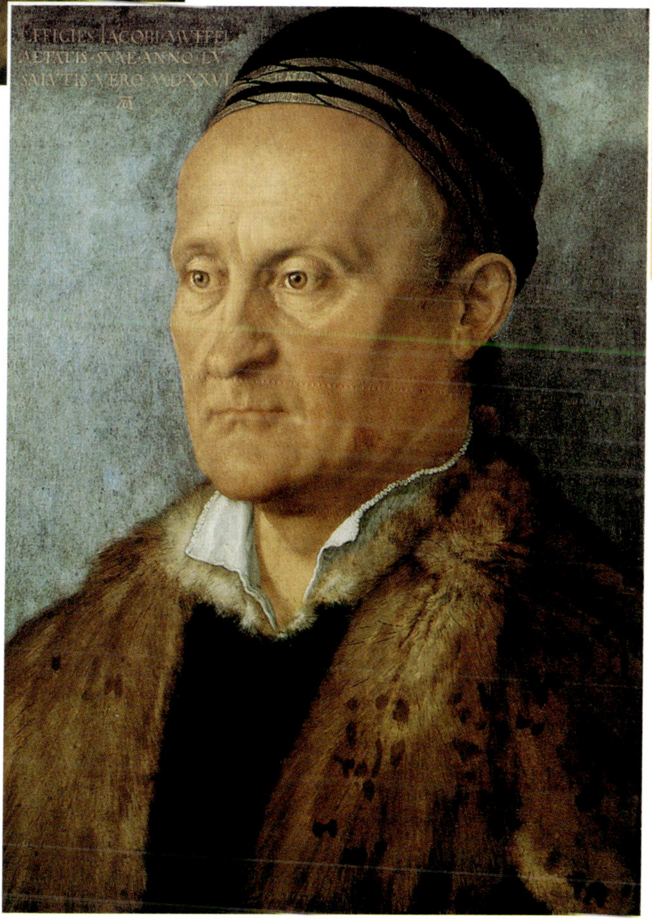

▶ Dürer, *Jakob Muffel,* 1526, Berlin, Staatliche Museen. Muffel war Bürgermeister von Nürnberg, als Dürer der Stadt seine *Vier Apostel* schenkte. Wie bei dem Bildnis von Holzschuher wählt Dürer auch hier ein dichtes Hellblau für den Grund. Eindringlich erforscht er die Züge des Mannes, ergründet seine Seele und stellt ihn als einen sehr nachdenklichen Menschen und Mann der einsamen Entschlüsse dar.

Bildnis des Johann Kleberger

Das in Wien befindliche Porträt ist vermutlich das letzte Dürers. Kleberger, ein Anhänger des Okkultismus, heiratete 1528 Felicitas Pirckheimer, die Tochter Willibalds, verließ sie jedoch sofort wieder, um nach Frankreich zu emigrieren.

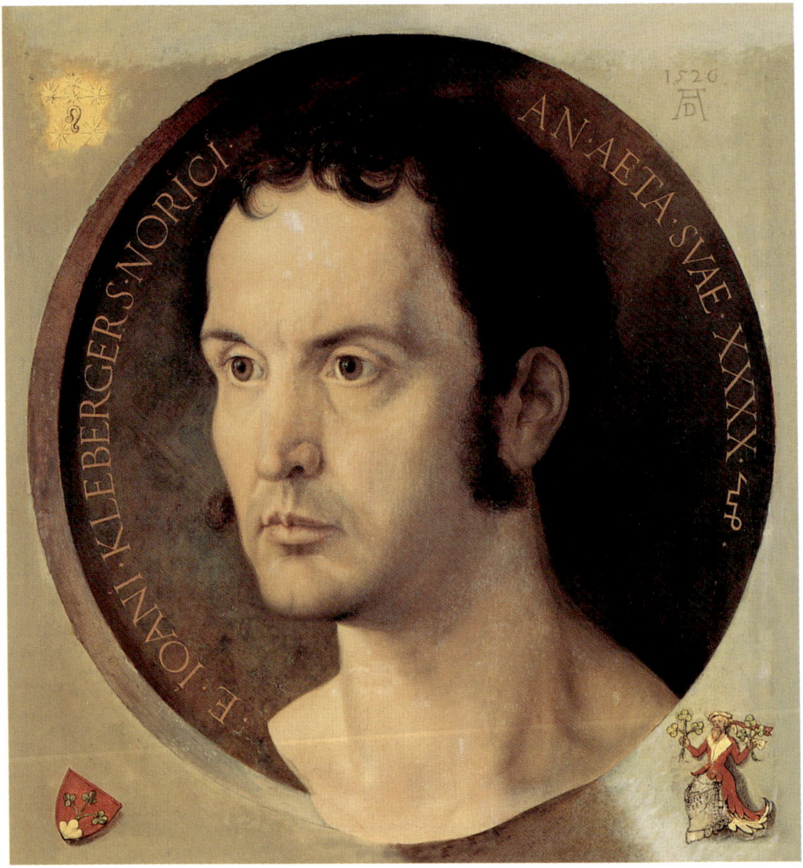

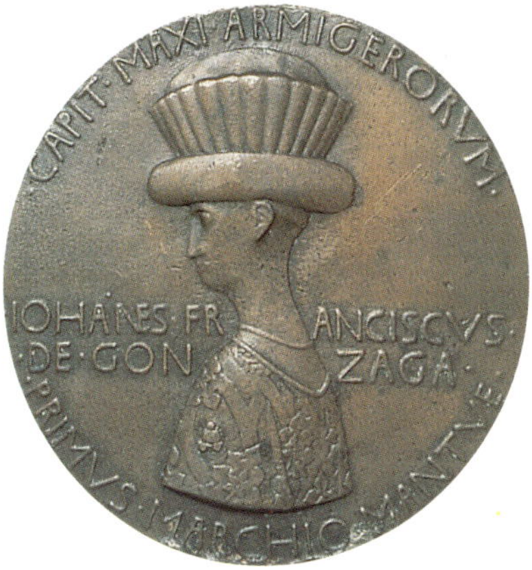

◄ Der Porträttypus des Rundbildes (Tondo) geht auf die römische Münzprägung zurück, an die Pisanello in der Renaissance mit seinen großartigen Medaillen anknüpfte.

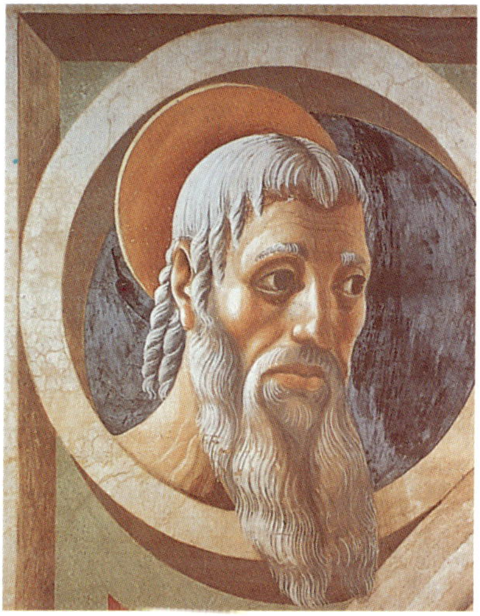

▼ Botticelli, *Giuliano de' Medici*, Bergamo, Accademia Carrara. Der Rahmen, der den Kopf umgibt, schafft einen abgemessenen Raum, in den das Bildnis des Edelmanns auffallend linear gemalt ist.

► Paolo Uccello, *Ein Prophet*, um 1440, Florenz, Dom. Vier bärtige Propheten in Medaillons umgeben die Uhr, die Paolo Uccello auf die Innenfassade der Florentiner Kathedrale malte.

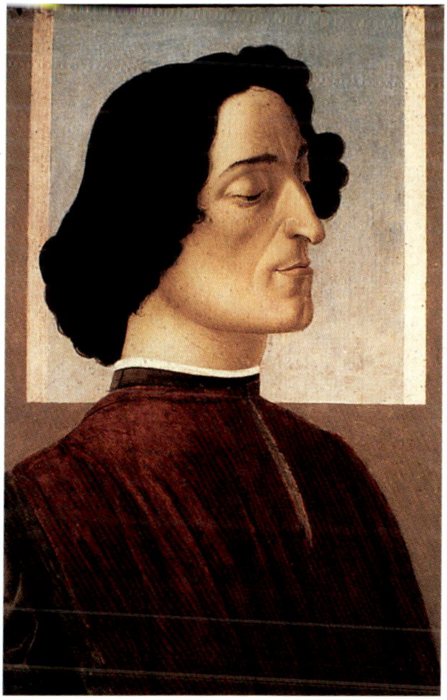

▼ Parmigianino, *Selbstbildnis*, Wien, Kunsthistorisches Museum. Der emilianische Maler arbeitete zur selben Zeit wie Dürer virtuos mit dem schwierigen Format des Tondo. Hier hat er sein Bildnis zusätzlich durch einen Konvexspiegel verzerrt wiedergegeben.

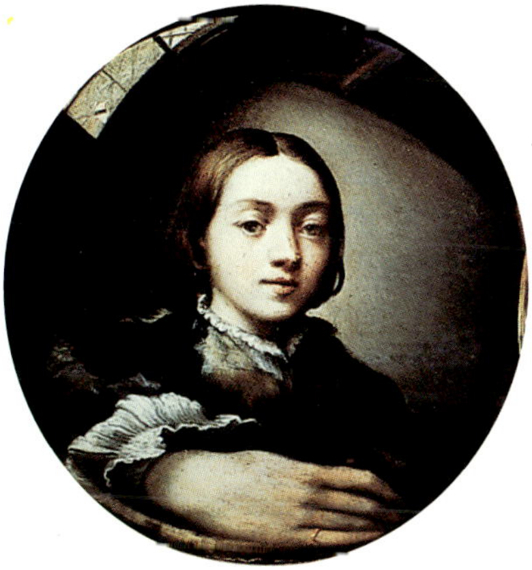

Die Lehre von den vier Körpersäften

Über viele Jahrzehnte hinweg vertieft und verarbeitet Dürer die weit verbreitete Lehre der »vier Körpersäfte« aus der spätmittelalterlichen Medizin. Danach fließen im menschlichen Körper vier Flüssigkeiten: Blut, Schleim, gelbe Galle und schwarze Galle (griechisch »melan cholé«). Das Gleichgewicht dieser Säfte bestimmt den physiologischen Zustand des Menschen, herrscht einer vor, kommt es zu einer Erkrankung. Mit dieser Lehre sind weitere Aspekte verbunden: Wärme und Kälte, Feuchtigkeit und Trockenheit, der Einfluß der Sterne und ihrer Konstellationen, Temperament und Seelenzustand. Dürer hält sich für einen »Melancholiker«, der vom Planeten Saturn beherrscht wird. Die Unpäßlichkeiten und Krankheiten, unter denen er leidet, sind seiner Auffassung nach auf zuviel schwarze Galle im Organismus zurückzuführen. Da Dürer sich mit dieser herkömmlichen Lehre zufriedengibt, sieht er keine Notwendigkeit, weitere medizinische Forschungen zu betreiben, etwa Leichen zu sezieren, wie Leonardo es getan hat. Der Maler behält diese Achtung vor der herkömmlichen Medizin auch in den letzten Jahren seines Lebens, in denen ihm die tiefgreifenden Veränderungen in der Welt bewußt werden. Er verfaßt Traktate, von denen das letzte unvollendet bleibt.

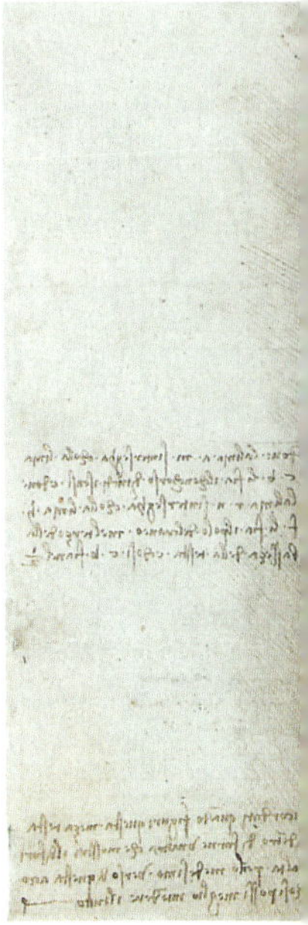

▲ Leonardo da Vinci, *Anatomie eines menschlichen Schädels,* Windsor Castle, Royal Library. Die Zeichnungen Leonardos sind die ersten wissenschaftlichen Studien über den menschlichen Körper.

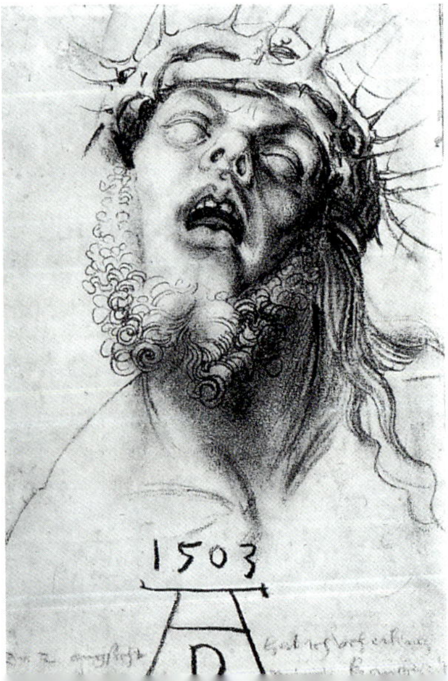

◀ Dürer, *Christus mit der Dornenkrone,* 1503. Diese außergewöhnliche Zeichnung, ein Bild der Qual, ist während Dürers schlimmster Phase der Schwermut entstanden, als er davon überzeugt war, sich im äußersten Stadium der Melancholie zu befinden, dazu bestimmt, das Leid Christi tragen zu müssen.

▶ Johann Stephan Calcar, *Menschlicher Schädel,* 1540. In der Werkstatt Tizians in Venedig illustrierte Calcar das erste moderne Traktat über die Anatomie, das von Andreas Vesalius in Padua verfaßt wurde.

▶ Dürer, *Wappen mit Totenschädel*, 1503, Radierung. Eine der berühmtesten heraldischen Darstellungen Dürers.

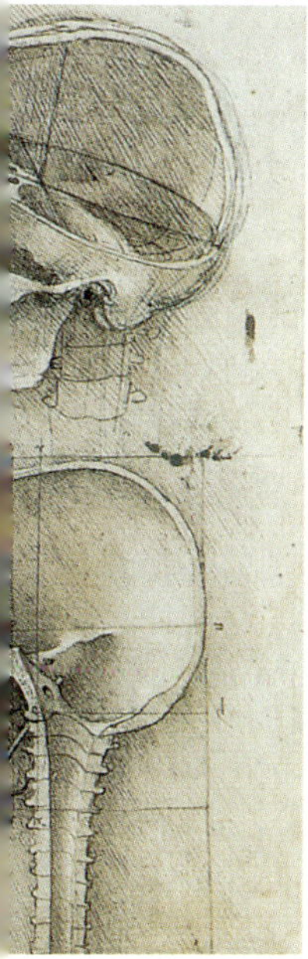

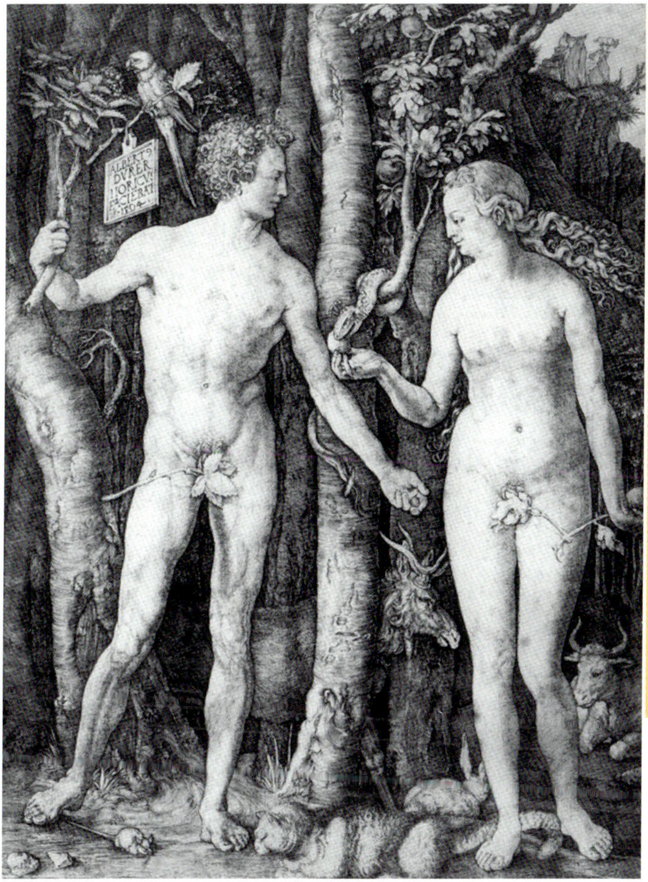

Dürer, *Adam und Eva,* 1504. Die Tiere symbolisieren die vier Temperamente: der Ochse das phlegmatische, der Hirsch das melancholische, das Kaninchen das sanguinische und die Katze das cholerische.

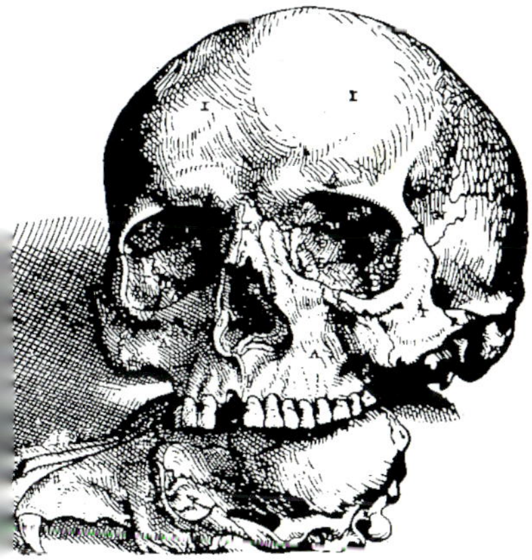

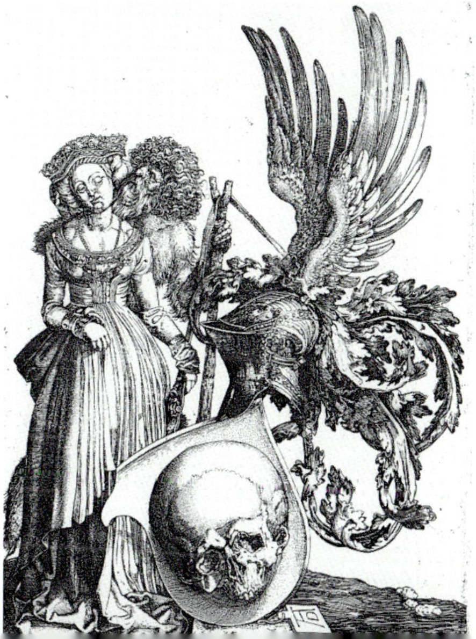

Die vier Apostel

Die beiden Tafeln, die Dürer der Stadt Nürnberg im Jahre 1526 schenkte – heute befinden sie sich in der Alten Pinakothek in München –, sind das geistige Vermächtnis des Malers.

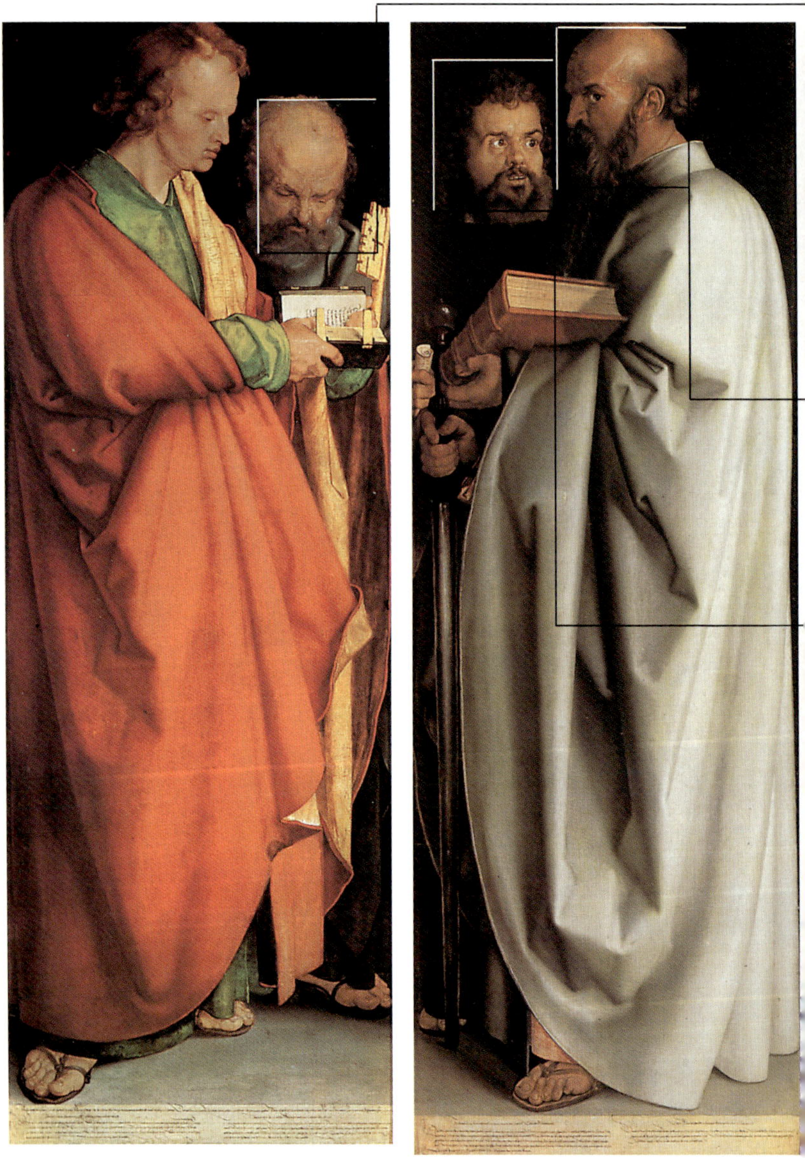

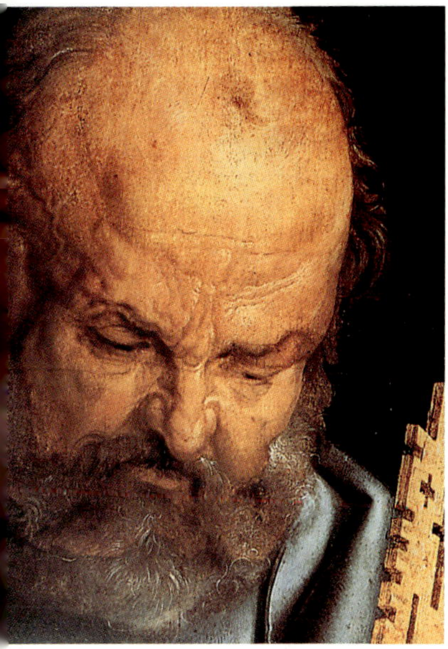

◀ Die Gesichter der vier Apostel entsprechen der Lehre von den vier Körpersäften. Der alte und blasse Petrus, in dem manche auch eine Anspielung auf die Krise des Papsttums sehen wollen, ist die Verkörperung des phlegmatischen Temperaments. An seiner Seite Johannes, rosig und lebhaft, der typische Sanguiniker.

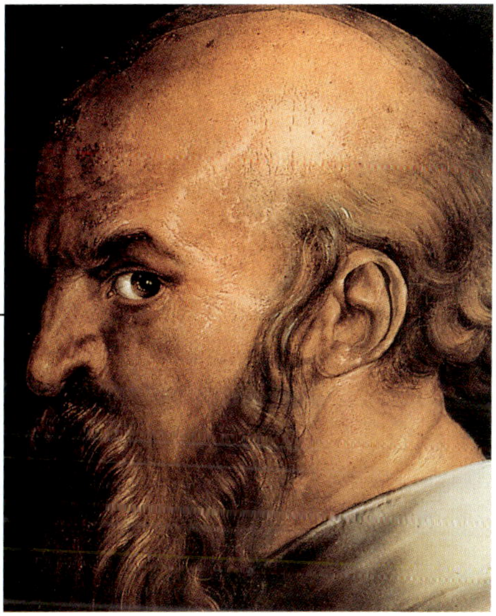

▶ Der ernste und würdevolle Paulus personifiziert den körperlichen und seelischen Zustand des Melancholikers, mit dem sich Dürer selbst identifizierte. Auch wenn die vier Heiligen sich durch ihre Temperamente unterscheiden, stellen sie doch alle gemeinsam ein Exemplum vollkommener Einigkeit in den ersten turbulenten Jahren der Reformation dar.

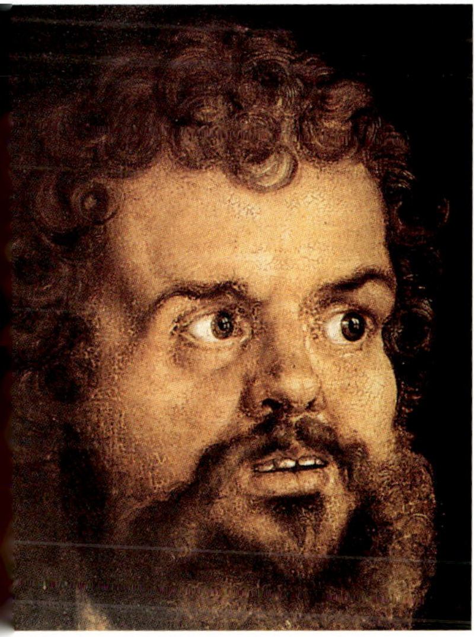

◀ Der erregte Markus zeigt als einziger seine Zähne – Merkmal des Cholerikers. Die Inschriften unter den Figuren, die der Schreibmeister Johann Neudörffer angebracht hat, warnen vor falschen Propheten und mahnen die Fürsten, das Wort Gottes nicht mit menschlicher Verführung und Demagogie zu verwechseln.

Die Traktate

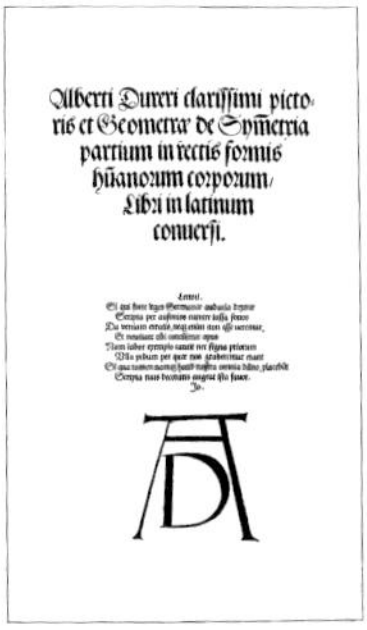

▲ Titelblatt der ersten Ausgabe der Schrift über die Proportionen mit Dürers berühmtem Monogramm AD.

In den letzten Jahren seines Lebens konzentriert sich Dürer auf seine Traktate. Es entsteht eine Schriftensammlung, die bis in die Zeit des Klassizismus im 18. Jahrhundert als die bedeutendste eines deutschen Künstlers gelten kann. Nach langen Vorbereitungen werden kurz nacheinander drei Bände mit Holzschnitten von seltener didaktischer Klarheit in Nürnberg gedruckt. 1525 erscheint das Traktat über Geometrie *(Underweysung der Messung)*, 1527 eine Schrift über Befestigungsanlagen *(Etliche underricht zu befestigung der Statt, Schloß und flecken)*, und schließlich posthum im Jahre 1528 das große Traktat über die Proportionen des menschlichen Körpers *(Vier bücher von menschlicher Proportion)*. Das anspruchsvollste Lehrbuch Dürers, ein äußerst umfangreiches Traktat über die Kunst, wird nie vollendet. Von diesen Texten existieren nur noch vereinzelte Zeichnungen und Notizen.

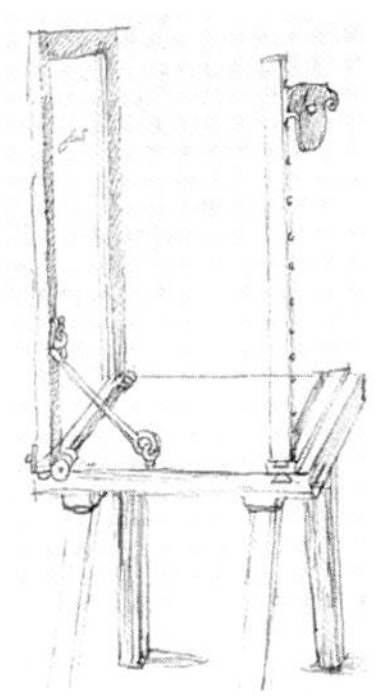

◄ Links ein von Dürer entworfenes Gerät zur perspektivischen Konstruktion. Jahrelang sammelte der Meister Anregungen, Zeichnungen und Beobachtungen für ein Traktat über die Malerei, das nie vollendet wurde.

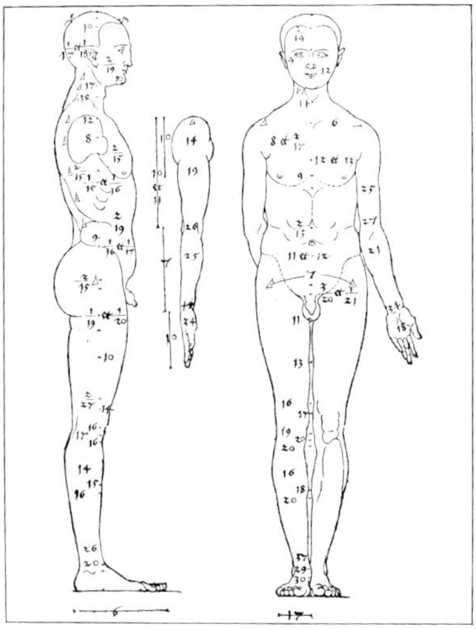

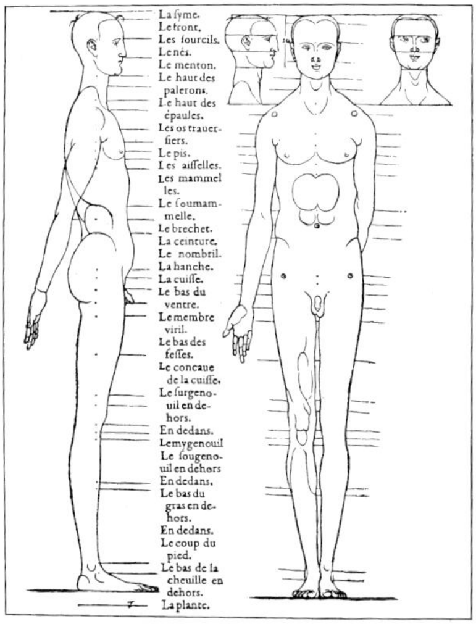

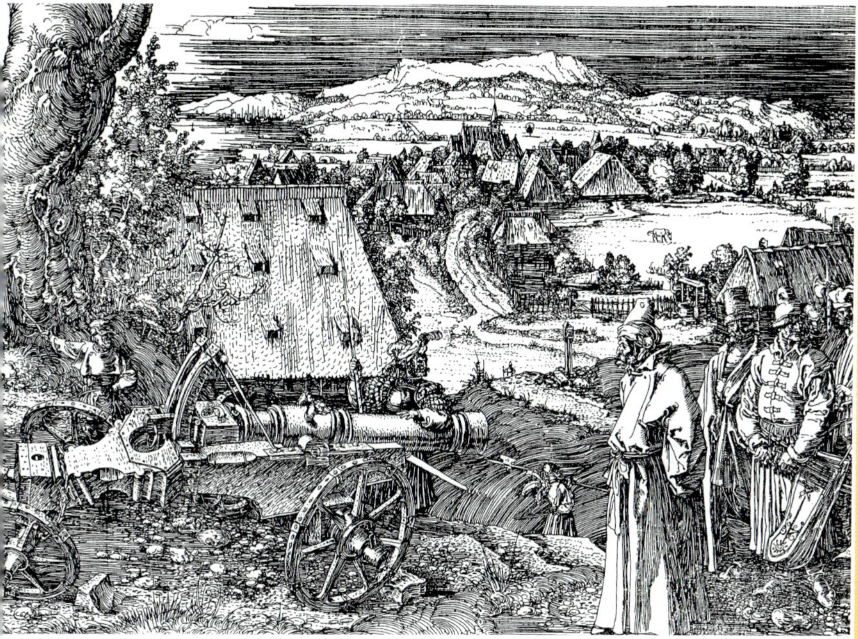

▲ Dürer, *Die Kanone,* 1518. Die Eisenradierung aus einer Zeit wachsender Kriegsgefahr zeigt das Interesse des Künstlers für Entwicklungen im Bereich der Feuerwaffen und der Kriegswissenschaft, das in Dürers Befestigungslehre seinen Niederschlag fand.

▼ Einige Tafeln aus dem Traktat über die Proportionen mit den detaillierten »idealen« Maßen des menschlichen Körpers unterschiedlicher Konstitutionstypen.

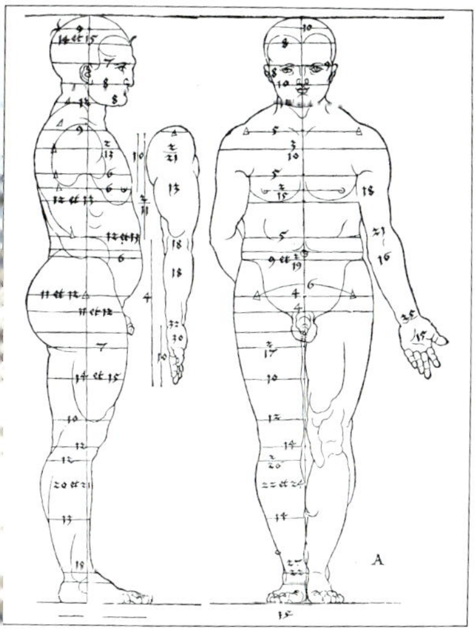

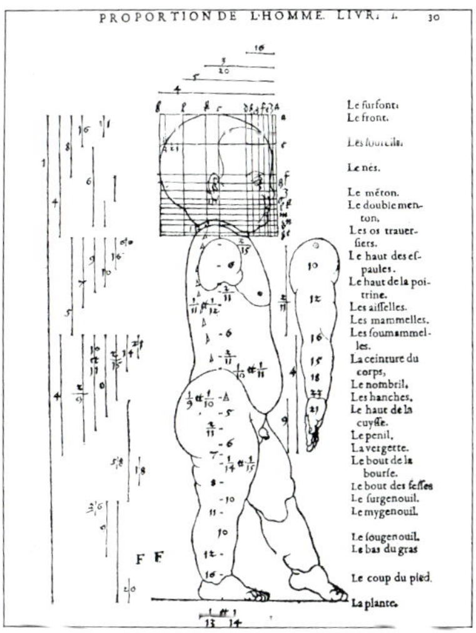

Das Ideal einer perfekten Schönheit

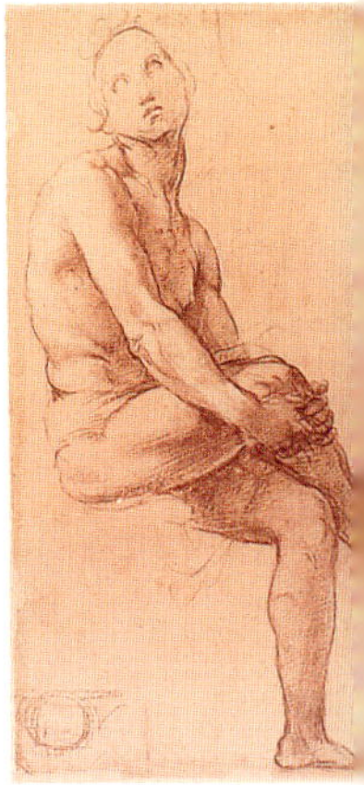

In den letzten Jahren seines Lebens malt Dürer nur noch wenig und beschäftigt sich mehr und mehr damit, die Zeichen der Zeit zu deuten. Er bemüht sich um Abstand von den täglich sich überschlagenden dramatischen Geschehnissen, um die großen historischen Ereignisse und gesellschaftlichen

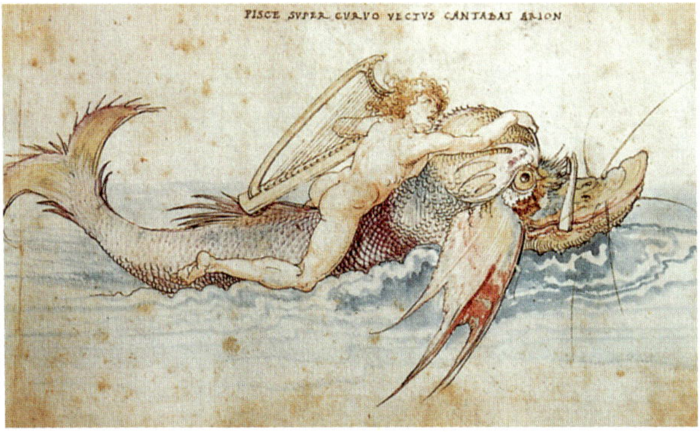

und religiösen Veränderungen, die er miterlebt, zu verstehen. Ihm werden die Grenzen der Kunst bewußt, der Kontrast zwischen den Utopien des humanistischen Weltbilds und der Realität. Dürer sucht weiterhin nach einem mathematischen Kanon, um Schönheit auf der Grundlage von Gesetzmäßigkeit zu definieren, doch letztlich entgleitet sie ihm immer wieder. Inzwischen geht der Mythos vom Menschen als Maß aller Dinge und Urheber der eigenen Geschichte in den blutigen Religionskriegen unter. In Dürers letzten Werken wird neben der Sehnsucht, der Nachwelt etwas zu hinterlassen, auch die Erkenntnis deutlich, daß einige Ideale, denen sich der Meister ein Leben lang verschrieben hatte, gescheitert sind.

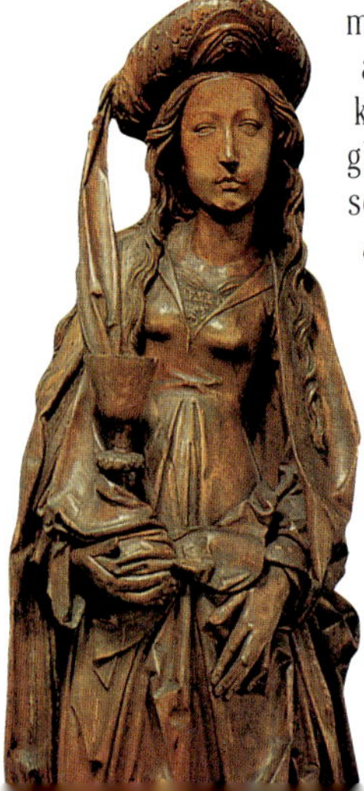

▲ Raffael, *Studie eines sitzenden Jünglings,* 1504, Florenz, Gabinetto dei Disegni degli Uffizi. Auch Raffael suchte und fand Anfang des 16. Jahrhunderts die perfekte Harmonie von Norm und Natur.

◀ Dürer, *Arion auf dem Delphin,* Feder auf Pinselvorzeichnung, Wien, Kunsthistorisches Museum. Die lateinische Inschrift und das mythologische Thema verleihen dieser Zeichnung etwas von der Leidenschaftlichkeit klassischer Werke. Die anatomisch exakte Darstellung des nackten Mannes und das seltsame Meerungeheuer ergeben einen wirkungsvollen Kontrast zwischen Schönheit und Häßlichkeit.

◀ Tilman Riemenschneider, *Die Heilige Barbara,* um 1515, München, Bayerisches Nationalmuseum. Der Bildhauer verwirklicht mit seiner virtuosen Schnitzkunst ein anmutiges und »romantisches« Schönheitsideal.

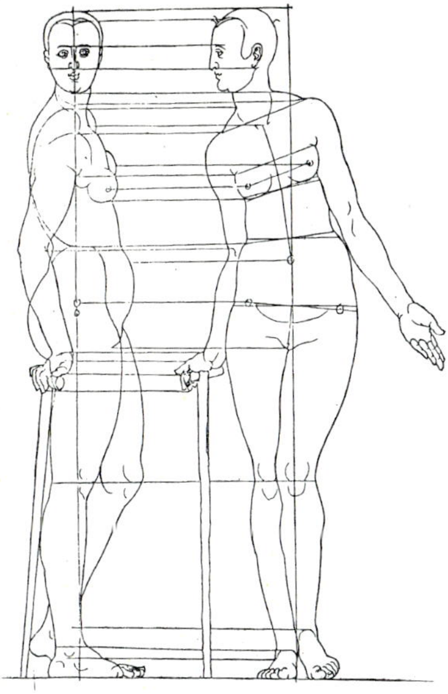

◀ Dürer, *Proportionen des weiblichen Körpers*. In den didaktischen Illustrationen des Traktats erscheinen die menschlichen Figuren steif und leblos wie Gliederpuppen.

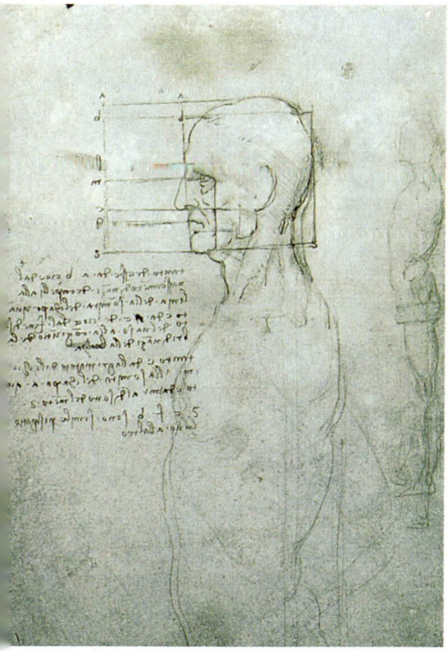

▲ Wie diese mit Erläute-
ungen versehene Zeich-
ung deutlich macht,
at sich auch Leonardo
a Vinci lange darum bemüht, eine zeitlos gültige Anthropometrie zu entwickeln und die Schönheit in feste Regeln zu fassen.

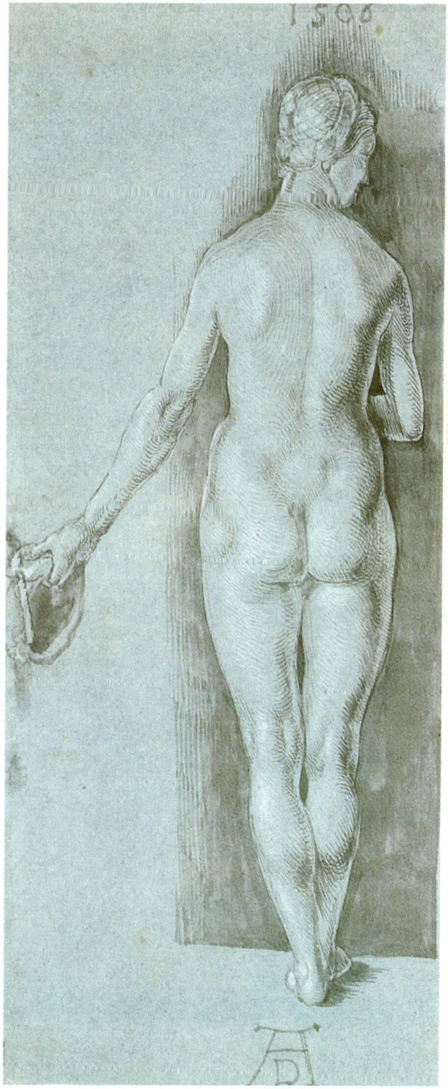

▼ Dürer, *Weiblicher Rückenakt,* Pinselzeichnung, 1506, Berlin, Kupferstichkabinett. Außerhalb seiner theoretischen Demonstrationen vermag Dürer die natürliche Schönheit unmittelbar und spontan einzufangen.

1520–1528

Das Ende der kirchlichen Aufträge

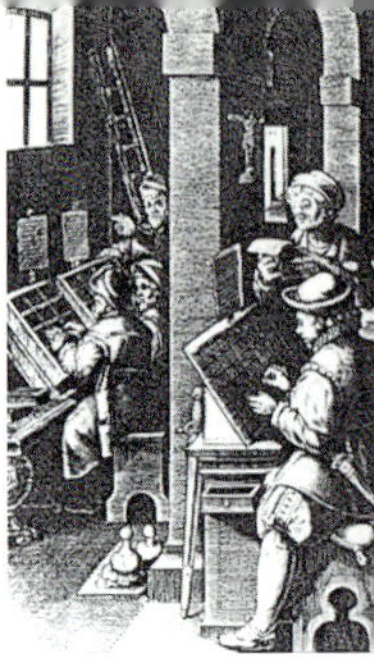

Eine der einschneidendsten Auswirkungen der Reformation auf die Kunst ist das Ende der kirchlichen Aufträge. Luther will in erster Linie die Verehrung der Andachtsbilder eindämmen, was aber dazu führt, daß die Malerei gänzlich von den Altären verdrängt wird. Dürer macht seine Autorität geltend und wendet ein, daß ein mit größter Sorgfalt geschaffenes Kunstwerk eine Verherrlichung Gottes darstelle. Doch selbst die eindringlichsten Appelle sind zum Scheitern verurteilt. Nach 1530 entstehen in Deutschland praktisch keine Altargemälde oder Schnitzaltäre mehr. Doch schränkt auch Dürer selbst in seinen letzten Lebensjahren seine Tätigkeit als Maler erheblich ein. Die deutsche Renaissance kommt zu einem Stillstand, um nach einigen Jahrzehnten dank der extravaganten Sammelleidenschaft der Fürsten des späten 16. Jahrhunderts wieder aufzuleben – verfeinert, preziös und elitär. Dies gilt insbesondere für das Kunstgewerbe: In Nürnberg geht man von der herkömmlichen Produktion von Schmuck und wissenschaftlichen Instrumenten zur Herstellung von raffinierten Tischuhren und mechanischen Automaten über. Augsburg konkurriert mit Luxusprodukten aus Silber und Ebenholz, so daß Nürnberg allmählich aus seiner führenden Marktstellung verdrängt wird.

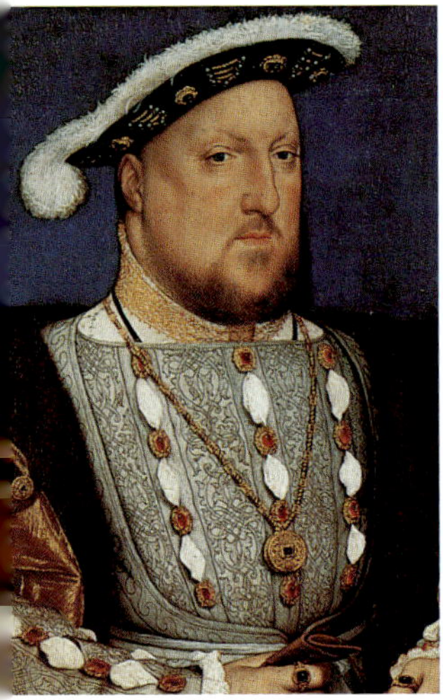

▲ Hans Holbein der Jüngere, *Heinrich VIII.*, 1536, Madrid, Sammlung Thyssen-Bornemisza. Wegen der Folgen der Reformation wanderte Holbein nach England aus.

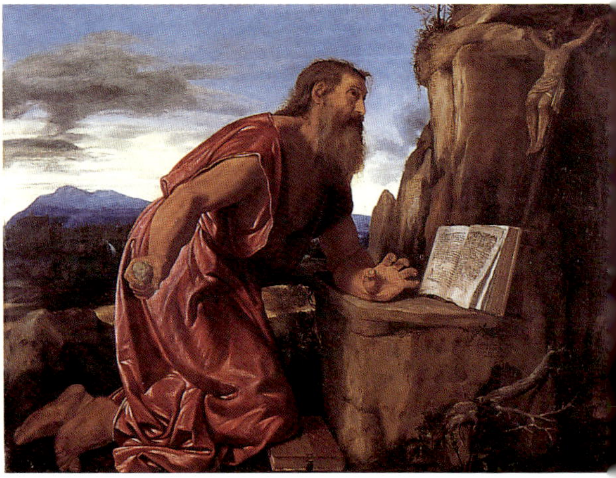

▶ Giovanni Girolamo Savoldo, *Der büßende Heilige Hieronymus*, um 1525, London, National Gallery. In den lombardischen Malern fand Dürers ausdrucksstarker Realismus begeisterte Nachfolger.

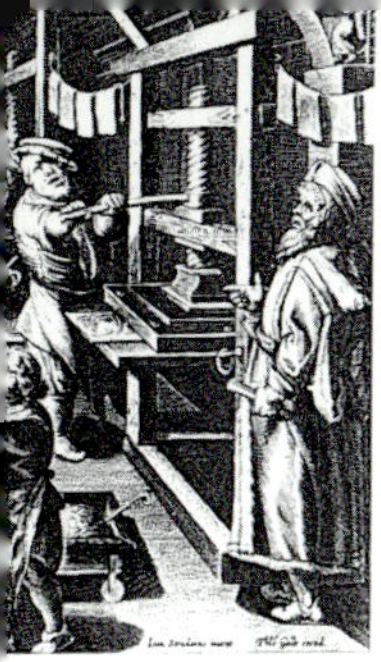

▲ Von Dürer gingen entscheidende Impulse für die Druckgraphik aus.

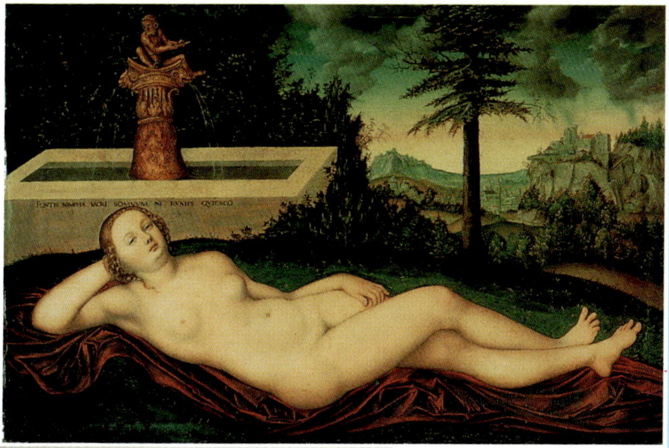

▲ Lucas Cranach der Ältere, *Die Quellnymphe,* 1518, Leipzig, Museum der Bildenden Künste. Selbst bei einem klassischen Thema vor üppigem Landschaftshintergrund kann Cranach seine traditionelle zeichnerisch-lineare Auffassung nicht überwinden.

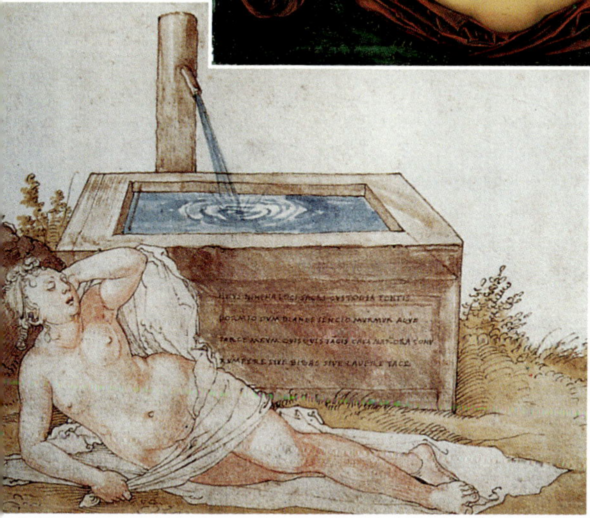

◀ Dürer, *Die Quellnymphe,* um 1515, Wien, Albertina. Hier nimmt Dürer ein antikes Sujet auf.

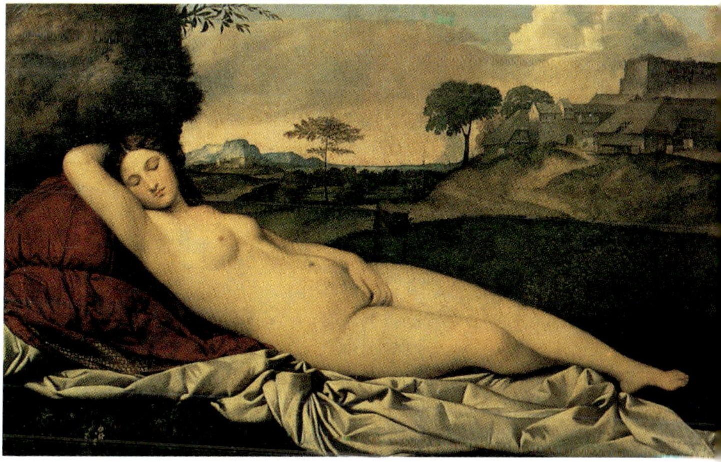

▶ Giorgione und Tizian, *Ruhende Venus,* 1510, Dresden, Gemäldegalerie. In der Kunst der italienischen Hochrenaissance gelang es immer wieder, idealisierte Schönheit, die geistige Dimension der Natur und die Gesetzmäßigkeiten der antiken Kunst miteinander in Einklang zu bringen.

Dürers Tod und Vermächtnis

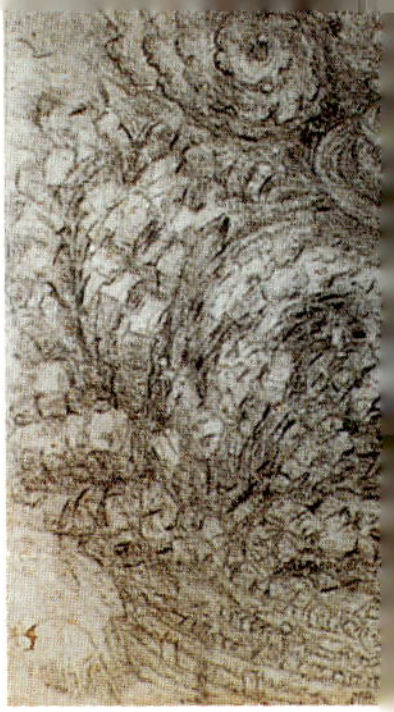

Dürer ist fast 57 Jahre alt, als er der Stadt Nürnberg seine *Vier Apostel* schenkt und sein Traktat über die Proportionen abschließt. Er ist also noch nicht sehr alt, doch seine Gesundheit ist nach der Rückkehr aus den Niederlanden angeschlagen. Dennoch kommt die Krankheit überraschend, die den Meister am 6. April 1528 hinwegrafft. Dürer wird auf dem Johannis-Friedhof in Nürnberg beigesetzt, wo man das Grab noch heute besuchen kann. Die Grabinschrift in lateinischen Großbuchstaben hat Willibald Pirckheimer formuliert: »Was an Albrecht Dürer sterblich war, ist hier begraben.« Wenige Tage nach der Beerdigung wird der Leichnam des Malers exhumiert, um eine Totenmaske abzunehmen. Sehr schnell bekommt der Satz Pirckheimers einen bitteren Beigeschmack, denn die Reformation erstickt die sakrale Kunst in Deutschland fast völlig und zwingt einige Künstler dazu, ins Ausland zu gehen. Die langen Religionskriege zwischen den deutschen Fürsten und Karl V., die erst im Jahre 1550 mit dem Augsburger Religionsfrieden ihr Ende finden, schwächen die Wirtschaft erheblich. Das Vermächtnis Dürers gerät bald in Vergessenheit. Der Meister bleibt zwar ein Mythos, doch seine Kunst wird erst in unserem Jahrhundert wiederentdeckt und bildet in der Zeit zwischen den beiden Weltkriegen die Grundlage für den Expressionismus.

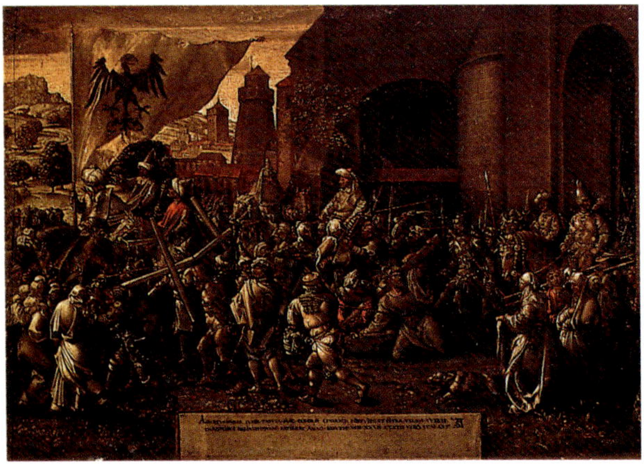

◪ Dürer zugeschrieben, *Kreuztragung,* 1527, Bergamo, Accademia Carrara (links unten). Das Bild ist möglicherweise eine alte Kopie des verschollenen Originals. Es ist mit raffinierter Helldunkel-Technik fast monochrom ausgeführt und kann mit den Lichteffekten der Kupferstiche konkurrieren.

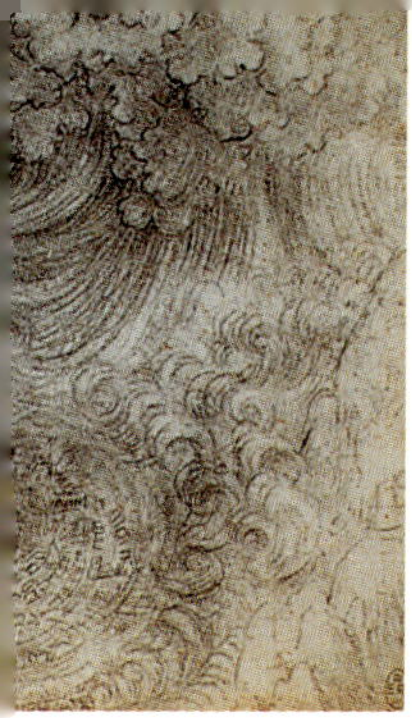

▲ Leonardo da Vinci, *Sintflut,* um 1516, Windsor Castle, Royal Library. Wie Dürer stellte auch Leonardo sich in den letzten Jahren seines Lebens die Welt als Ort vor, wo Wasserstrudel und Wirbelstürme wüten.

▶ Matthias Grünewald, *Auferstehung Christi,* um 1519, Colmar, Musée d' Unterlinden. Das eindrucksvoll ausgeführte, zugleich strahlende und verklärte Antlitz des Auferstandenen erinnert entfernt an die Züge Dürers.

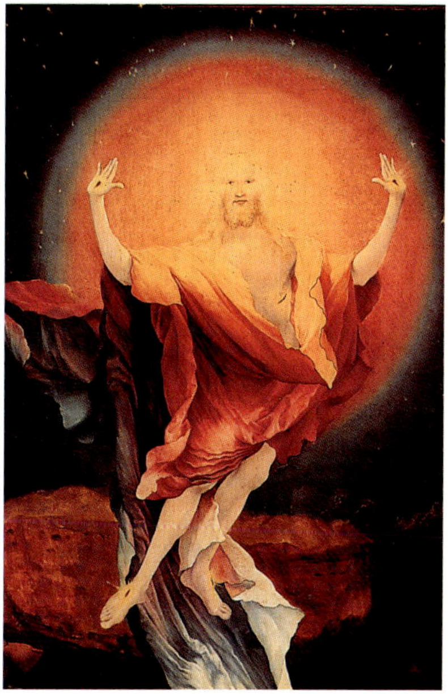

▼ Dürer, *Der Alptraum,* Aquarell, 1525, Wien, Kunsthistorisches Museum. Wie aus der Inschrift hervorgeht, träumte Dürer drei Jahre vor seinem Tod von einer Sintflut und einem Wirbelsturm, der über die ganze Erde hinwegfegt. Die Ähnlichkeit mit den letzten Visionen Leonardos ist erstaunlich.

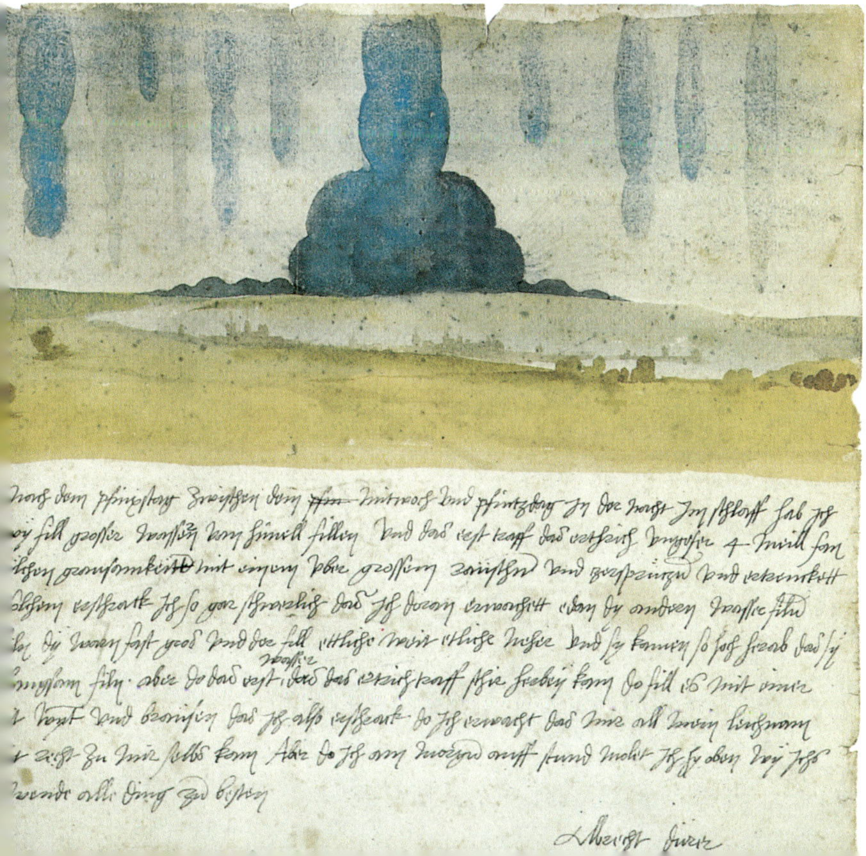

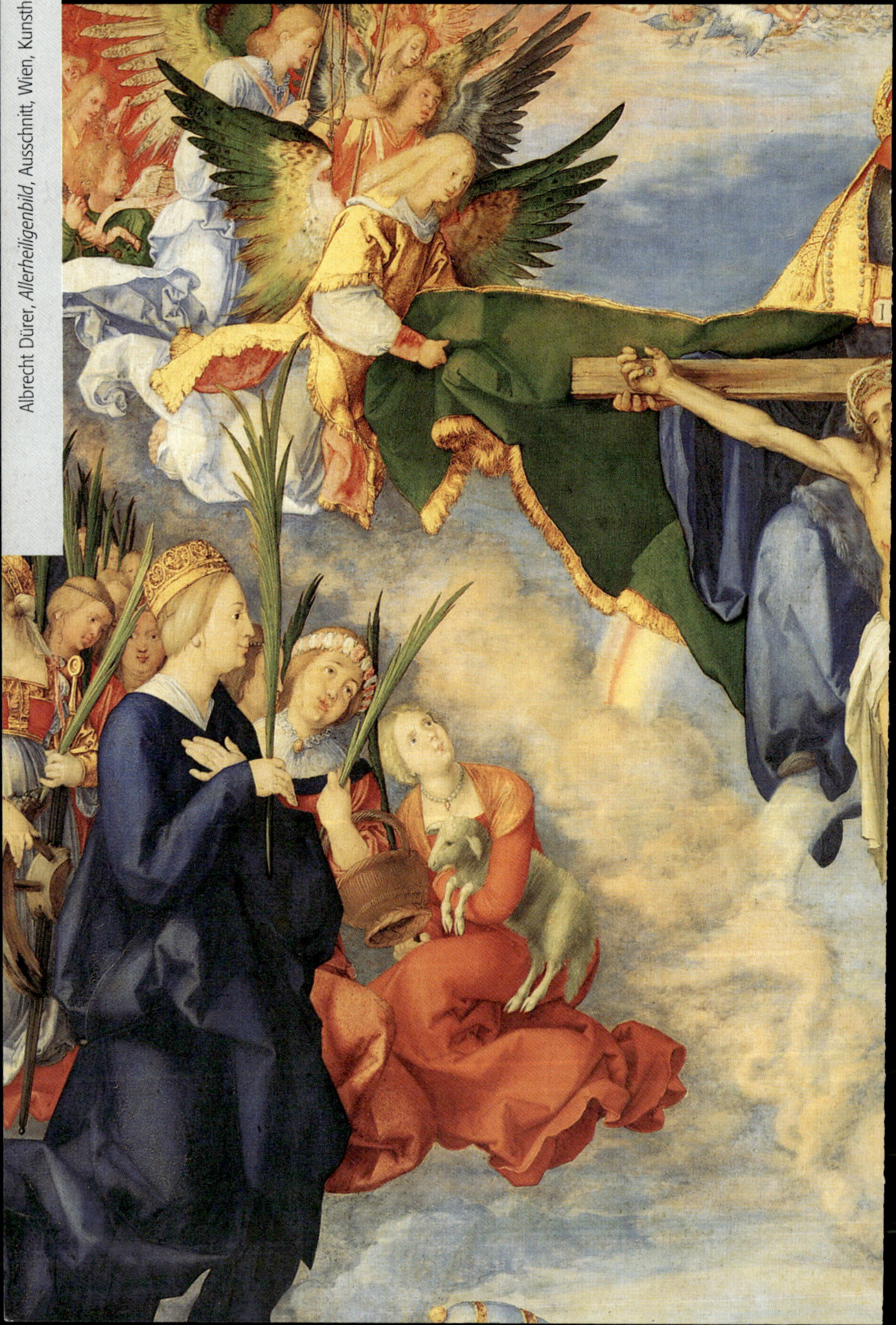

Albrecht Dürer, *Allerheiligenbild*, Ausschnitt, Wien, Kunsthistorisches Museum

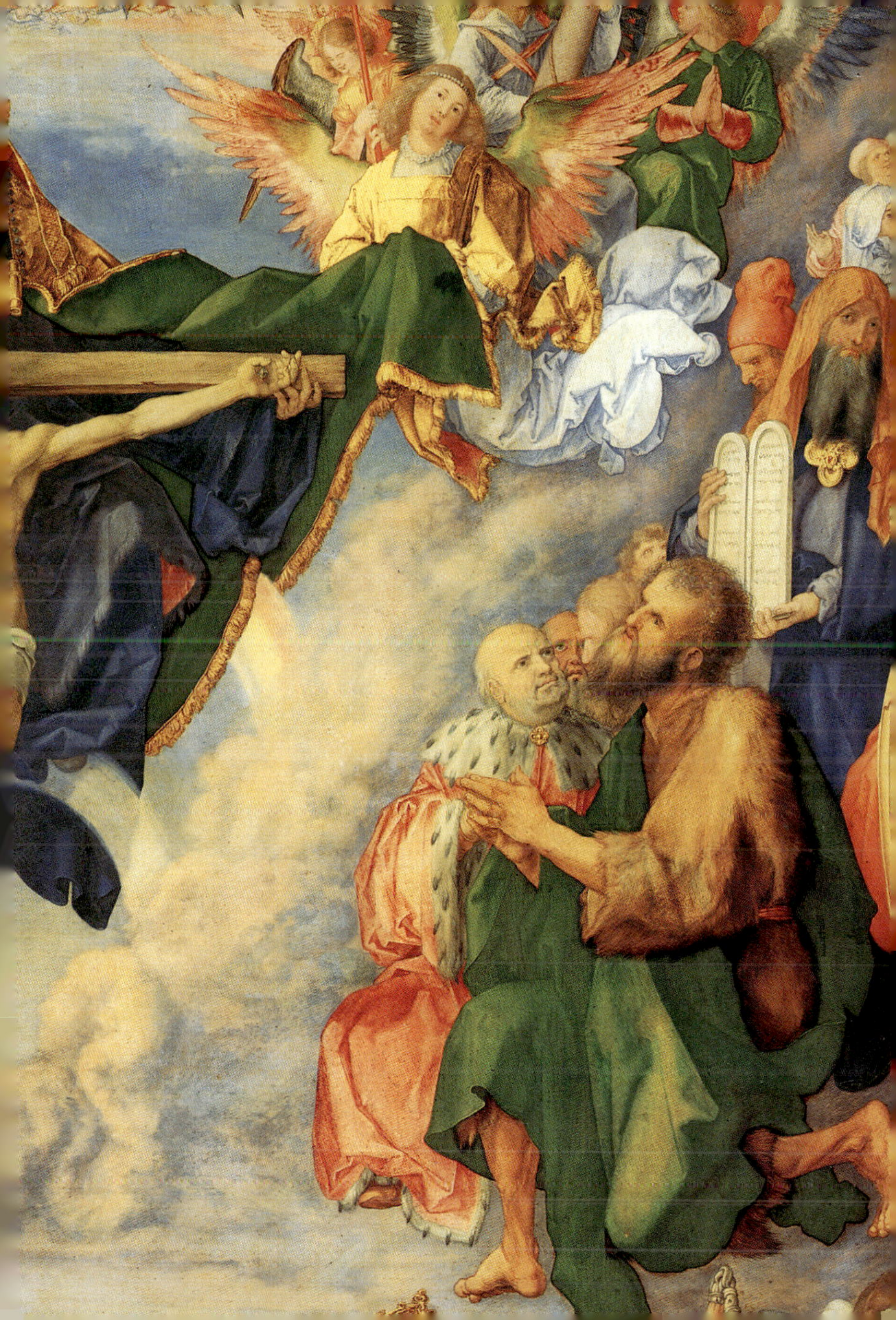

Dürer, *Verkündigung,* Holzschnitt aus dem *Marienleben,* 1503–04.

Hinweis

Das Verzeichnis enthält die in diesem Buch abgebildeten Werke Dürers, geordnet nach den Orten, an denen sie sich heute befinden, und in alphabetischer Reihenfolge.

Die Holzschnitte und Kupferstiche Dürers wurden nicht in das Verzeichnis aufgenommen, da seine druckgraphischen Werke in einer Vielzahl von Abzügen existieren, die sich in verschiedenen öffentlichen und privaten Sammlungen befinden.

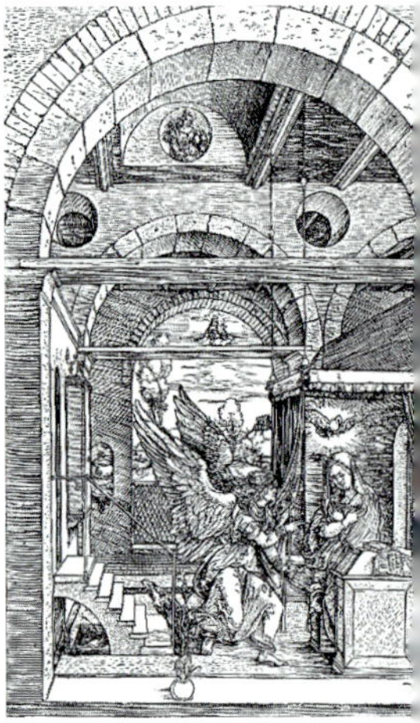

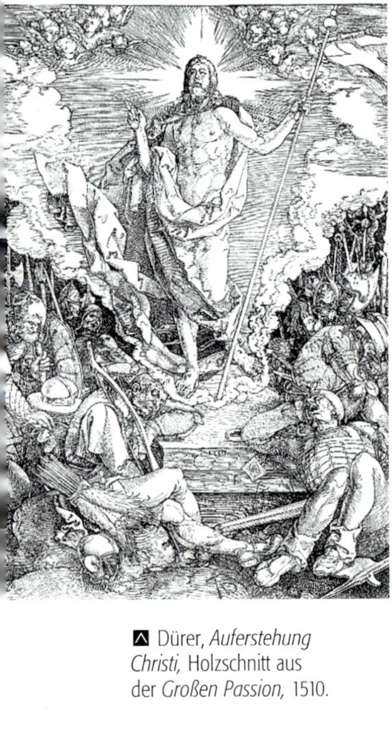

Dürer, *Auferstehung Christi,* Holzschnitt aus der *Großen Passion,* 1510.

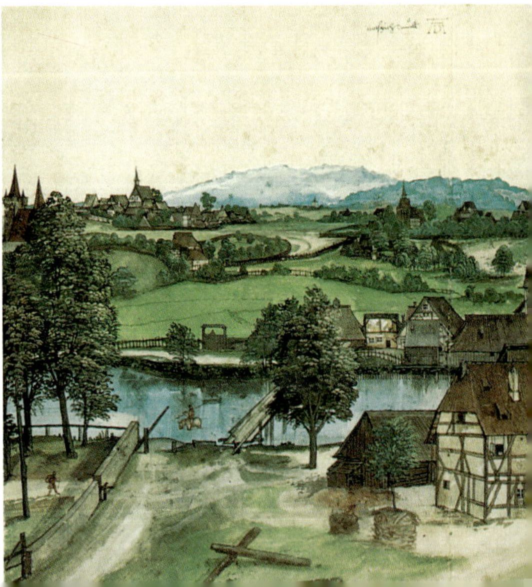

Dürer, *Ansicht von Kalchreuth,* Wasser- und Deckfarben, 1511, zerstört, früher Bremen, Kunsthalle.

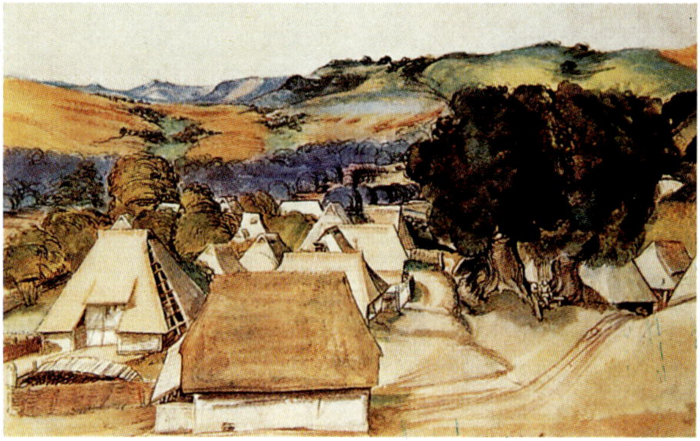

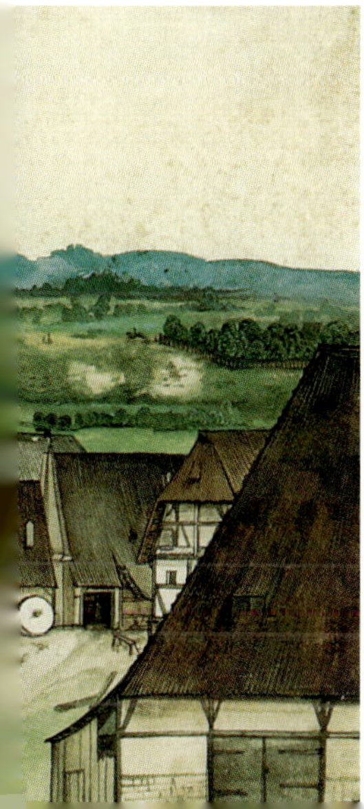

Dürer, *Die Drahtziehmühle,* Aquarell, 1489–90, Berlin, Kupferstichkabinett.

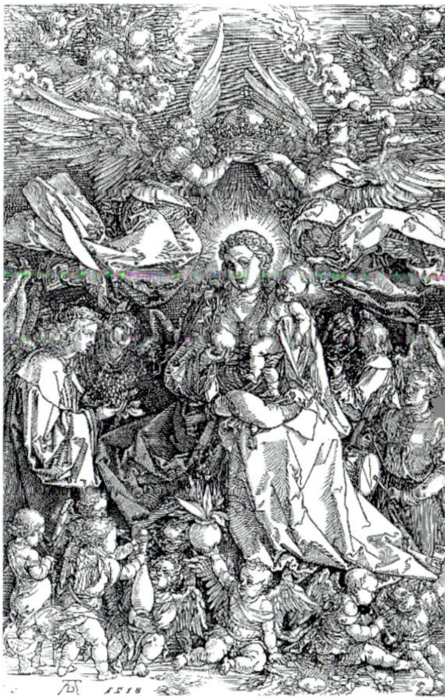

Dürer, *Maria als Königin der Engel,* Holzschnitt, 1518.

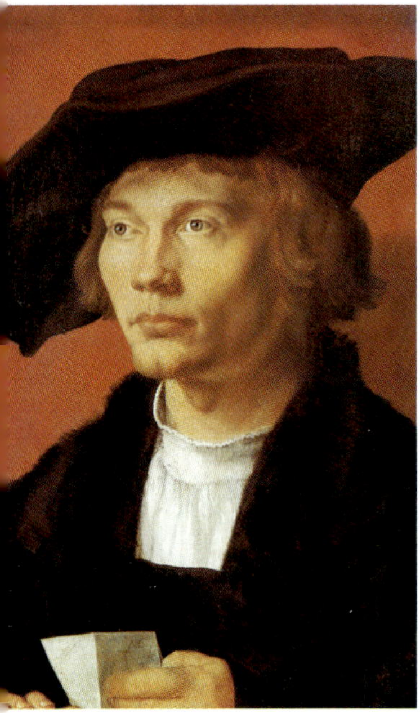

▲ Dürer, *Bildnis des Bernhard von Reesen*, 1521, Dresden, Gemäldegalerie.

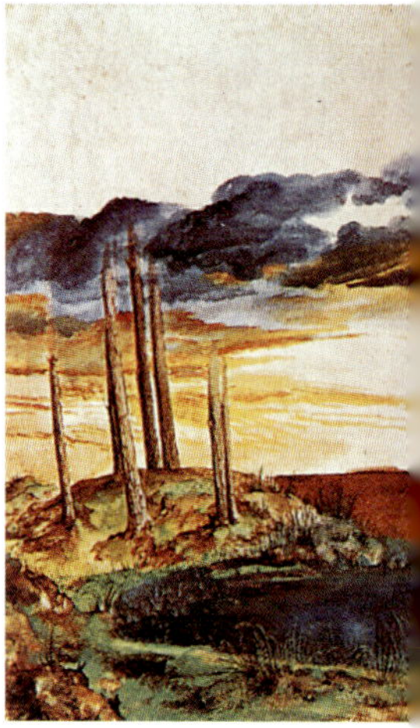

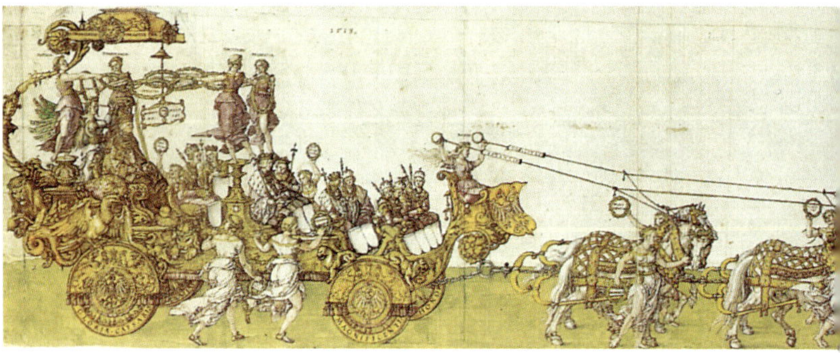

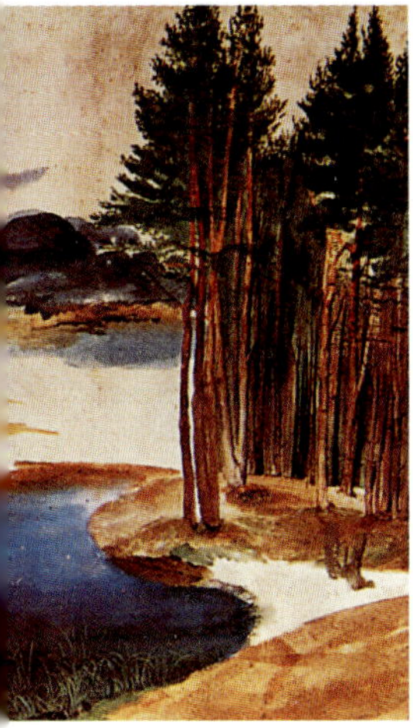

◀ Dürer, *Weiher im Wald,* Aquarell, 1495–97, London, British Museum.

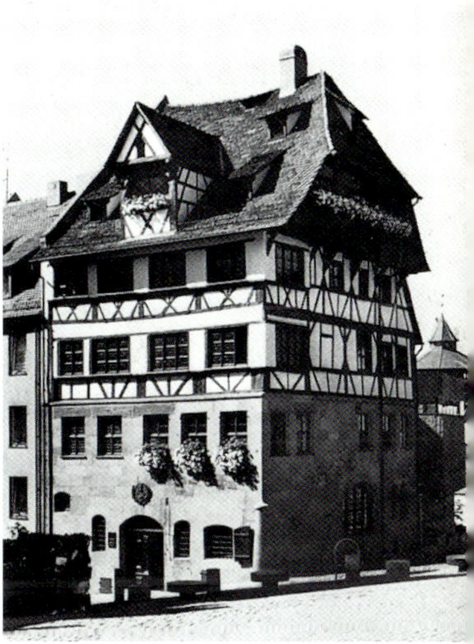

▲ Das Dürerhaus in Nürnberg, erbaut um 1450.

▼ Dürer, *Der große Triumphwagen,* Feder aquarelliert, 1518, Wien, Albertina.

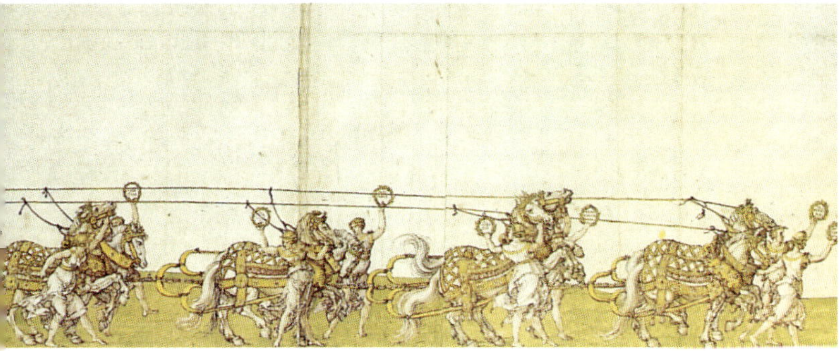

Hinweis

Die hier aufgeführten Persönlichkeiten – Künstler, Gelehrte, Politiker und Geschäftsleute – standen auf die eine oder andere Weise mit Dürer oder seinem Werk in Verbindung. Hinzu kommen zeitgenössische Maler, Bildhauer und Architekten, die an denselben Orten wie Dürer wirkten.

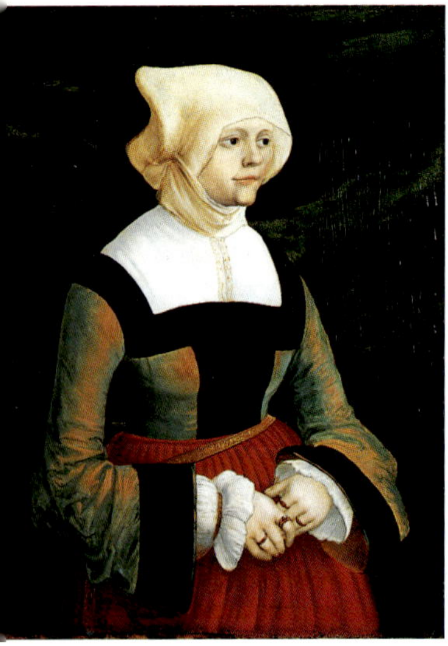

▲ Albrecht Altdorfer, *Bildnis einer jungen Frau,* um 1515, Madrid, Sammlung Thyssen-Bornemisza.

▼ Hans Baldung Grien, *Selbstbildnis mit etwa zwanzig Jahren,* 1500, Basel, Öffentliche Kunstsammlung.

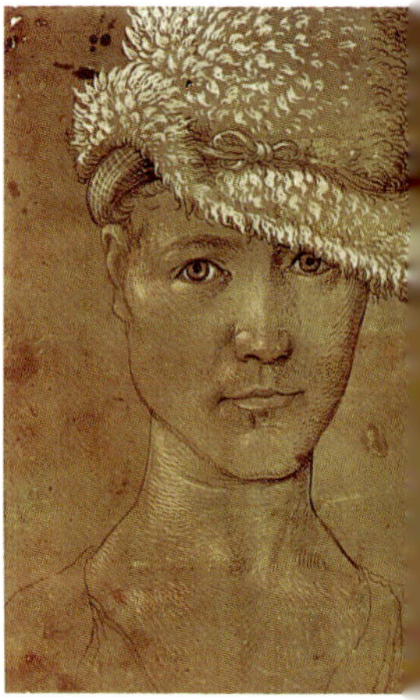

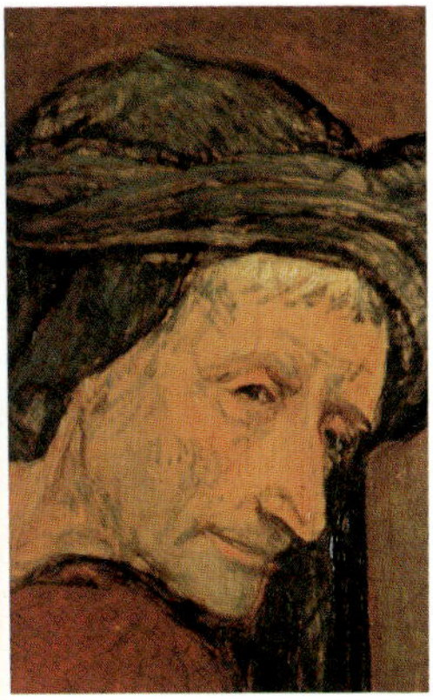

◀ Hieronymus Bosch, vermutlich ein Selbstbildnis, Ausschnitt des linken Flügels des Triptychons *Die Versuchung des Heiligen Antonius,* 1505–06, Lissabon, Museu Nacional de Arte Antiga.

Brant, Sebastian, Straßburger Humanist, Verfasser des berühmten Buches *Das Narrenschiff.* Dürer illustrierte einen Teil einer Luxusausgabe dieses Werks. S. 16, 23, 102

Celtis, Conrad (Würzburg 1459–Wien 1508), der erste Deutsche, der von Kaiser Friedrich III. die Dichterkrone erhielt. Nach langen Reisen ließ er sich in Wien nieder, geschmeichelt von der großen Wertschätzung seitens Maximilians I. Dürer porträtierte sich an seiner Seite in *Die Marter der zehntausend Christen.* S. 72, 73

Cranach, Lucas der Ältere (Kronach 1472–Weimar 1553), berühmter Maler, Holzschneider und Kupferstecher, erneuerte als Meister einer florierenden Werkstatt die Kompositionsprinzipien der Malerei, vor allem der religiösen Gemälde. S. 55, 72, 94, 95, 112, 129, 139

Dürer, Albrecht der Ältere (1420–1502), Vater von Albrecht, ungarischer Abstammung, siedelte nach Nürnberg um, wo er heiratete und erfolgreich den Beruf des Gold- und Silberschmieds ausübte. S. 8, 9, 12, 19, 42, 43

▼ Lucas Cranach der Jüngere, *Bildnis Lucas Cranachs des Älteren,* 1550, Florenz, Galleria degli Uffizi.

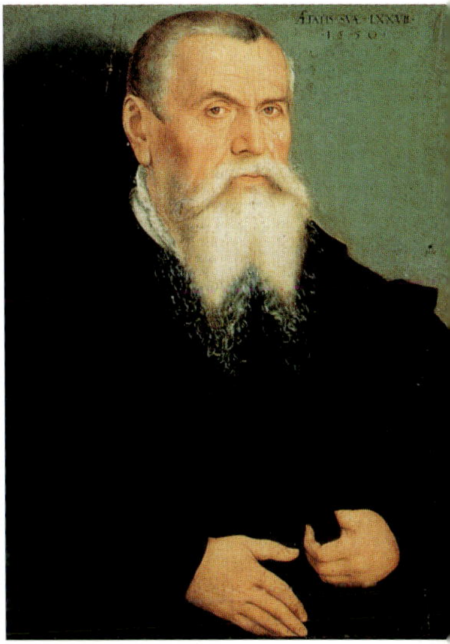

Dürer, Hans, der Begabteste der 17 Geschwister Albrechts, in dessen Werkstatt er eine Zeitlang arbeitete. S. 38, 42

Erasmus von Rotterdam (1466 oder 1469–1536), niederländischer Humanist, der eine Reform der katholischen Kirche von innen forderte. Er nahm in mancher Hinsicht die Vorstellungen Luthers vorweg, distanzierte sich jedoch später von ihm. S. 97, 102, 103, 141

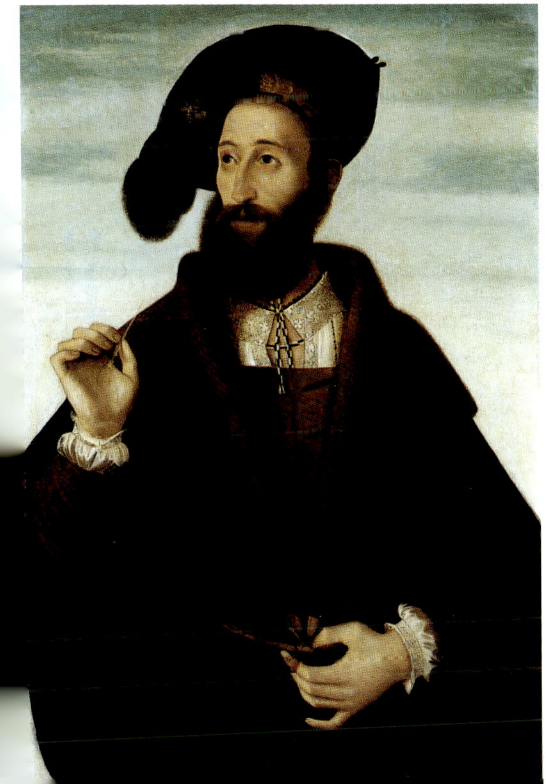

◀ Bartolomeo Veneto, *Bildnis eines Patriziers,* erste Hälfte des 16. Jahrhunderts, Madrid, Sammlung Thyssen-Bornemisza.

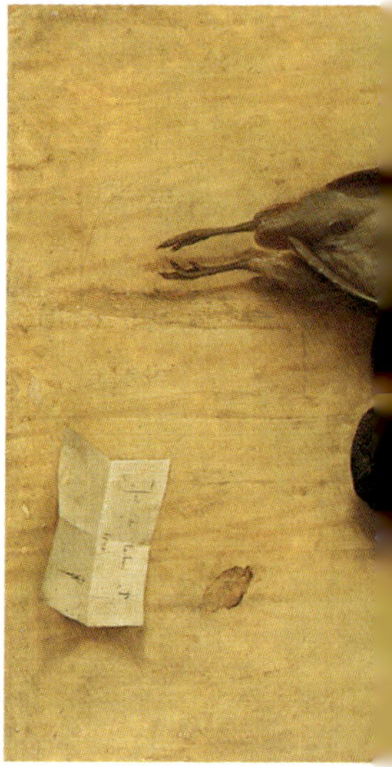

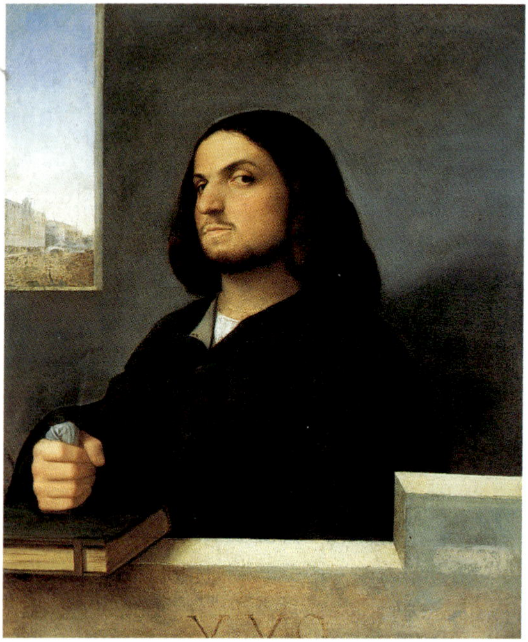

▲ Giorgione, *Bildnis eines jungen Venezianers,* um 1505, Washington, National Gallery of Art.

▶ Matthias Grünewald, *Maria mit Kind,* um 1520, Stuppach, Pfarrkirche.

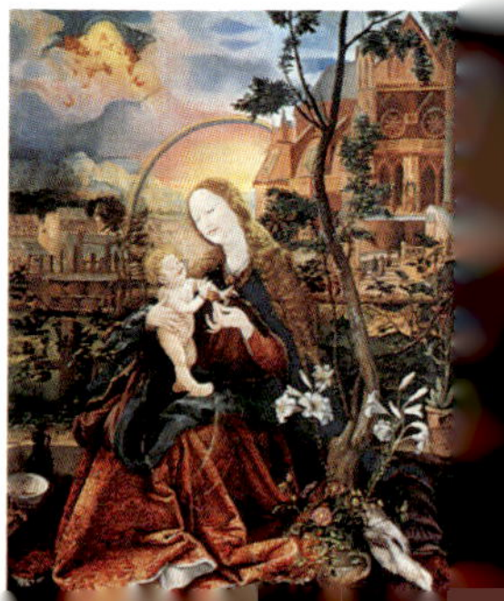

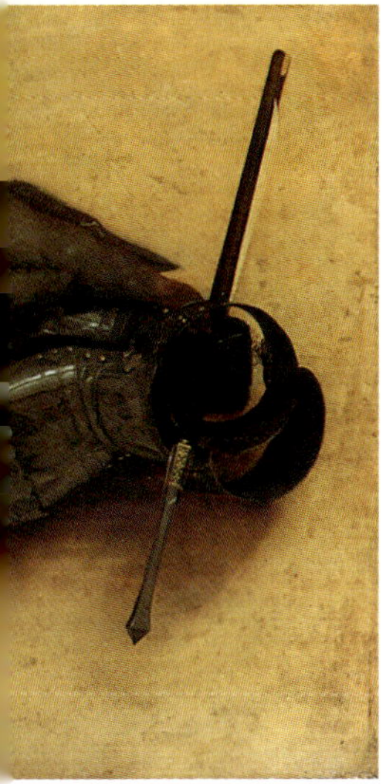

◀ Jacopo de' Barbari, *Stilleben mit Rebhuhn, Eisenhandschuhen und Armbrustbolzen*, 1504, München, Alte Pinakothek.

Grünewald, Matthias, eigentlich Mathis Neithardt mit Beinamen Gothardt (Würzburg um 1480–Halle 1528), großer deutscher Maler, Zeitgenosse Dürers. Er lebte lange in Mainz im Dienste des Erzbischofs Albrecht von Brandenburg. S. 94, 95, 106, 131, 140

Holbein, Hans der Ältere (Augsburg vor 1470–Isenheim 1524), Maler berühmter Altarbilder, der über die mittelalterlichen Themen und Formen der Malerei hinausging und einen Stil entwickelte, der teilweise norditalienischen Einfluß erkennen läßt. S. 16, 85, 141

Holper, Barbara (?–1514), heiratete Albrecht Dürer den Älteren und gebar ihm 18 Kinder. Der Drittgeborene war der Maler Albrecht. S. 8, 42, 80

Holper, Hieronymus, Gold- und Silberschmied in Nürnberg, er gab Albrecht Dürer dem Älteren seine Tochter Barbara zur Frau. S. 8

Holzschuher, Hieronymus, Rat der Stadt Nürnberg, von Dürer 1526 vermutlich für einen offiziellen Anlaß porträtiert. S. 117

Karl V. (1500–1558), Enkel von Maximilian I., ab 1520 Kaiser. Von der Mutter Johanna der Wahnsinnigen erbte er die spanische Krone und vom Vater Philipp dem Schönen von Österreich die Besitztümer der Habsburger. Dürer war bei seiner Krönung zugegen und bekam die wirtschaftlichen Privilegien bestätigt, die ihm Maximilian I. zugestanden hatte. S. 71, 106–107, 112, 130

Kleberger, Johann, reicher Kaufmann in Nürnberg, der sich mit den okkulten Wissenschaften befaßte. Er heiratete 1528 Felicitas, die Lieblingstochter von Willibald Pirckheimer. Dürer widmete ihm sein letztes Porträt. S. 100–101, 118

Koberger, Anton, bedeutender Drucker und Verleger in Nürnberg, Taufpate Dürers. S. 11

Leonardo da Vinci (Vinci bei Florenz 1452–Amboise 1519), Maler, Bildhauer, Architekt, Ingenieur und Schriftsteller. Leonardo verstand das wissenschaftliche Studium als Ergänzung zum künstlerischen Schaffen. Vieles ist vergleichbar am Werk Leonardos und Dürers, so daß man annehmen kann, daß die beiden Künstler sich begegnet sind. S. 28, 38, 43, 45, 46, 52, 56, 60–61, 86, 120, 127, 131, 142

▼ Hans Holbein der Ältere, *Bildnis einer Frau,* um 1512, Basel, Kunstmuseum.

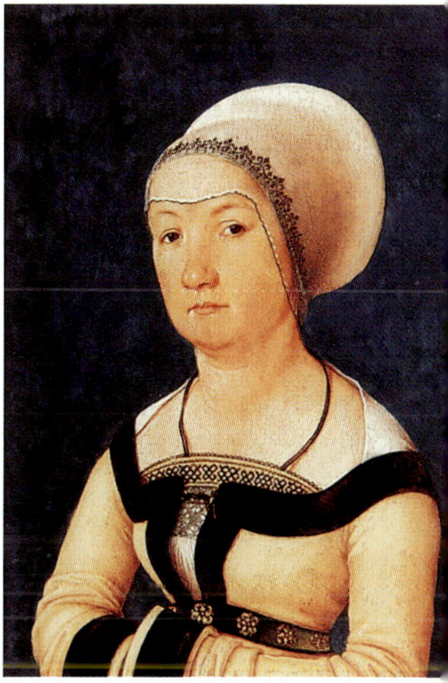

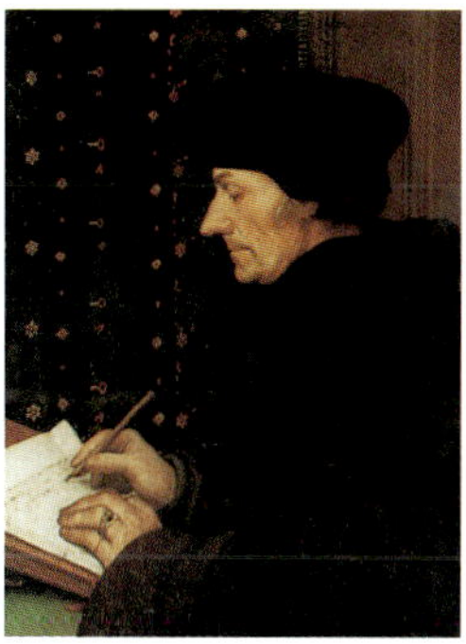

▶ Hans Holbein der Jüngere, *Bildnis des Erasmus von Rotterdam,* 1523, Paris, Louvre.

◪ Leonardo da Vinci, *Selbstbildnis,* Turin, Biblioteca Reale.

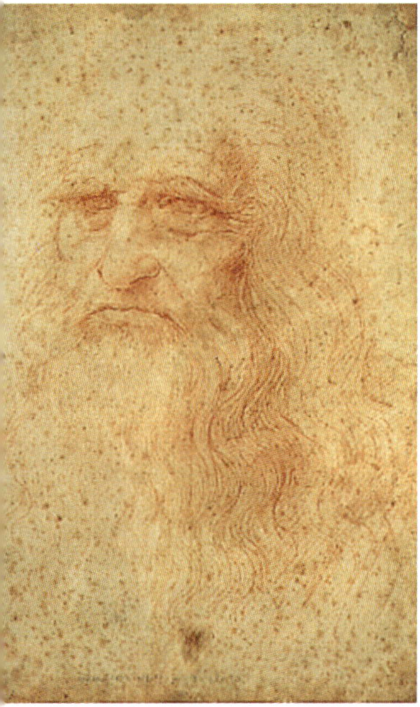

Lucas van Leyden, (1484/94 bis 1533), niederländischer Maler, Holzschneider und Kupferstecher, von Dürer hochgeschätzt. S. 108, 111, 113

Luther, Martin (1483–1546), Augustinermönch und Doktor der Theologie, leitete die Reformation ein, die zur Spaltung der Kirche in Katholizismus und Protestantismus führte. S. 26, 49, 84, 96, 102, 112, 113, 114, 128

Mantegna, Andrea (Isola di Carturo, Padua 1431–Mantua 1506), Maler und Kupferstecher, dessen Werke Zeitgenossen und Künstler der nachfolgenden Generationen aufgrund der außergewöhnlichen Figurenbildung, ihrer Plastizität und Farbigkeit stark beeinflußten. Seine Kupferstiche, die zu den Meisterwerken der Renaissance-Graphik zählen, waren berühmt und wurden häufig imitiert. S. 20, 23, 38, 43, 143

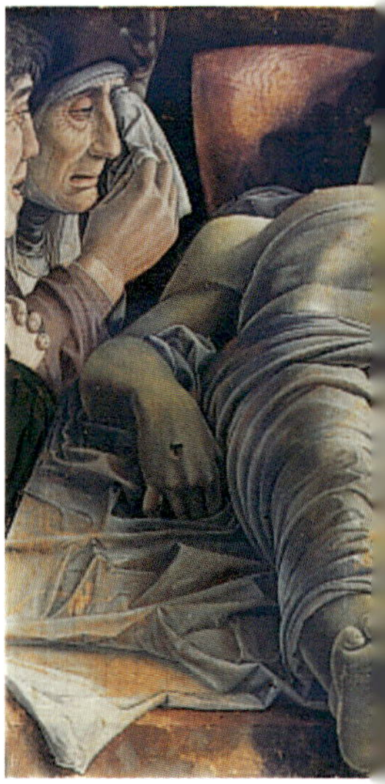

Maximilian I. von Habsburg (1458–1519), ab 1508 Kaiser, ein aufgeklärter Herrscher, der die Universität von Wien gründete. Er versammelte Künstler und Intellektuelle an seinem Hof und gab bedeutende Werke in Auftrag. S. 44, 51, 68, 69, 70, 71, 72, 74, 75, 78, 84, 106

Melanchthon, Philipp, gräzisiert für Philipp Schwarzerd (1497–1560), deutscher Humanist und Reformator, ein Anhänger Luthers. Er trug den Beinamen Praeceptor Germaniae. S. 49, 102, 103, 112, 113

Muffel, Jakob, Bürgermeister von Nürnberg, von Dürer im Jahre 1526 porträtiert. S. 117

Müntzer, Thomas (um 1467 bis 1525), Augustinermönch, der sich der Reformation anschloß und bald eine radikale Position einnahm. Er führte den blutigen Aufstand der Wiedertäufer an, der von Dürer aufs schärfste verurteilt wurde. S. 114

Pacioli, Luca (Borgo San Sepolcro 1445–Rom 1517), Ordensbruder und Mathematiker, Autor berühmter Traktate wie *De Divina Proportione*, das die Grundlage für das Studium der Perspektive sowohl für Dürer als auch für viele andere zeitgenössische Künstler bildete. Dürer begegnete ihm in Italien. S. 46

◪ Pontormo, *Bildnis einer Hofdame in Rot,* 1532–33, Frankfurt, Städelsches Kunstinstitut.

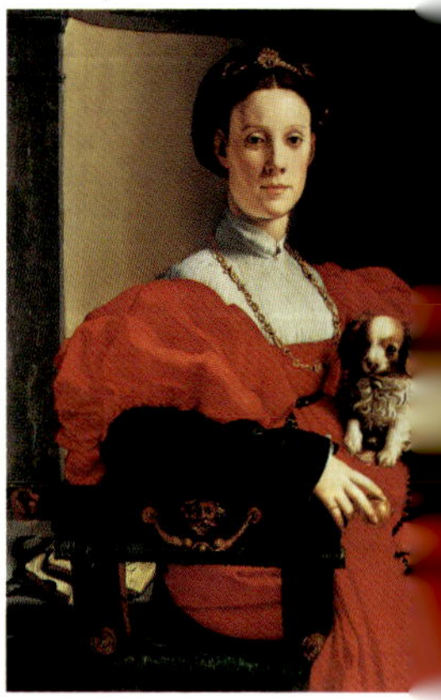

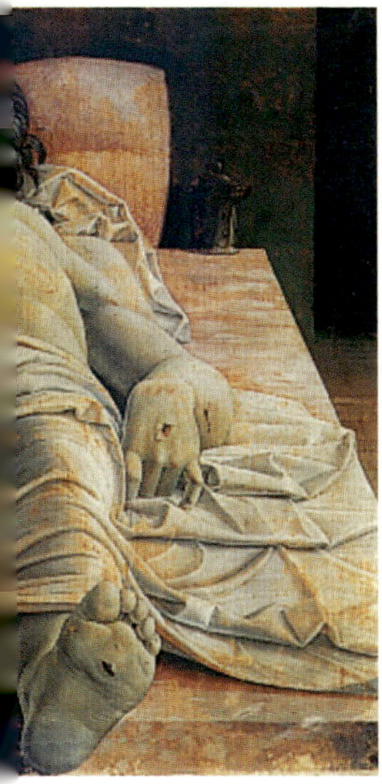

◄ Andrea Mantegna, *Leichnam Christi,* Mailand, Pinacoteca di Brera.

▼ Tizian, vermutlich *Bildnis des Giovanni Bellini,* um 1510, Kopenhagen, Statens Museum for Kunst.

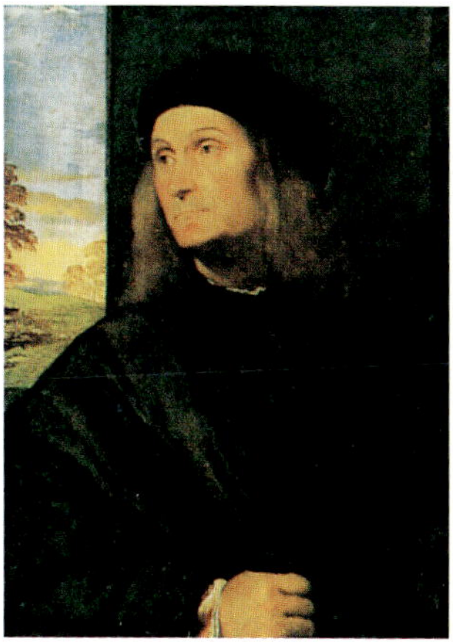

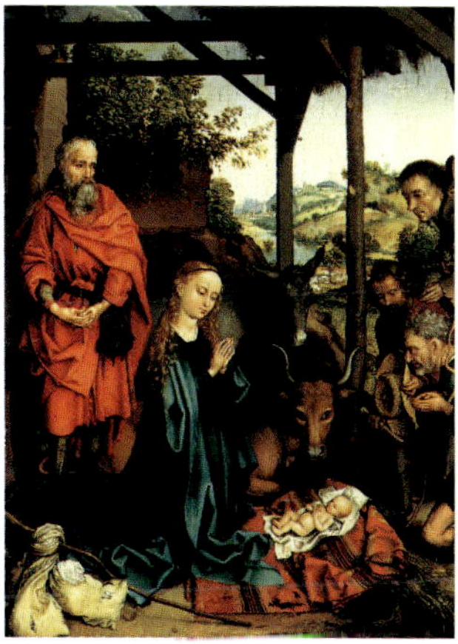

► Martin Schongauer, *Anbetung der Hirten,* um 1472, Berlin, Staatliche Museen.

Umschlagvorderseite:
Albrecht Dürer, *Selbstbildnis* (Ausschnitt), 1498. Madrid, Museo del Prado
(Foto: Giraudon-Alinari).

Herausgeber der Reihe:
Stefano Peccatori und Stefano Zuffi

Text des vorliegenden Bandes:
Stefano Zuffi

Abbildungen:
Archivio Electa
Wir bedanken uns bei den Museen und den Bildarchiven, die uns freundlicherweise das Bildmaterial zur Verfügung gestellt haben.

Das Projekt wurde realisiert mit
La Biblioteca editrice s.r.l., Mailand

Die Deutsche Bibliothek - CIP-Einheitsaufnahme
Dürer, Albrecht:
Albrecht Dürer / [Text: Stefano Zuffi. Aus dem Ital.
von Barbara Vaccaro und Ursula Guidi]. - Köln : DuMont, 1998
(Monte von DuMont)
(Berühmte Maler auf einen Blick)
Einheitssacht.: Dürer <dt.>
ISBN 3-7701-4495-3

Aus dem Italienischen von Barbara Vaccaro und Ursula Guidi
Fachlektorat: Dr. Jürgen Schönwälder
Redaktion der deutschsprachigen Ausgabe: Werkstatt Gillhofer, München
Satz der deutschsprachigen Ausgabe: Anja Dengler, Werkstatt Gillhofer
Umschlaggestaltung: Groothuis + Malsy, Bremen

Printed and bound in Italy
ISBN 3-7701-4495-3

Der Sohn des Goldschmieds macht sich einen Namen

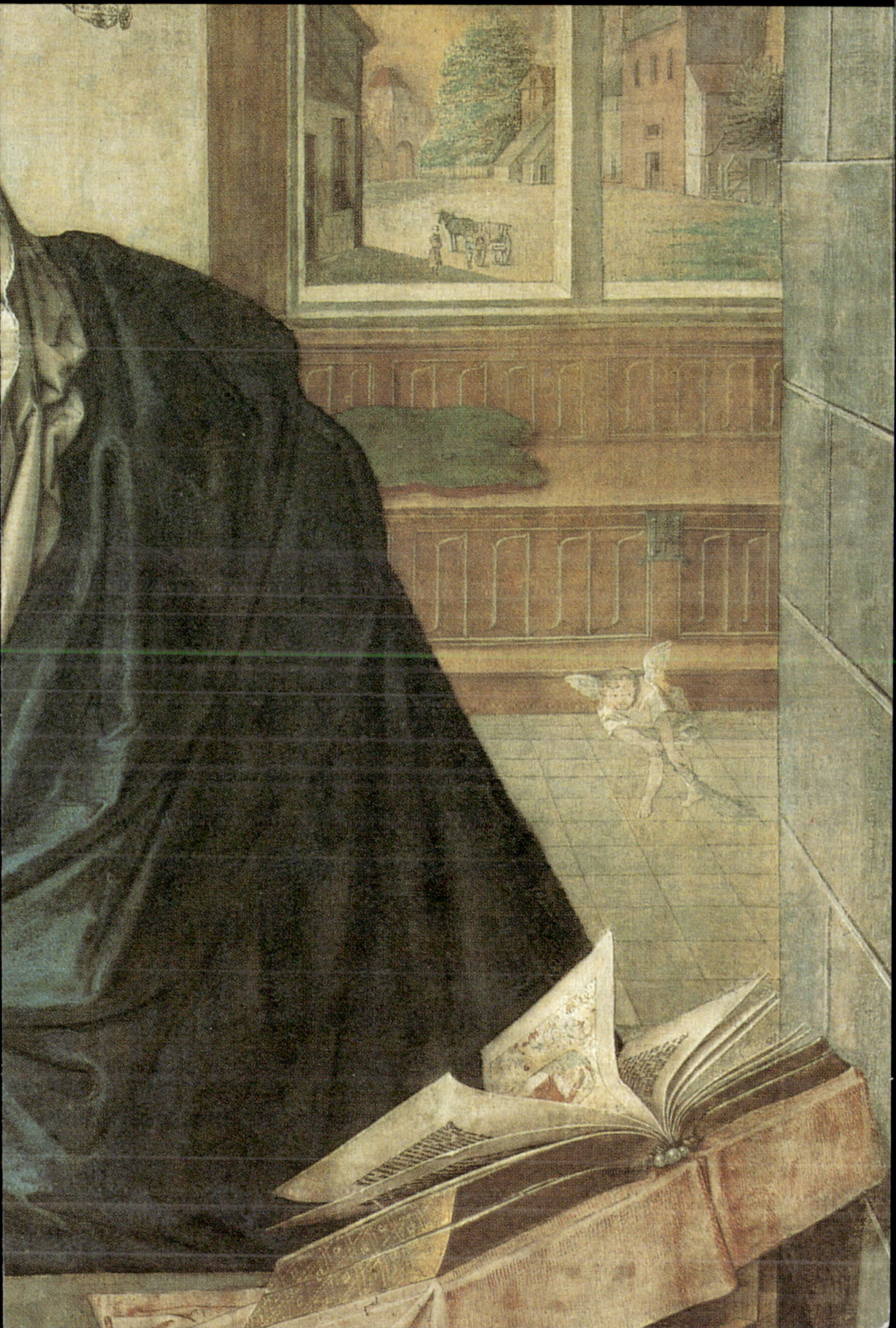

Eine Familie von Emigranten

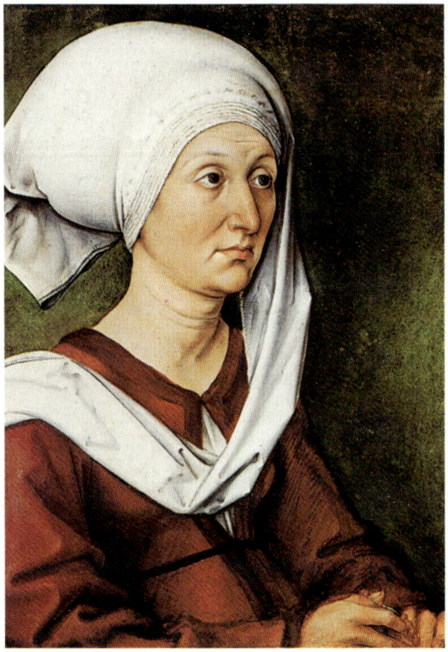

Albrecht Dürer ist der größte deutsche Maler und einer der bedeutendsten Intellektuellen der Renaissance. Seine Kunst beherrscht die kulturelle Landschaft Europas zu Anfang des 16. Jahrhunderts. Als Persönlichkeit mit einer außergewöhnlichen Ausstrahlung steht Dürer im Mittelpunkt der geistigen Auseinandersetzung seiner Zeit, er ist Gesprächspartner von Künstlern und Denkern, Fürsten und Kaisern. Durch Tagebücher und Aufzeichnungen des Meisters selbst wissen wir fast alles über ihn. Sein Vater, der aus einer ungarischen Goldschmiedefamilie stammt, nimmt nach seiner Übersiedelung nach Nürnberg im Jahre 1455 den Namen Dürer an. Er tritt in die Werkstatt des Gold- und Silberschmieds Hieronymus Holper ein, heiratet 1467 im Alter von vierzig Jahren dessen Tochter Barbara und kann sich mit seinen Arbeiten in der Stadt etablieren. Nürnberg nimmt zu jener Zeit eine Spitzenstellung auf dem Gebiet der Edelmetallverarbeitung für Schmuck und zur Herstellung von wissenschaftlichen Instrumenten ein. 1468 wird Albrecht der Ältere in die Zunft der Goldschmiede aufgenommen. Er erhält das Bürgerrecht der Stadt Nürnberg, eröffnet eine eigene Werkstatt und bezieht einen Flügel im Haus der Familie Pirckheimer. Hier wird Albrecht am 21. Mai 1471 als drittes von achtzehn Kindern geboren.

▲ Dürer, *Bildnis der Mutter Barbara Holper,* 1490, Nürnberg, Germanisches Nationalmuseum. Vermutlich eines der ersten Gemälde Dürers, die Zuschreibung bleibt jedoch umstritten.

▼ Dürer, *Ansicht Nürnbergs von Westen,* 1497 (zerstört, ehemals Bremen, Kunsthalle). Das Aquarell zeugt von Dürers feinem Gespür für landschaftliche Motive.

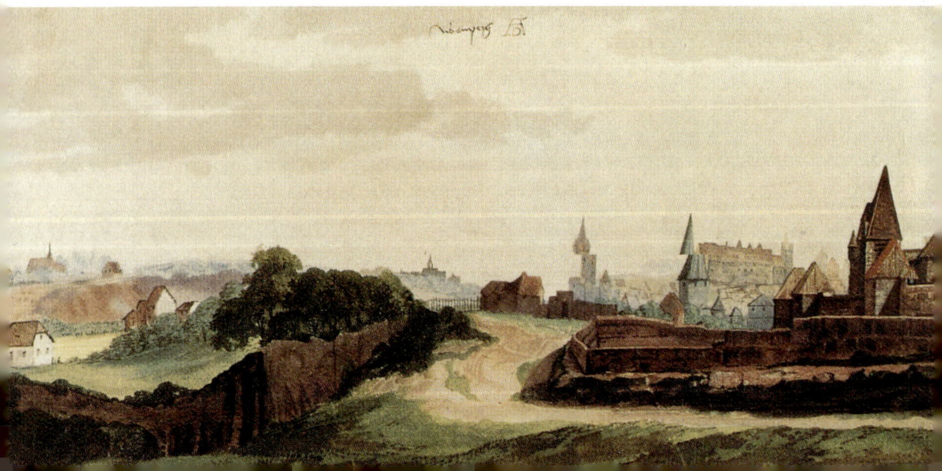

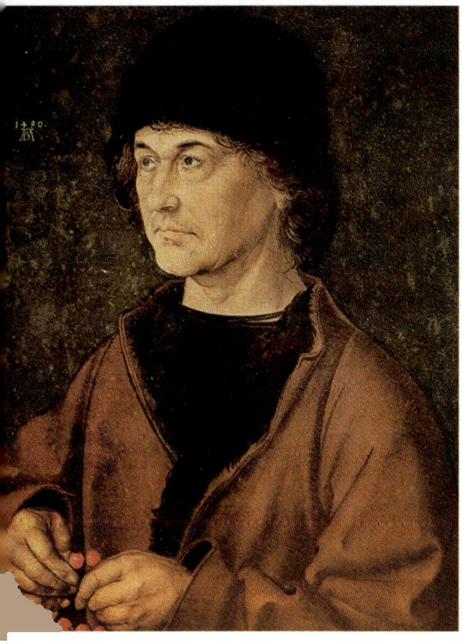

Die Begabung eines Wunderkindes

Wie die Inschrift besagt, ist dieses Selbstbildnis in Silberstifttechnik (Wien, Albertina) bereits im Jahr 1484 entstanden. Albrecht ist dreizehn Jahre alt und hat noch ein kindliches Gesicht, eingerahmt von langen Haaren. Er arbeitet in dieser Zeit in der Goldschmiedewerkstatt seines Vaters, sein Interesse gilt jedoch vor allem dem Zeichnen. Hier beginnt bereits Dürers fortwährende Analyse seiner äußeren Erscheinung, die sich in einer langen Folge von Selbstbildnissen niederschlägt und uns erlaubt, die Physiognomie und die seelische Entwicklung des Malers in seinen verschiedenen Lebensphasen zu verfolgen.

▲ Dürer, *Bildnis des Vaters Albrecht der Ältere,* 1490, Florenz, Galleria degli Uffizi. Dieses eindrückliche Porträt zeugt von der Begabung und frühen Reife Dürers, die ihn sofort an die Spitze der deutschen Kunst stellte. Das Bild, sowohl oben als auch auf der Rückseite signiert und datiert, war eine Art »Gesellenstück« zum Abschluß der Lehrzeit. Hier kommen zum ersten Mal Dürers Fähigkeiten als Porträtist zum Ausdruck, der in den Gesichtern der Menschen zu lesen weiß und ihre Persönlichkeit darin aufscheinen läßt. Antlitz und Hände von Dürers Vater lassen die Duldsamkeit des Zugewanderten, seine Abgeklärtheit, aber auch handwerkliche Sensibilität erkennen. Auf der Rückseite befinden sich die Wappen der Familien Holper und Dürer.

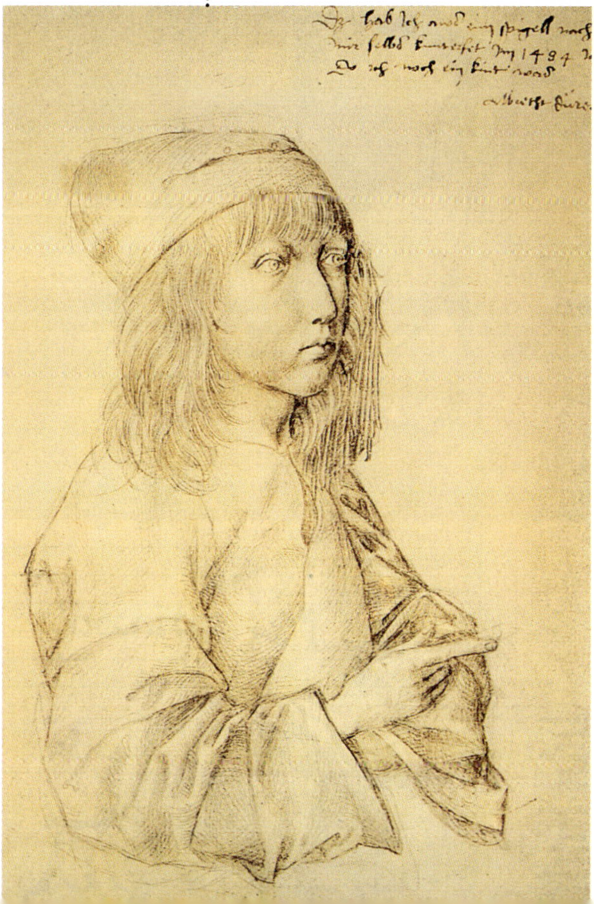

1471 – 1499

Das goldene Zeitalter Nürnbergs

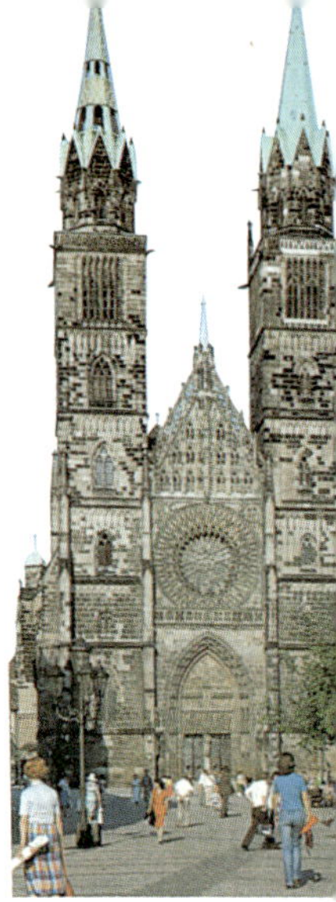

Während des 15. und 16. Jahrhunderts ist Nürnberg neben Köln und Augsburg die wohlhabendste und bevölkerungsreichste deutsche Stadt. Nach dem Reichstag von Worms (1521) steigt die Stadt zu einer Wirtschaftsmetropole auf. Unter den 50 000 Einwohnern, die im Schutze imposanter Stadtmauern und einer stolzen Burg leben, entwickelt sich eine beachtliche Schicht von gebildeten und reichen Kaufleuten, die ein reges kulturelles und künstlerisches Leben fördern. Durch die kaiserlichen Privilegien und die Tradition der Edelmetallverarbeitung dehnen sich die Handelsbeziehungen über ganz Europa aus, von Krakau bis Lissabon, von Venedig bis Lyon. Trotz der Zerstörungen des Zweiten Weltkriegs vermitteln die großen gotischen Gebäude und der reiche Schatz an Kunstwerken auch heute noch einen Eindruck von jener Blütezeit der Stadt. Man verfügt bereits über Drukkerpressen und Produktionsstätten für wissenschaftliche Instrumente. Für humanistische Studien stehen die umfangreichen Bibliotheken der Patrizier bereit. Zur Zeit Dürers ist Nürnberg eine kosmopolitische Stadt, in der Literaten und Mathematiker, Geographen und Theologen, Künstler und Kaufleute aufeinandertreffen.

▲ Fassade von St. Lorenz, der Hauptkirche Nürnbergs. Hier war die Lateinschule untergebracht, das Gymnasium, das Dürer vom zehnten bis zum zwölften Lebensjahr besuchte, bevor er seine Lehre in der väterlichen Werkstatt antrat.

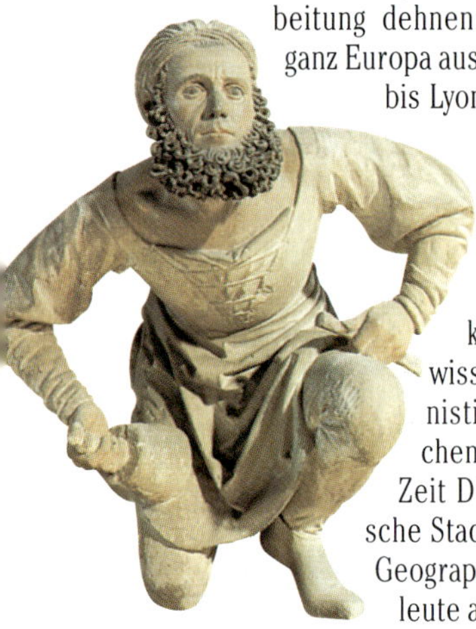

▲ Unbefangen hat der Bildhauer Adam Krafft sein Selbstbildnis am Sockel des Sakramentshauses in der Lorenzkirche hinterlassen. Das Sakramentshaus, ein mehr als zwanzig Meter hohes, durchbrochenes Bauwerk, das wie eine schwebende Stickerei aus Stein wirkt, entstand zwischen 1493 und 1496 und stellt ein Meisterwerk der Spätgotik dar.

▼ *Ansicht von Nürnberg* aus der Schedelschen *Weltchronik*, 1493. Über der Stadt wacht die mächtige Burg; links daneben erkennt man die Turmspitzen von St. Lorenz und St. Sebaldus.

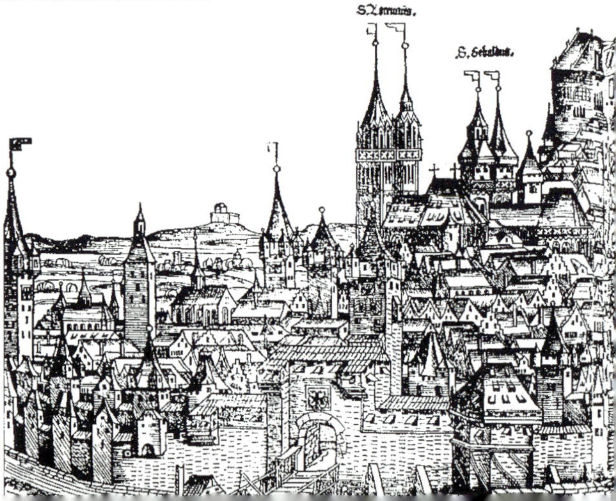

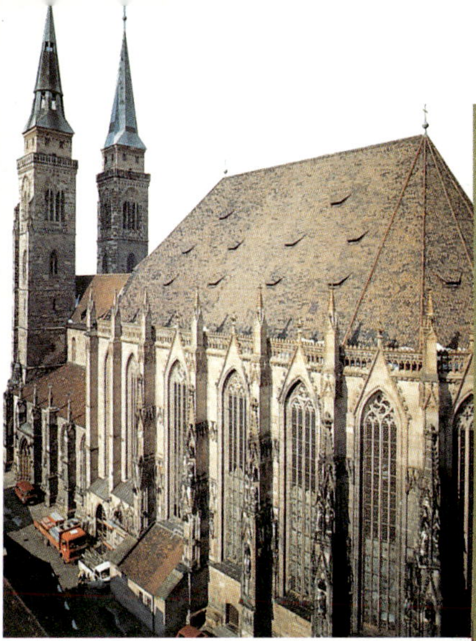

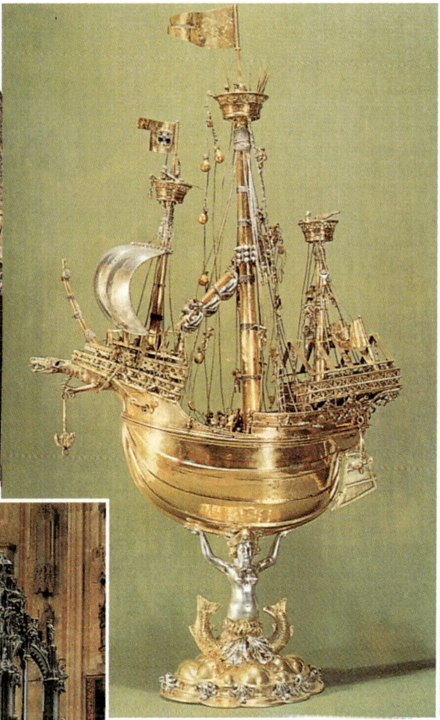

▲ St. Sebaldus, Apsis und rechte Seite. Hier wurde Dürer getauft. Taufpate war Anton Koberger, der bedeutendste Drucker und Verleger der Stadt; ein Wink des Schicksals, bedenkt man die zahlreichen druckgraphischen Werke Dürers. Rechts das Sebaldus-Grabmal mit dem Reliquienschrein des Heiligen, ein Meisterwerk der Goldschmiedekunst.

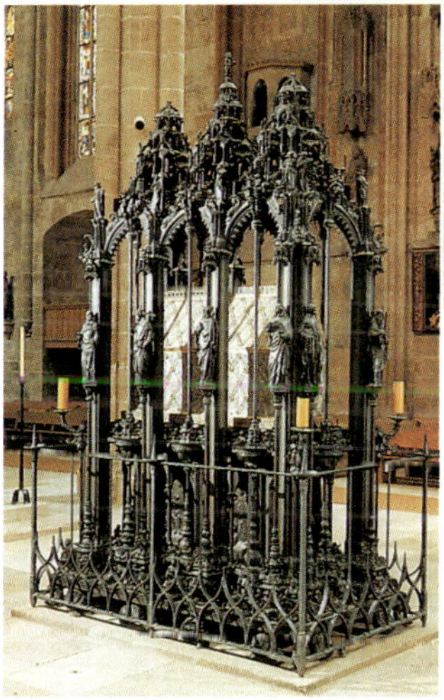

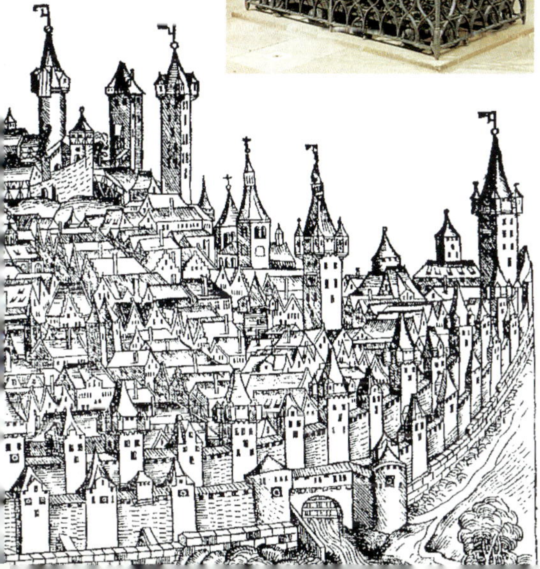

Der Ruhm der Goldschmiedekunst

Dieses fast achtzig Zentimeter hohe und etwa sechs Kilogramm schwere Schiff aus vergoldetem Silber (1503, Nürnberg, Germanisches Nationalmuseum) stellt das »Flaggschiff« der Gold- und Silberschmiedekunst Nürnbergs zur Zeit der Renaissance dar. Silberarbeiten aus Nürnberg sind sowohl wegen ihrer künstlerischen Qualität als auch in Form von technischen Geräten in ganz Europa sehr begehrt. Besonders groß ist die Nachfrage nach Tischuhren, Automaten, Musikinstrumenten sowie nautischen und astronomischen Geräten. Vom Anfang des 15. bis zum Beginn des 17. Jahrhunderts ist Nürnberg eines der wichtigsten europäischen Zentren der Goldschmiedekunst.

Dürers Weg von der Goldschmiedekunst zur Malerei

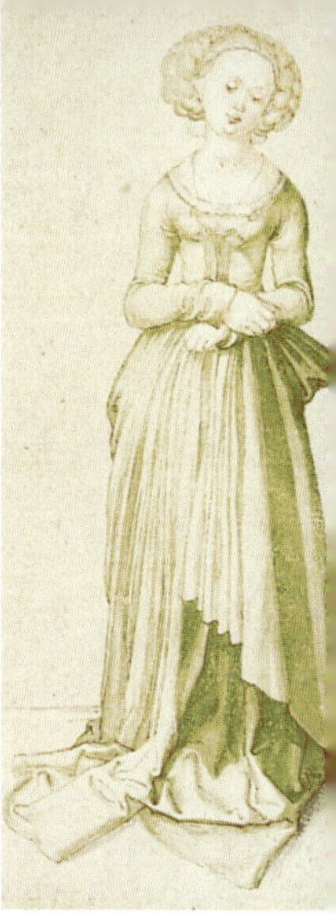

▲ Dürer, *Junge Nürnbergerin im Tanzkleid,* aquarellierte Zeichnung, London, British Museum. Entstanden während der Lehrzeit bei Michael Wolgemut, repräsentiert sie den spätgotischen Reiz seiner ersten Werke.

Gemeinsam mit einigen seiner zahlreichen Geschwister wird Albrecht Dürer von seinem Vater zur Mitarbeit in der Goldschmiedewerkstatt der Familie herangezogen. Sein Talent zeigt sich sehr schnell. Am 30. November 1486 entschließt sich Albrecht der Ältere weise, wenn auch schweren Herzens, seinen inzwischen 15jährigen begabtesten Sohn in die Obhut des Malers Michael Wolgemut zu geben. Der Künstler, einer der brillantesten Meister Nürnbergs, wohnt nur wenige Schritte vom Haus der Dürers entfernt, die seit 1475 in einer großzügigen und eleganten Wohnung leben. Dürer absolviert eine dreijährige Lehrzeit bei Wolgemut. Aus dieser Zeit stammen einige interessante, noch im Stil der Spätgotik gehaltene Zeichnungen. Es ist anzunehmen, daß der junge Dürer auf den Spuren seines Meisters Gelegenheit hat, seine Fertigkeit im Holzschnitt zu vervollkommnen. Wahrscheinlich ist er auch an Illustrationsarbeiten für die wichtigsten in Nürnberg gedruckten Bücher beteiligt, allerdings ist die Zuschreibung dieser allerersten Holzschnitte nicht gesichert. Auch ist kein Gemälde bekannt, das man mit Sicherheit Dürers Jugendjahren zuweisen könnte. Das *Bildnis des Vaters* in den Uffizien (1490) gilt nach wie vor als das erste bekannte Meisterwerk von Dürers Hand.

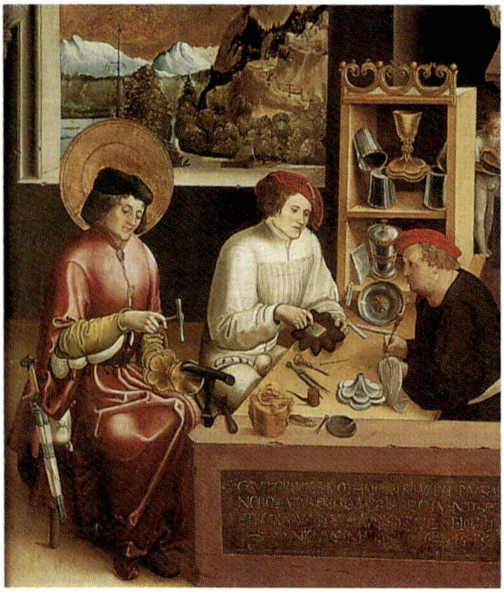

◀ Niklas Manuel Deutsch, *Der Heilige Eligius in der Werkstatt,* Bern, Kunstmuseum. Dieses Goldschmiedeatelier gibt uns eine Vorstellung von der Arbeit in der Werkstatt Dürers des Älteren.

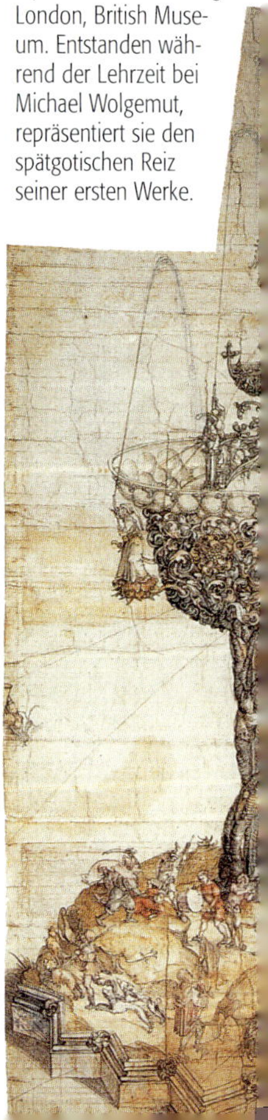

▶ Dürer, *Entwurf für einen Tafelaufsatz,* London, British Museum. Dürers Ausbildung zum Goldschmied prägte den Künstler für sein ganzes Leben.

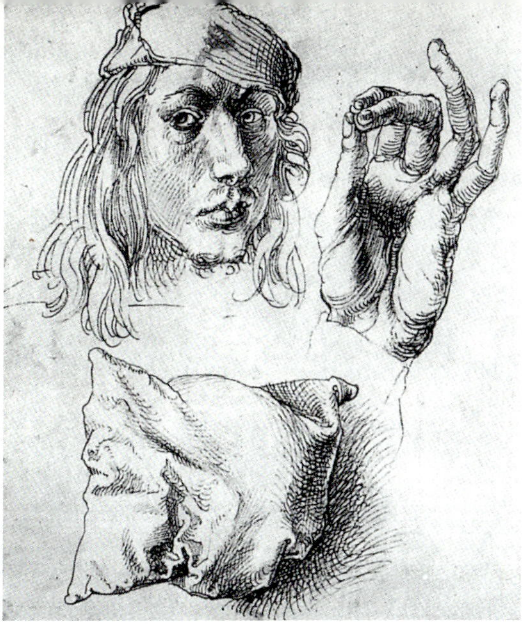

◀ Dürer, *Selbstbildnis mit Studien einer Hand und eines Kissens,* New York, Sammlung Lehman. Die Zeichnung des fast 20jährigen verrät das forschende Auge Dürers – jedes Detail findet Beachtung.

▼ Dürer, *Bildnis des Malers Michael Wolgemut,* 1516, Nürnberg, Germanisches Nationalmuseum. Dreißig Jahre nach der Lehre in dessen Werkstatt widmete Dürer dieses Bild Wolgemut, den er in der oben angebrachten Inschrift immer noch »Meister« nennt.

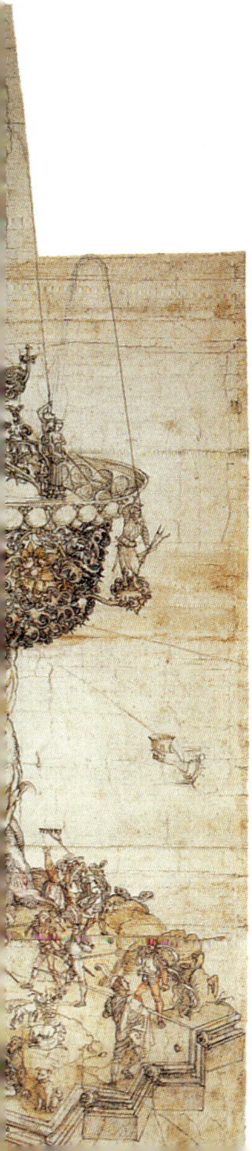

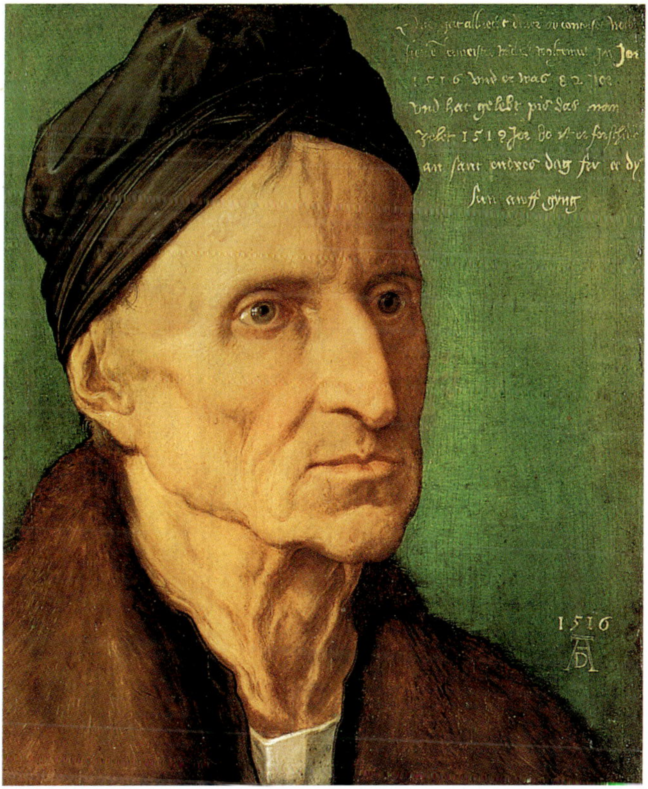

Die deutsche Malerei gegen Ende des 15. Jahrhunderts

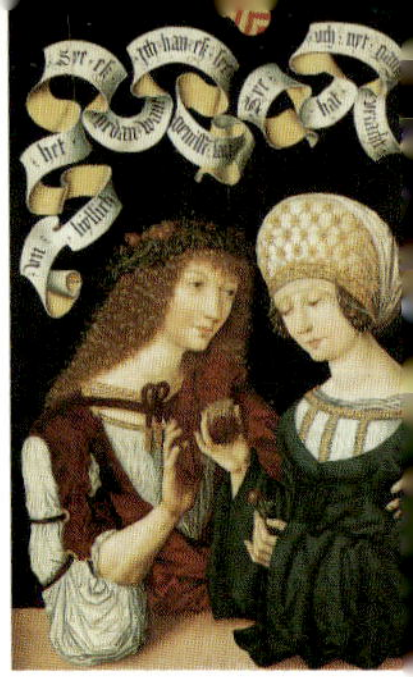

▲ Meister des Hausbuches, *Liebespaar,* 1480–85, Gotha, Schloßmuseum. Voller Eleganz präsentiert sich dieses ungewöhnliche Sujet, halb Doppelporträt, halb Genremalerei – überfangen von einer bewegten Schriftrolle.

Nürnberg und Franken spielen eine zentrale Rolle für die deutsche Malerei in der zweiten Hälfte des 15. Jahrhunderts. Noch besteht eine enge Verbindung zur Gotik, doch gleichzeitig beginnt die Suche nach einer monumentaleren und kraftvolleren Sichtweise, was mit der erwachenden Sensibilität für die Landschaft zusammenhängt und auch auf die immer enger werdenden kulturellen Verbindungen mit Norditalien und Flandern zurückzuführen ist. Die Wende in diesem Prozeß der Erneuerung wird von Dürer eingeleitet. Doch schon während des letzten Viertels des 15. Jahrhunderts gerät die Malerei Mittel- und Süddeutschlands in Bewegung. Die interessantesten Arbeiten sind die großen Flügelaltäre, bestehend sowohl aus Schnitzereien als auch aus bemalten Tafeln. Bedeutende Meister sind der Tiroler Michael Pacher, herausragend als Bildhauer wie auch als Maler, und der fränkische Bildhauer Tilman Riemenschneider, der in seinen Schnitzaltären weitgehend auf Malerei und Fassung verzichtet und die natürliche Farbe des Holzes zur Geltung bringt.

▼ Konrad Witz, *Der wunderbare Fischzug Petri,* 1444, Genf, Musée d'Art et d'Histoire. Ein Meisterwerk des 15. Jahrhunderts, das im Hintergrund die Uferlandschaft des Genfer Sees zeigt.

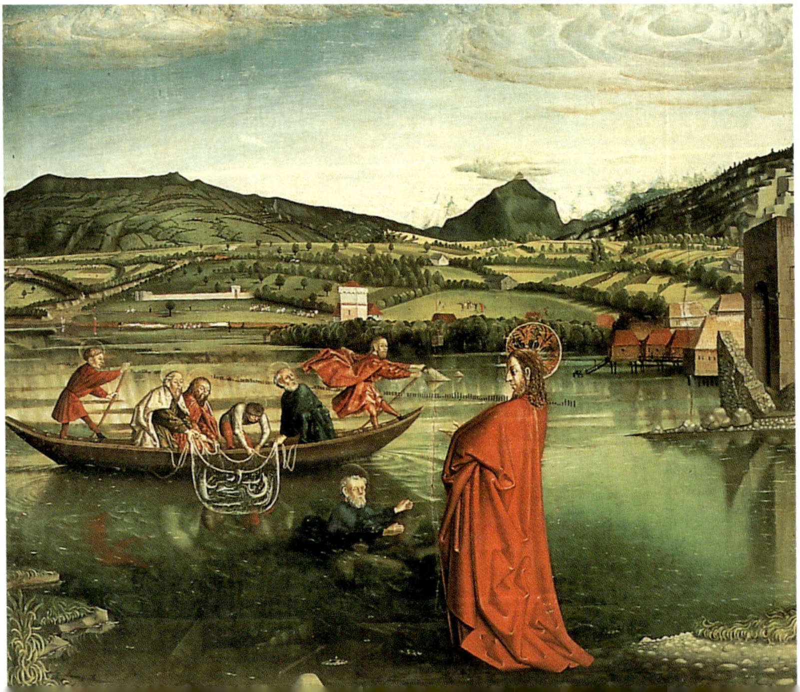

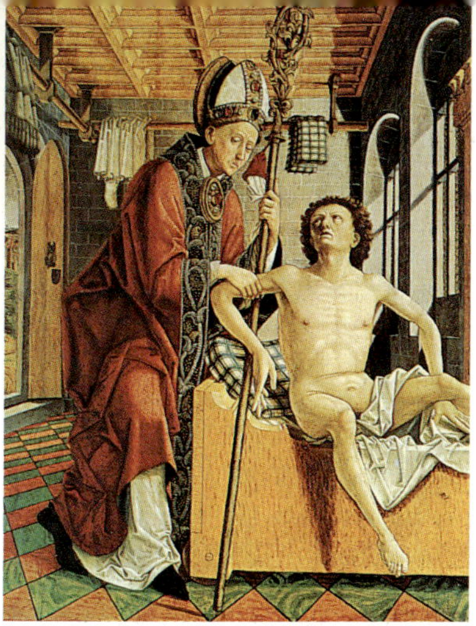

◀ Michael Pacher, *Der Heilige Wolfgang heilt einen Kranken,* um 1480, München, Alte Pinakothek. Perspektivkonstruktion und klassische Anatomie zeigen den Einfluß der italienischen Frührenaissance.

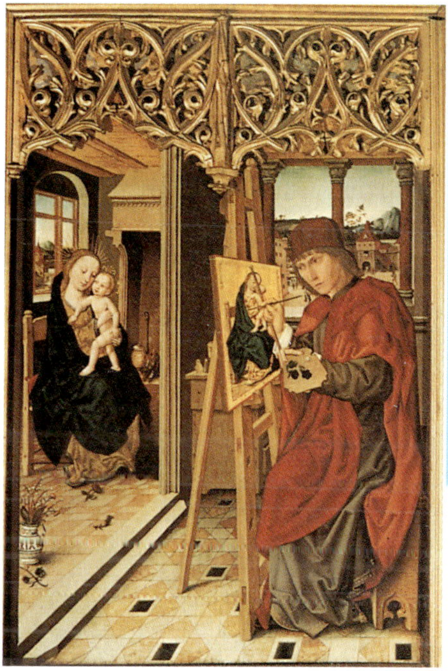

▼ Meister des Augustiner-Altars, *Der Heilige Lukas malt die Jungfrau,* um 1480, Nürnberg, Germanisches Nationalmuseum. Das Bild ist ein Beispiel für die hochentwickelte Malkultur in Nürnberg.

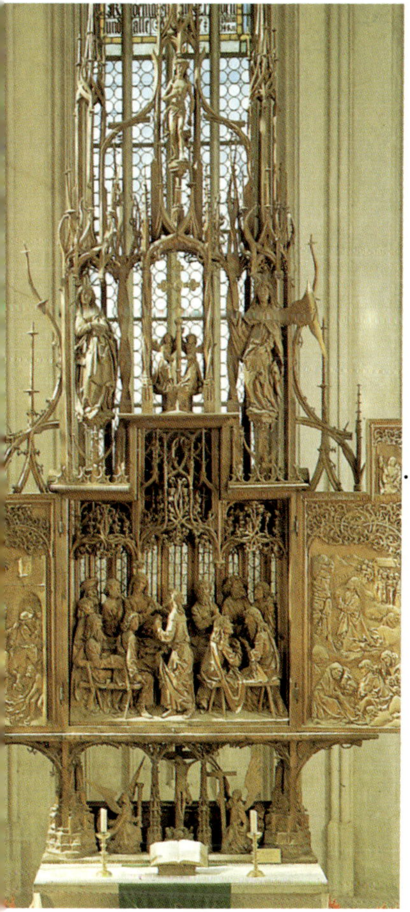

Der Triumph der Schnitzkunst

Die deutsche Kunst findet gegen Ende des 15. Jahrhunderts in den Schnitzaltären ihren imposantesten Ausdruck, insbesondere in den Meisterwerken Tilman Riemenschneiders, wie dem *Heiligblutaltar* in der Jakobskirche in Rothenburg ob der Tauber (um 1500). In der filigranen, vielfach durchbrochenen Struktur des vorzüglich erhaltenen Werks werden Skulpturen voller Pathos präsentiert. Der Schrein, als gotischer Saal mit Spitzbogenfenstern gestaltet, zeigt eine Szene des Abendmahls.

Reise zur Kunst der frühen Renaissance

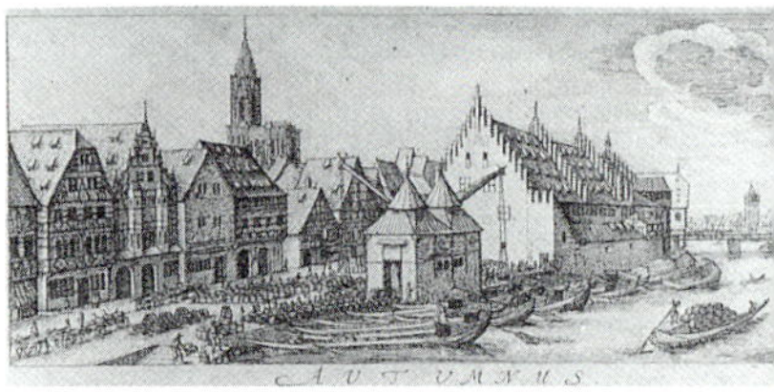

Nach Abschluß seiner Lehrzeit bei Michael Wolgemut bricht der 19jährige Dürer zu einer langen Studienreise auf. In der Zeit zwischen April 1490 bis Mai 1494 kehrt er nicht mehr nach Nürnberg zurück. Wir wissen keine Einzelheiten über seine Reise, und auch die Frage, ob Dürer sich in den Niederlanden aufgehalten hat, konnte nicht endgültig geklärt werden. Nach Aufenthalten in Nördlingen, Ulm und Konstanz bewundert er in Basel die Werke von Konrad Witz. Den Rhein entlang geht es weiter nach Colmar zu den Söhnen des großen Malers Martin Schongauer, dessen Werke er aufmerksam studiert. In Straßburg trifft er auf den bemerkenswerten Maler Hans Baldung Grien, mit dem er eine dauerhafte Freundschaft schließt. Während seiner Reise verdient sich der junge Künstler seinen Lebensunterhalt mit Zeichnungen und Holzschnitten. Er nimmt an Gemeinschaftsprojekten zur Illustration von Büchern teil (wie beispielsweise das *Narrenschiff* des Straßburger Humanisten Sebastian Brant), doch seine Haupteinnahmequelle ist der Handel mit eigenen und fremden Drucken. Dürer hat erkannt, daß sich mit Holzschnitten gute Geschäfte machen lassen.

▼ Hans Holbein der Ältere, *Madonna mit Kind,* Basel, Kunstmuseum. Hans Holbein der Ältere, Gründer einer florierenden Werkstatt, stellt eine zentrale Figur der deutschen Kunst dar. Er ging mit einer neuen stilistischen Klarheit über die spätgotische Tradition hinaus.

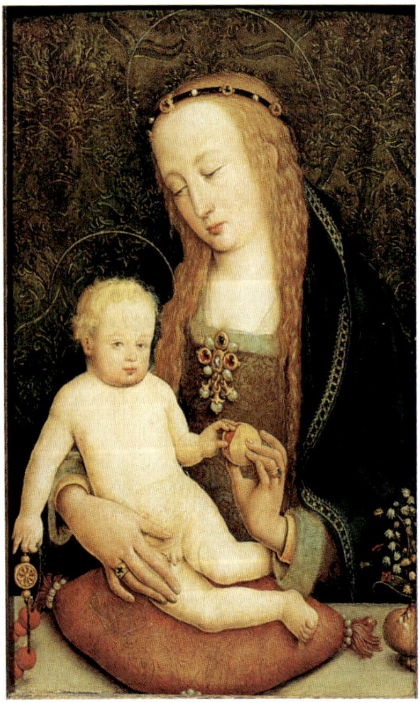

▼ Die gotischen Türme des Doms aus rotem Kalkstein beherrschen das Rheinufer bei Basel.

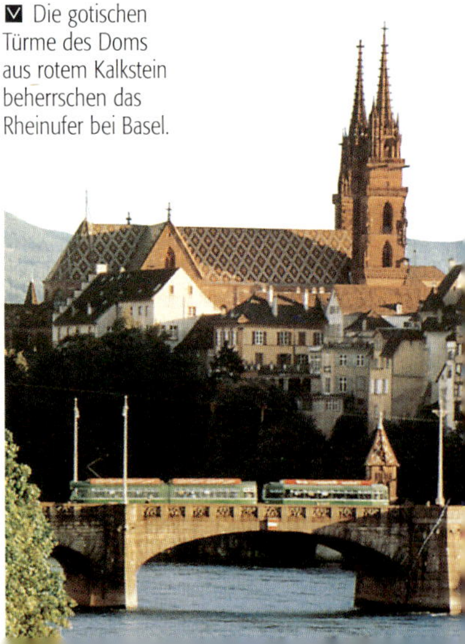

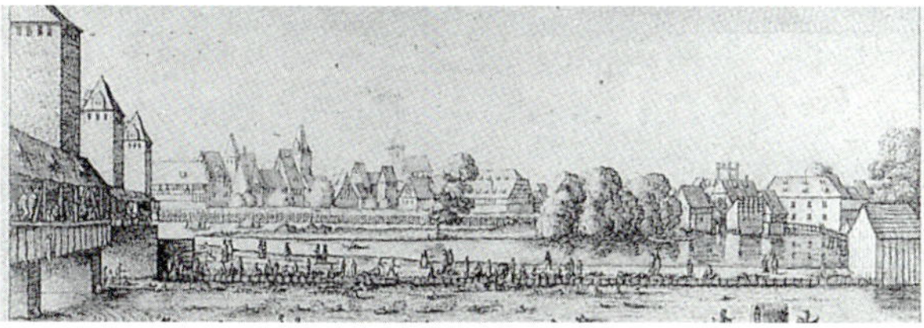

◀ Zwei Kupferstiche aus dem 17. Jahrhundert zeigen charakteristische Ansichten des alten Straßburg: den Marktplatz und die Wehrbrücken.

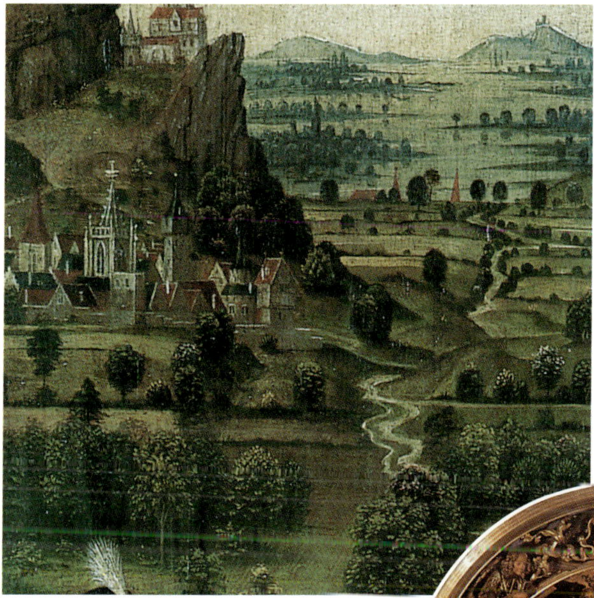

◀ Anonymer deutscher Maler, *Diptychon des Lebens und des Todes,* Ausschnitt, um 1480, Nürnberg, Germanisches Nationalmuseum. Dieses Gemälde aus der Zeit Dürers zeigt die Landschaft Mitteleuropas, wie sie der junge Maler auf seinen Reisen gesehen haben dürfte.

▼ Colmar: der alte Marktplatz mit dem Rathaus und den typischen elsässischen Häusern.

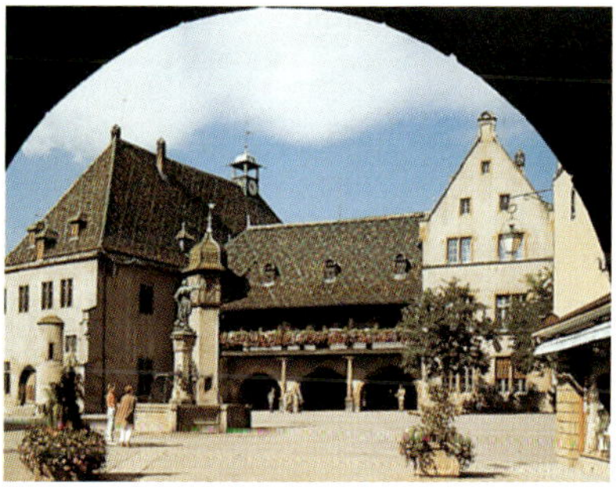

▶ Martin Schongauer, *Madonna im Rosenhag,* 1473, Colmar, Dominikanerkirche. Eines der Gemälde, die Dürer auf seinen Reisen besonders bewunderte.

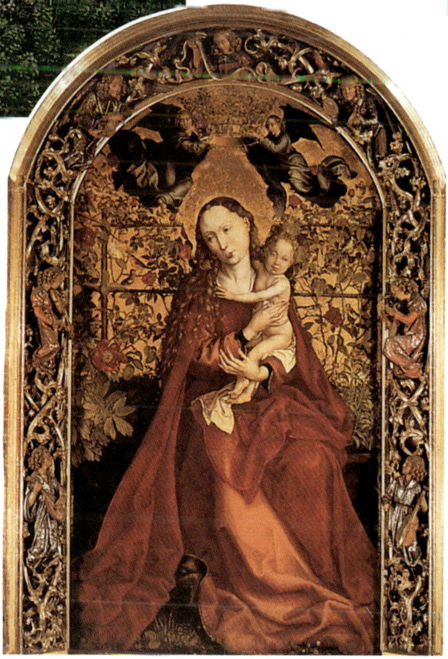

Dürer, seine Familie, seine Freunde

Von frühester Jugend an zeigt sich Dürer in seinen Selbstbildnissen und zahlreichen Schriften als Mann von Welt. Sehr charmant, reiselustig und stets aufgeschlossen für neue Erfahrungen oder Bekanntschaften, ist er zutiefst religiös, dabei jeglicher Übertreibung abgeneigt; ein geistreicher, schlagfertiger Mann, der sich frühzeitig der eigenen Größe bewußt ist. Er weiß um sein gutes Aussehen mit dem leicht orientalischen Einschlag und dem ausdrucksstarkem Blick und achtet auf jede Kleinigkeit seiner Kleidung und Haartracht. Dürer ist eine Persönlichkeit mit großem Charisma, sein Familienleben verläuft jedoch sehr ruhig. 1524 veröffentlicht der Maler eine *Familienchronik,* der wir viele private Einzelheiten aus seinem Leben verdanken. Am 14. Juli 1494 heiratet Dürer im Alter von 23 Jahren. Seine Frau, Agnes Frey, ist die Tochter eines bekannten Goldschmieds aus Nürnberg. Die Eheleute wohnen im Haus der Familie Dürer, zusammen mit den siebzehn Geschwistern des Malers; erst nach fünfzehn Jahren Ehe beziehen sie eine eigene Wohnung. In seiner Stadt ist Dürer in das intellektuelle Leben eingebunden, später wird er sich an der Stadtverwaltung und auch an den religiösen Auseinandersetzungen beteiligen. Mit seinem bescheidenen und äußerst sympathischen Wesen macht sich der Maler viele Freunde in den gehobenen Kreisen. Der hochgebildete Humanist Willibald Pirckheimer ist für ihn wie ein Bruder.

▶ Dürer, *Mein Agnes,* Wien, Albertina. Diese schnell hingeworfene Zeichnung, eine Skizze von wenigen Strichen, ist das erste von Dürer geschaffene Bildnis seiner Frau; von ihr unbemerkt, hält er sie in einer nachdenklichen Pose fest.

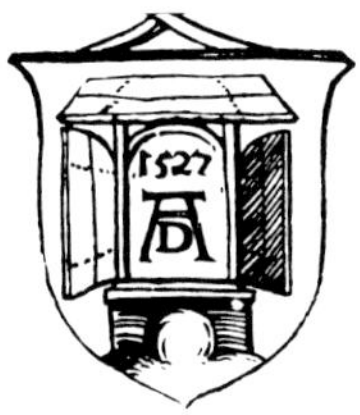

▲ Das Wappen der Familie Dürer, eine geöffnete zweiflügelige Tür mit dem Monogramm AD.

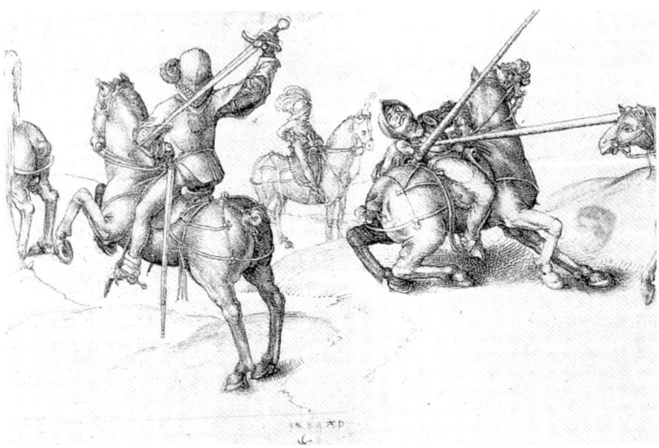

◀ Dürer, *Fechtende Reiter,* London, British Museum. Eine von gotischen Ritterszenen inspirierte Jugendzeichnung. Diese Welt der Helden und Sagen ließ Dürer auch später nicht mehr los, als er versuchte, geometrische Regeln für die Schönheit aufzustellen.

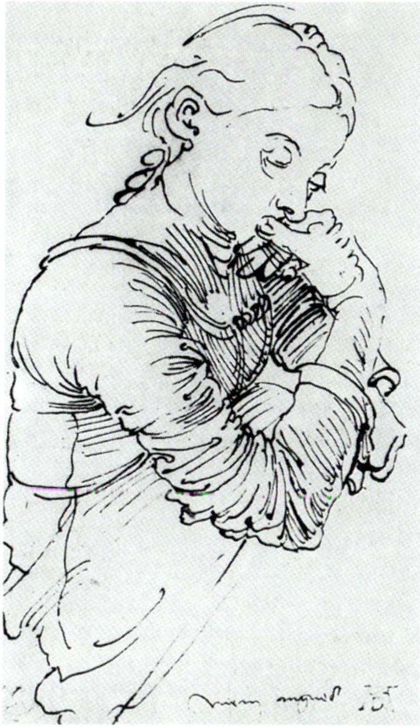

Verirrungen der Natur

Die Mißgeburt des Schweins von Landser, einer der frühesten Kupferstiche Dürers, zeugt von einem ausgeprägten Interesse des Malers für ungewöhnliche Naturphänomene. Derartige Erscheinungen riefen im Volk meist abergläubische Ängste hervor. Für den jungen Dürer hingegen bedeuteten Monstren und exotische Tiere eine willkommene Gelegenheit, Absonderlichkeiten, die die Vollkommenheit der Schöpfung in Frage stellen, eingehend zu untersuchen.

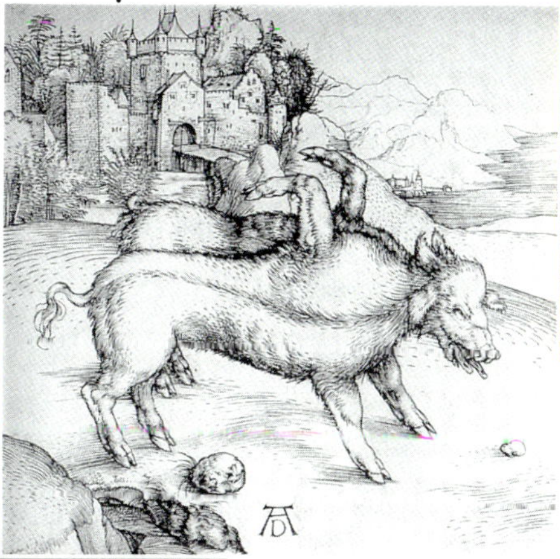

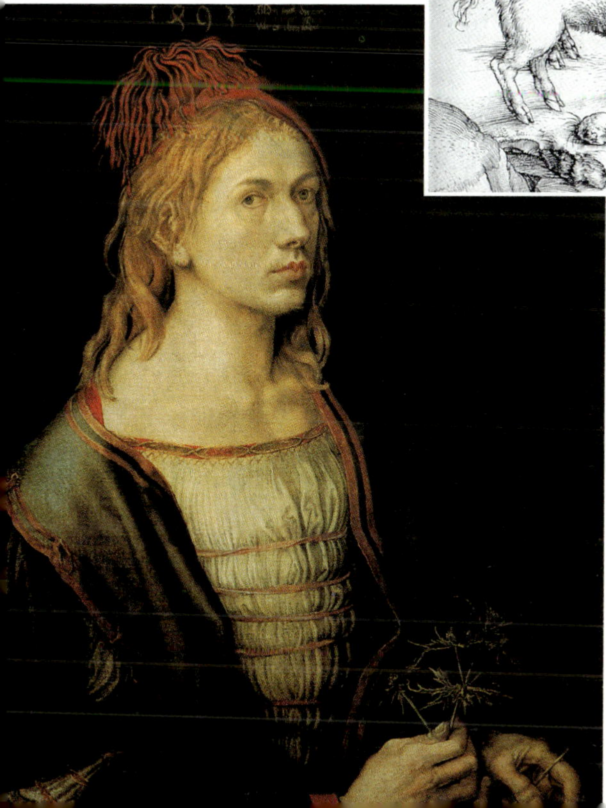

◀ Dürer, *Selbstbildnis mit Männertreu,* 1493, Paris, Musée du Louvre. Dürer widmete dieses Selbstbildnis, das ihn im Alter von 22 Jahren und noch ohne Bart zeigt, seiner Verlobten. Die Distelpflanze ist ein Symbol für Treue. Während sich der Maler auf Studienreise befand, führte der Vater die vor einer Hochzeit notwendigen Verhandlungen. Agnes Freys Mitgift sollte 200 Gulden in Gold betragen

Giovanni Bellini und Giorgione

Die imposanten Stadtmauern Nürnbergs sind für den weltoffenen Geist Dürers zu eng. Im Herbst 1494 begibt sich der 23jährige Maler erneut auf eine Studienreise. Es zieht ihn nach Italien, wo er Padua, Mantua und Venedig besucht, und er kehrt erst im Frühjahr 1495 zurück. Es ist dies der erste direkte Kontakt des jungen deutschen Künstlers mit der humanistischen Kultur Italiens. Bereits der Weg über die Alpen ist aufregend. Dürer hat uns eine Reihe außergewöhnlicher Aquarelle der Alpenlandschaft hinterlassen. In der Lombardei und in Venetien besucht der Maler die Zentren des Humanismus und hält sich in den Ateliers von Künstlern wie Mantegna und Giovanni Bellini auf. Dürers erste Italienreise ist von fundamentaler Bedeutung für seine Entwicklung. Hier kann er seiner Leidenschaft für die Kunst frönen und sein Verlangen nach Schönheit stillen; er genießt die italienische Atmosphäre und entdeckt, was noch wichtiger ist, sein Interesse für die räumliche Darstellung und die Proportionen des menschlichen Körpers, ganz im Sinne der Renaissance. Erwähnenswert ist, daß sich die Kunstwelt Norditaliens sehr offen für Neues aus dem deutschen Raum zeigt. Dürer kommt zwar als Lernender, doch wird jetzt schon die Basis für den späteren Austausch von Ideen und Anregungen zwischen Dürer und Venedig geschaffen.

▼ Giovanni Bellini, *Madonna mit Kind,* 1480–90, Bergamo, Accademia Carrara. Die Harmonie zwischen Personen und Landschaft bei Giovanni Bellini, die Zartheit des Lichtes und das Zusammenspiel von Zeichnung und Farbe erschienen Dürer als unübertrefflich.

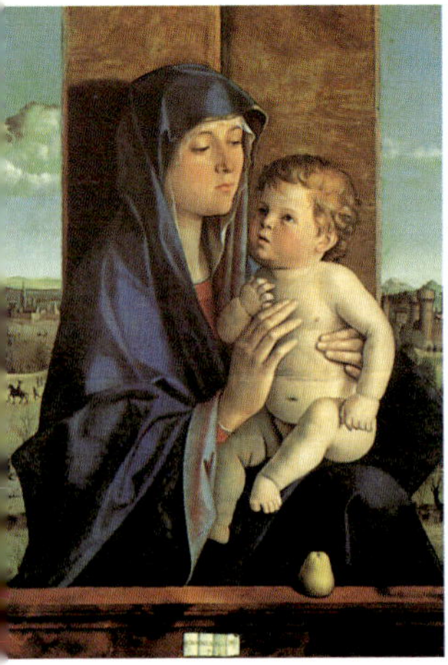

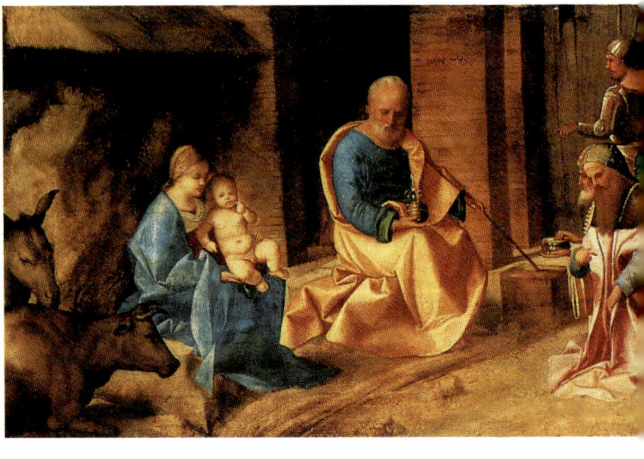

► Giorgione, *Anbetung der Könige,* um 1504, London, National Gallery.

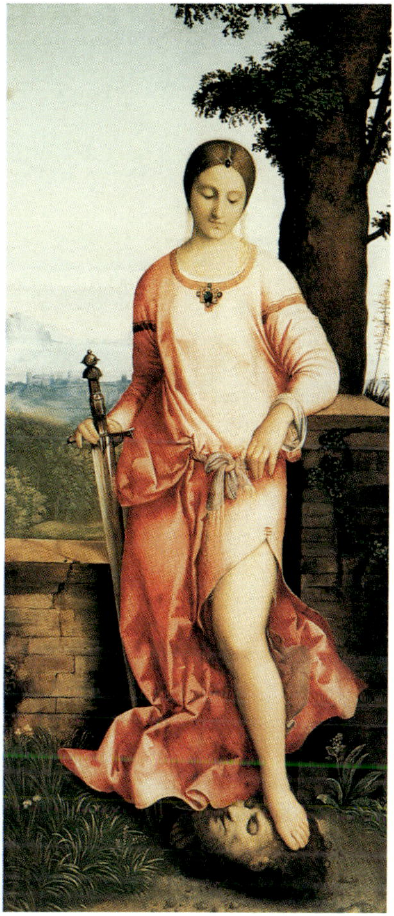

◀ Giorgione, *Judith,* 1506, St. Petersburg, Eremitage. Trotz der weichen, atmosphärischen Töne, die das junge Mädchen umgeben, erinnert das Bild, insbesondere die Raffinesse des Faltenwurfs, an die nordische Druckgraphik.

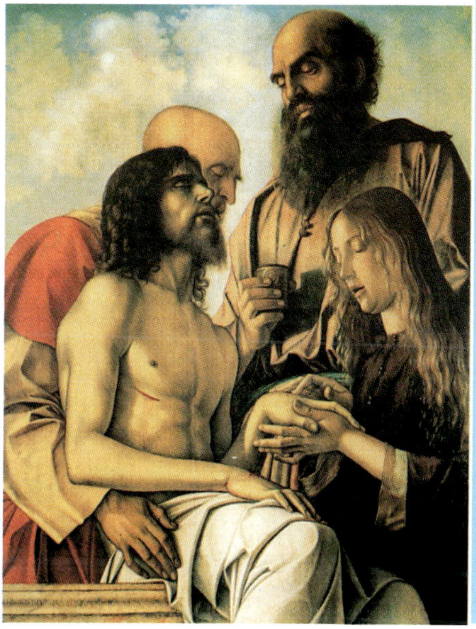

▲ Giovanni Bellini, *Beweinung Christi,* 1474, Rom, Pinacoteca Vaticana. Neben der ausgewogenen Monumentalität der Proportionen zeigten die vor 1500 entstandenen Werke Bellinis eine außergewöhnliche Klarheit der Linienführung, die ein graphisch so talentierter Künstler wie Dürer sehr geschätzt haben wird.

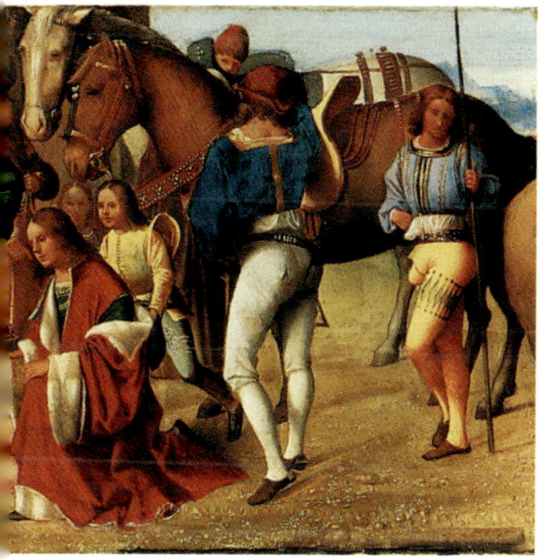

▶ Lorenzo Lotto, Flügel eines Polyptychons, 1507, Recanati, Pinacoteca Comunale. Unter den venezianischen Malern dürfte Lorenzo Lotto besonders empfänglich für Einflüsse aus dem Norden gewesen sein.

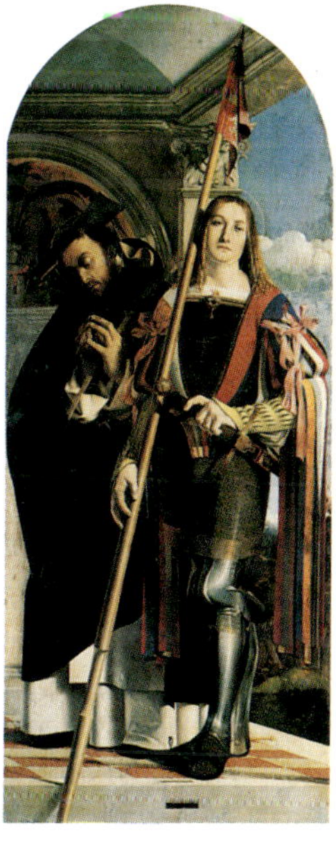

Die frühen Holzschnitte und Kupferstiche

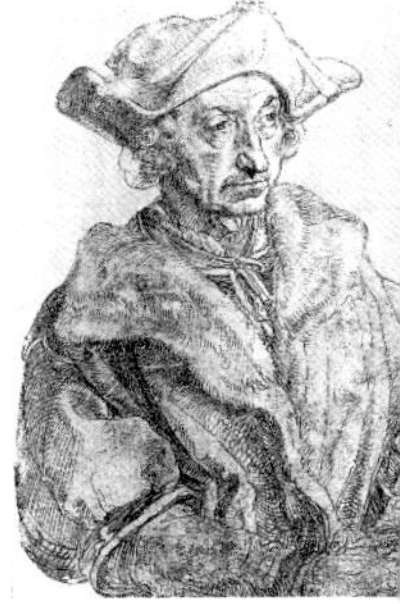

Dürers Holzschnitte und Kupferstiche zählen in der Geschichte der alten Druckgraphik zu den absoluten Spitzenleistungen. Wie Rembrandt und Goya betrachtet auch er das graphische Medium als eigenständige, der Malerei nicht untergeordnete Kunst und leistet Pionierarbeit, was Techniken und Themen anbelangt. Die graphischen Blätter, die ja auch dank der Existenz hervorragender Druckereien in Nürnberg entstehen, tragen wesentlich zur großen Verbreitung von Dürers Kunst bei. Erfolgreiche Holzschnittfolgen wie das *Marienleben* oder die *Große Passion* und der Kupferstichzyklus der *Kleinen Passion* üben großen Einfluß auf die Entwicklung der Renaissancekunst in Europa aus. Mit seinen Drucken verbreitet Dürer eine Fülle seiner Studien und Erkenntnisse, wobei sein besonderes Interesse jetzt der Erforschung des menschlichen Körpers zu gelten scheint. Er beginnt, sich eingehend mit dem Studium der menschlichen Anatomie zu befassen.

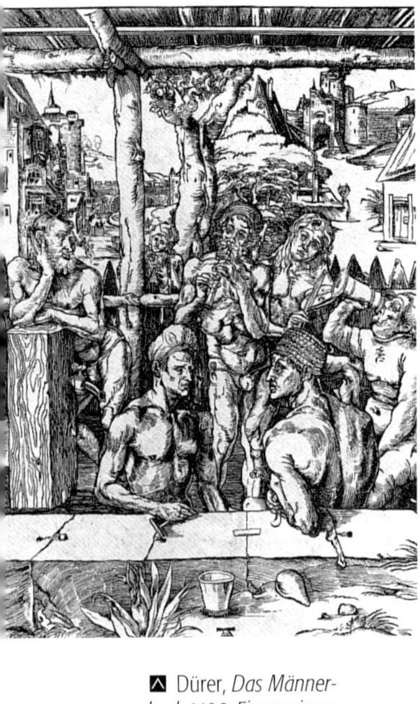

▲ Dürer, *Das Männerbad,* 1496. Einer seiner frühesten großformatigen Holzschnitte zeigt Männer in einem primitiven Badehaus. Dürer hat die Vorzeichnung für eine analoge Szene, *Das Frauenbad,* gefertigt, doch nicht als Holzschnitt ausgeführt.

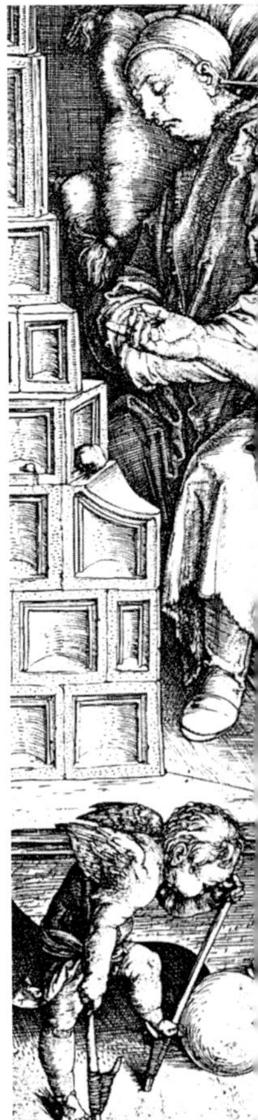

▶ Dürer, *Der Traum des Gelehrten,* 1497–98. Die allegorische Szene mit ungewisser Bedeutung zeigt einen der ersten großen weiblichen Ganzkörperakte des Malers. Bei dem schlafenden, dickleibigen Humanisten handelt es sich wahrscheinlich um Willibald Pirckheimer, den besten Freund des Malers.

◄ Dürer, *Bildnis des Sebastian Brant,* 1520. Das Porträt, schon in reiferen Jahren während einer Reise in die Niederlande entstanden, ist eine Hommage an den Verfasser des weitverbreiteten Werkes *Das Narrenschiff,* das auch einige Werke Boschs inspiriert hat.

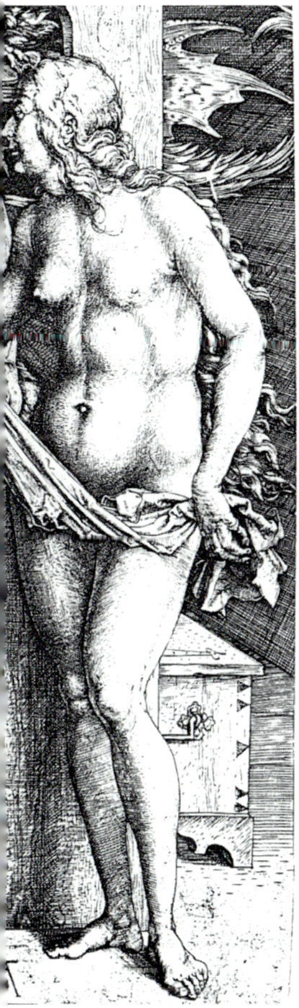

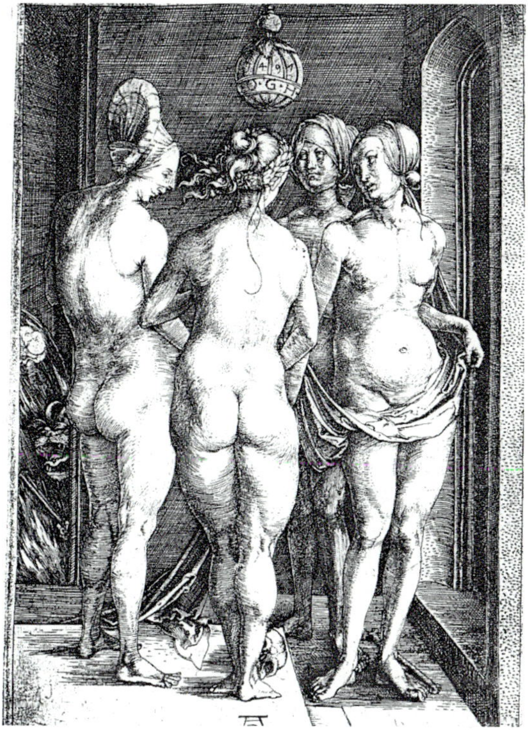

▲ Dürer, *Die vier Hexen,* 1497. Der italienische Einfluß wird hier deutlich, insbesondere der Andrea Mantegnas, wie im Spiel der verschiedenen Posen im Kontrapost zu erkennen ist. Die Kugel mit magischen Zeichen am oberen Bildrand deutet auf Dürers Hang zur Esoterik hin.

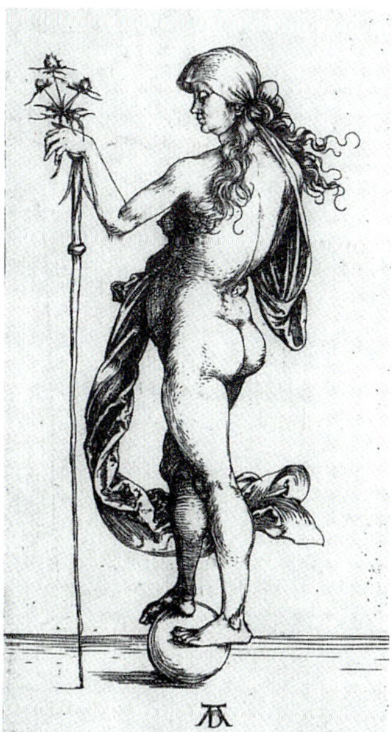

◄ Dürer, *Das Kleine Glück,* 1496. Die auf einer Kugel balancierende Figur einer nackten Frau kehrt wenige Jahre später auf einem der großartigsten Kupferstiche des Meisters, *Das Große Glück,* wieder (siehe Seite 61).

Die Holzschnitte der Apokalypse

Die vier apokalyptischen Reiter ist einer von fünfzehn Holzschnitten aus der illustrierten Ausgabe der Offenbarung des Johannes von 1498, dem ersten großen Erfolg Dürers.

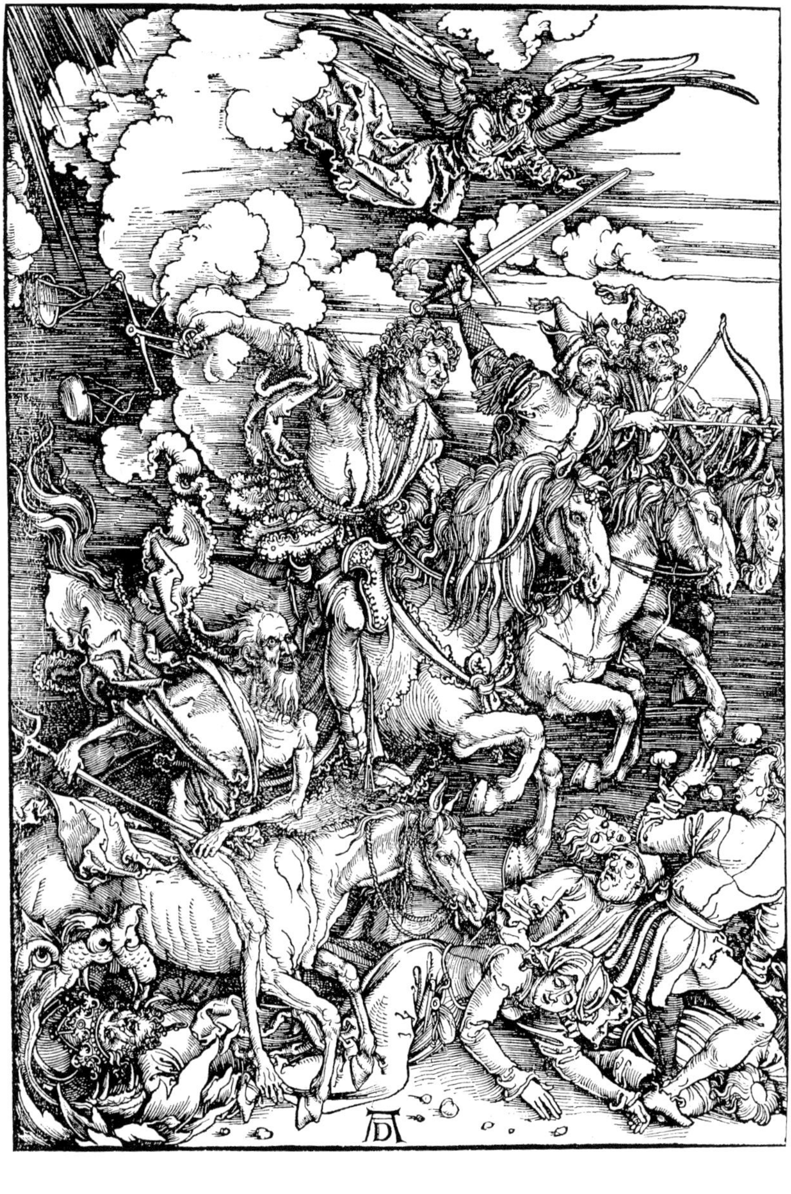

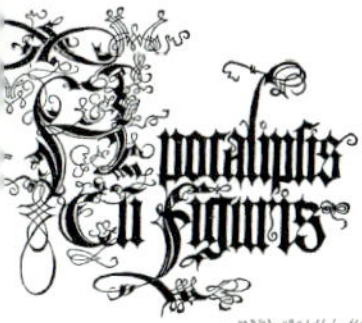

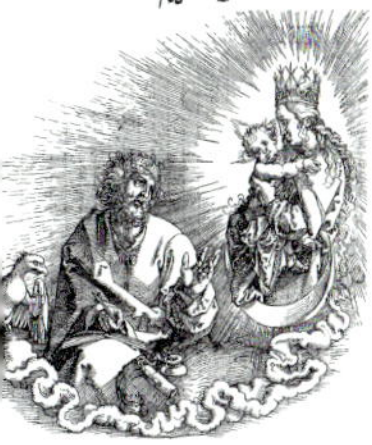

▲ Das Titelbild *Johannes vor der Muttergottes* wurde von Dürer nachträglich für die Ausgabe des Jahres 1511 hinzugefügt.

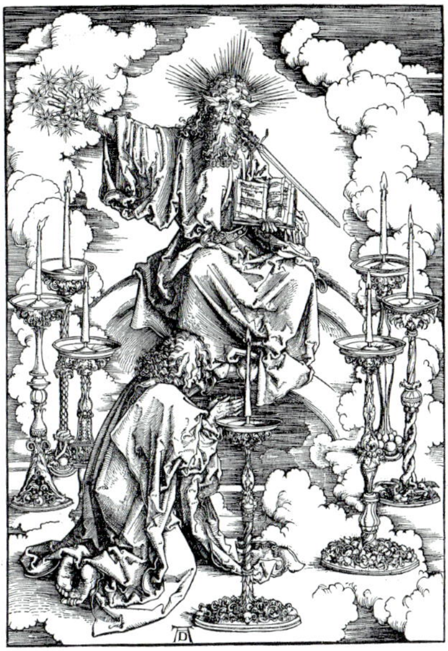

◀ *Johannes erblickt die sieben Leuchter.* Dies ist eine zunächst völlig »metaphysisch« erscheinende Illustration der Apokalypse, in der sich aber zeigt, wie Dürer die Offenbarungen des Evangelisten in Bilder umzusetzen versucht, die sich in jeder Einzelheit wortwörtlich an den Text der Bibel halten; beispielsweise bei dem flammenden Antlitz des Herrn, aus dessen Mund ein Schwert dringt.

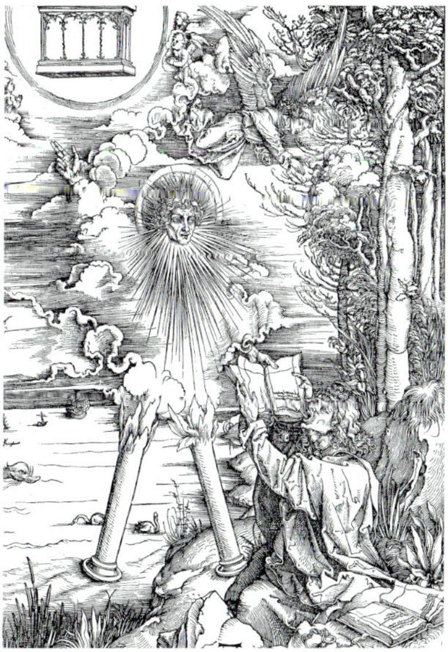

◀ *Johannes verschlingt das Buch.* Dürer fügt die biblischen Visionen in reale Landschaften ein, die dem Betrachter vertraut sind. So verknüpft sich das Buch der Offenbarung mit den tatsächlichen Erfahrungen des Lesers, der sich mit Johannes identifiziert und die Episoden der Apokalypse auf sein eigenes Leben übertragen kann.

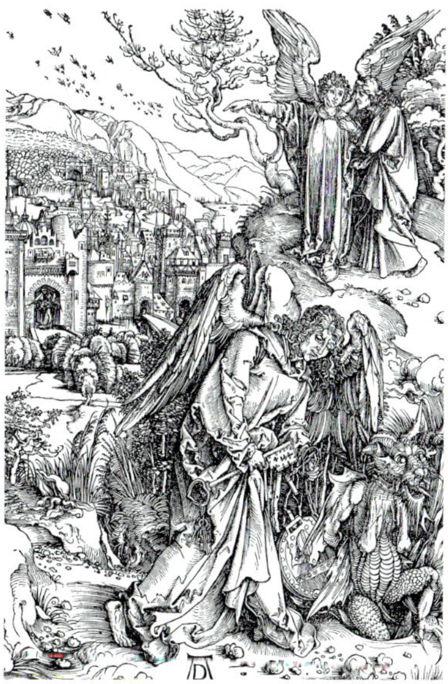

▶ *Der Engel zeigt Johannes das Himmlische Jerusalem.* Im Vordergrund bezwingt ein Engel einen Dämon, während Johannes auf einer Anhöhe steht. Dürer mißt dem Evangelisten die Rolle des »Erzählers« zu, der in wörtlicher Rede von den Geschehnissen berichtet und so einen Dialog mit dem Leser herstellt.

Friedrich von Sachsen, der erste Mäzen

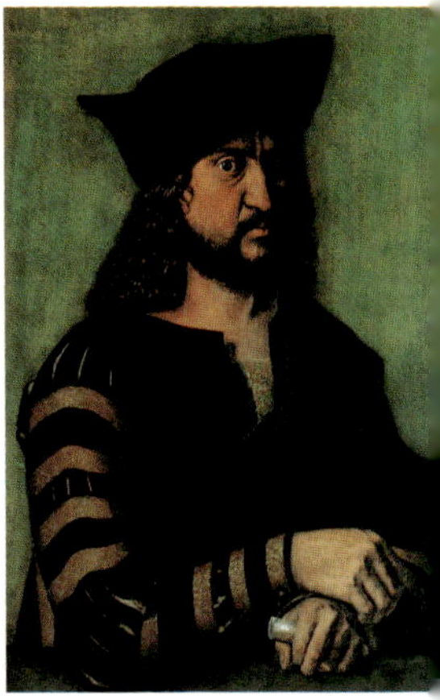

▲ Dürer, *Bildnis des Kurfürsten Friedrich des Weisen von Sachsen,* 1496, Berlin, Staatliche Museen. Dieses Bild zeigt den Kurfürsten voller Ernst und Würde.

Anläßlich eines offiziellen Besuchs in Nürnberg im Jahre 1496 erklärt Kurfürst Friedrich von Sachsen, genannt »der Weise«, öffentlich seine Bewunderung für den 25jährigen Dürer und gibt sein Porträt und eine beachtliche Reihe von Gemälden für das Schloß und die Schloßkirche zu Wittenberg in Auftrag. Dies ist der Beginn einer langen Freundschaft zwischen dem Maler und einem der einflußreichsten und mächtigsten Männer im deutschen Reich. Die große Wertschätzung, die Friedrich der Weise dem Künstler entgegenbringt, fördert die gerade beginnende Karriere des noch sehr jungen Malers in beträchtlichem Maße. Die für die Residenz des Kurfürsten und die Schloßkirche von Wittenberg gemalten Werke sind heute auf verschiedene Museen verteilt. Zwei Flügelaltäre, der *Jabachsche Altar* und das *Polyptychon der sieben Schmerzen Mariens,* sind zerlegt, und eine Rekonstruktion des ursprünglichen Zustands ist nur schwer möglich. Verstreut ist ebenso der Zyklus der *Arbeiten des Herkules.* In den ersten dramatischen Jahren der Reformation versucht Friedrich von Sachsen zwischen Katholiken und Lutheranern zu vermitteln, indem er für die Einberufung des Augsburger Reichstags eintritt, zu dem auch Dürer eingeladen wird (siehe Seite 84).

▶ Dürer, *Bildnis des Kurfürsten Friedrich des Weisen von Sachsen,* 1524. Dieser Kupferstich entstand 28 Jahre nach dem oben abgebildeten Porträt und zeugt von der anhaltenden Freundschaft zwischen dem Maler und seinem ersten großen Mäzen, der zu einer der Schlüsselfiguren der Reformation wurde, indem er Luther Unterstützung und Schutz bot.

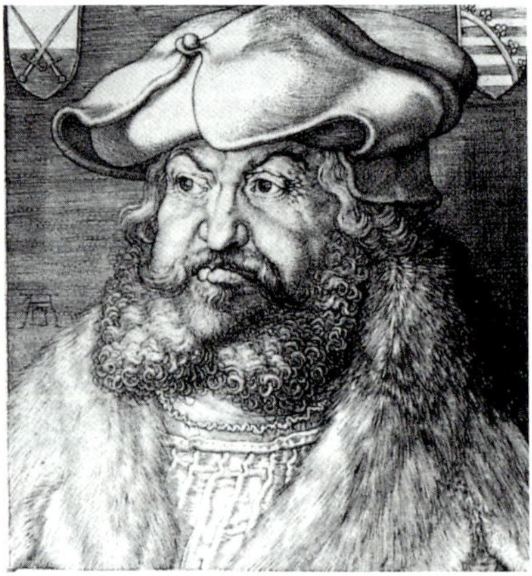

▶ Dürer, *Hiob und sein Weib,* 1503–04, Frankfurt, Städelsches Kunstinstitut. Linker Flügel des *Jabachschen Altars,* früher in der Kirche von Wittenberg. Die Verspottung Hiobs ist eine der ersten Meditationen Dürers über die Melancholie, wie das typische Aufstützen des Kopfes andeutet. Auch später kam er immer wieder darauf zurück.

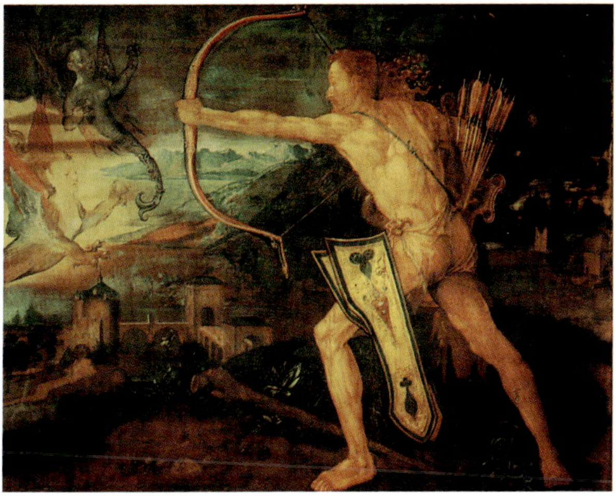

◀ Dürer, *Herkules tötet die stymphalischen Vögel,* 1500, Nürnberg, Germanisches Nationalmuseum. Das einzige überlieferte Gemälde Dürers mit einem mythologischen Thema stellt eine Seltenheit in der deutschen Kunst der Renaissance dar.

▼ Dürer, *Pfeifer und Trommler,* 1503–04, Köln, Wallraf-Richartz-Museum. Rechter Flügel des *Jabachschen Altars*. Der Trommler ist ein Selbstporträt Dürers.

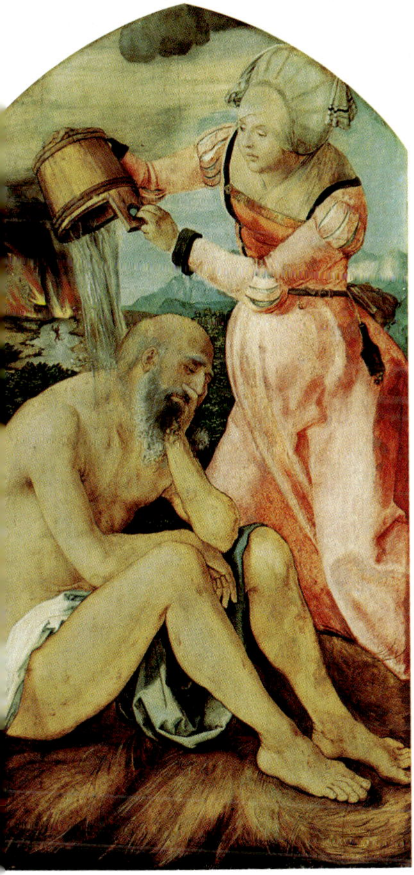

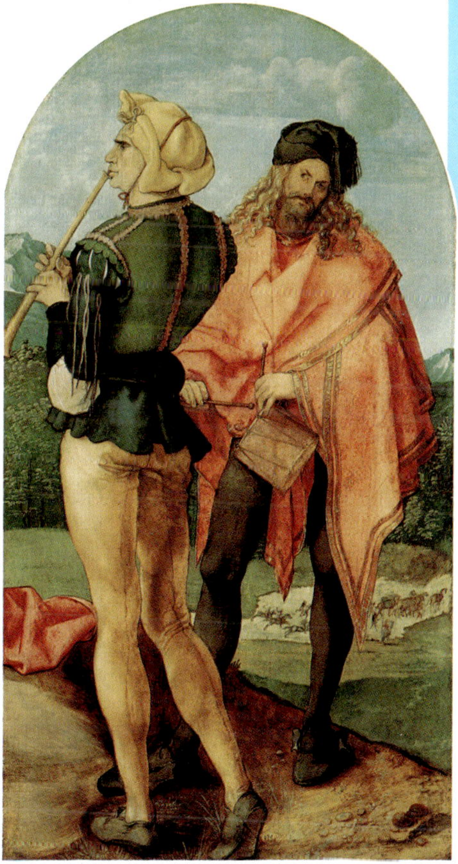

Die Kunst des Porträts

Dürer ist ein in jeder Hinsicht universeller Künstler, stets auf der Suche nach Fortschritten in der Malerei. Es liegt ihm fern, sich auf ein bestimmtes Genre zu spezialisieren, wie dies bei vielen Malern der Renaissance und der darauffolgenden Jahrhunderte der Fall ist. Bei aller Vielfalt seines Schaffens zieht sich jedoch durch sein ganzes Leben eine Vorliebe für die Porträtkunst. Ausgehend von der Tradition der zeichnerischen Genauigkeit der Kunst des Nordens, die er von Meister Wolgemut und auf seinen Studienreisen erlernt hat, macht sich Dürer sehr früh in seinen Bildern auf die Suche nach der inneren Welt, den Spannungen, den Leidenschaften der Seele, und versucht, das Geheime und Tiefgründige im Menschen einzufangen. So gesehen verläuft der Weg Dürers parallel zu jenem Leonardo da Vincis und kann auch in Zusammenhang mit den ersten Versuchen Tizians gesehen werden, der als junger Künstler mit dem deutschen Meister während dessen zweitem Aufenthalt in Venedig zusammentrifft. Das Porträt von Oswolt Krel (rechts unten), dem Sproß einer reichen deutschen Familie, gehört zu den besten der frühen Werke Dürers. Das düster Neurotische, das Aufblitzen von Bosheit in den Augen des verderbten Jünglings wird von einer friedlichen Landschaft, der außerordentlichen Feinheit der schönen Hände und dem edlen Gewand kontrastiert.

Dürer, *Oswolt Krel,* 1499, München, Alte Pinakothek. Das in eine Landschaft eingefügte Porträt, seitlich eingefaßt von zwei Paneelen mit »wilden Männern« als Wappenhaltern, ist ein unübertreffliches Meisterwerk Dürers, in dem er die finstere und angespannte seelische Verfassung eines neurotischen, besessenen Jünglings spürbar macht.

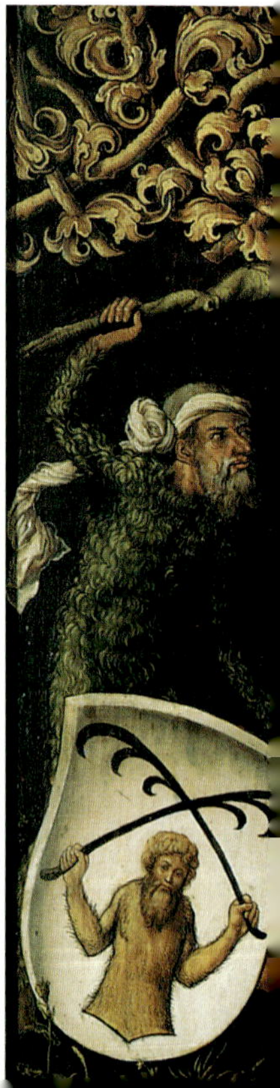

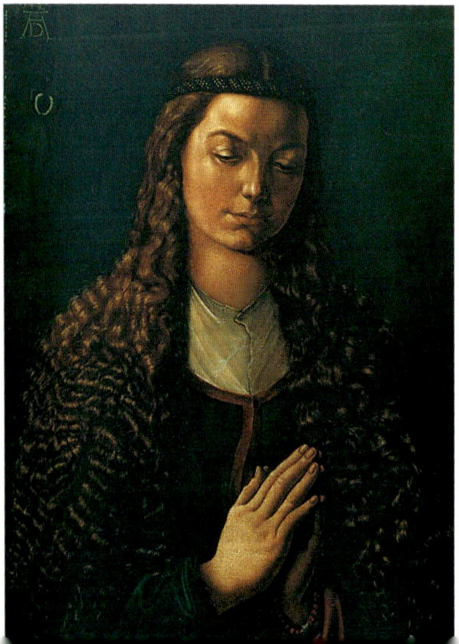

Dürer, *Katharina Fürlegerin,* 1497, Frankfurt, Städelsches Kunstinstitut. Das Bildnis wurde häufig für die Kopie eines verschollenen Originals gehalten, es ist aber eines der ersten Werke Dürers, das ein frühes Interesse für intime Empfindungen und Gefühle verrät. Die Studie zeugt von höchstem zeichnerischem Können und der Kunst, die Wirkung des Lichteinfalls zu nutzen.

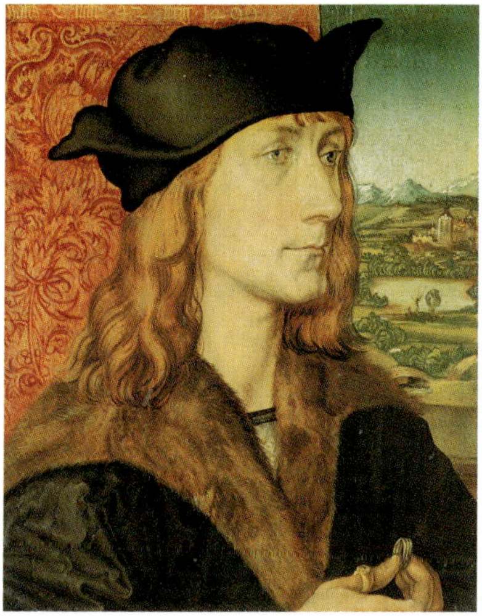

▲ Dürer, *Hans Tucher,* 1499, Weimar, Schloßmuseum. Die feinfühlige, detailgetreue Ausführung kommt durch die Gestaltung des Hintergrunds gut zur Geltung, der zu gleichen Teilen goldenen Brokat und eine Landschaft zeigt.

▼ Dürer, *Elspeth Tucher,* 1499, Kassel, Gemäldegalerie. Das Brustbild gehört zu den vier Bildnissen der Familie. Das Bild von Elspeths Ehemann ist verschollen, das von Felicitas, der Frau von Hans, befindet sich ebenfalls in Weimar.

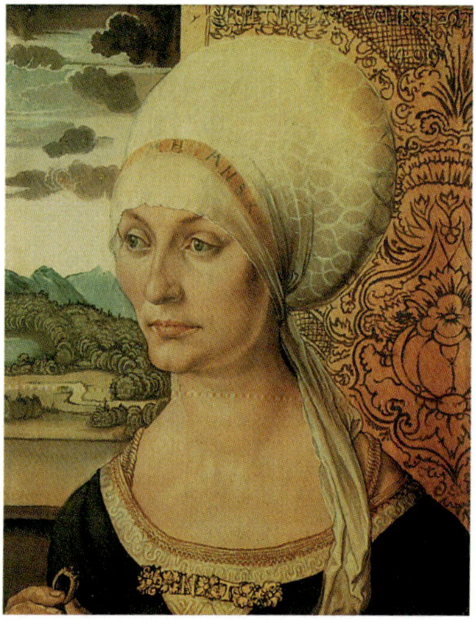

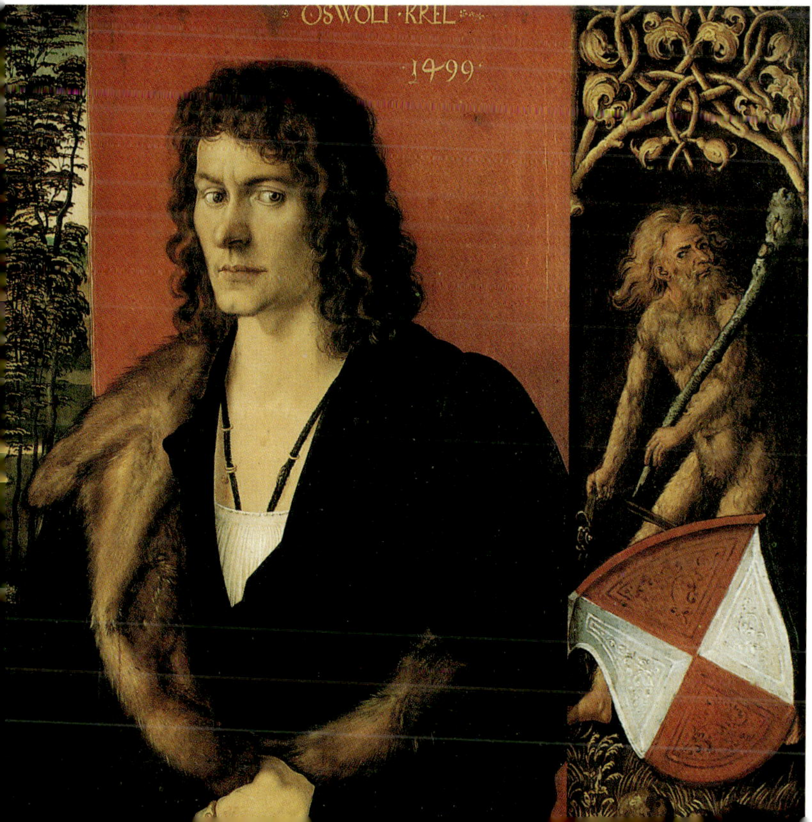

Madonna mit Kind

Das um 1498 entstandene Gemälde, das sich in der National Gallery in Washington befindet, zeugt von Dürers Eindrücken auf seiner ersten Venedigreise. Es ist nach dem Namen der Auftraggeber auch als *Haller-Madonna* bekannt.

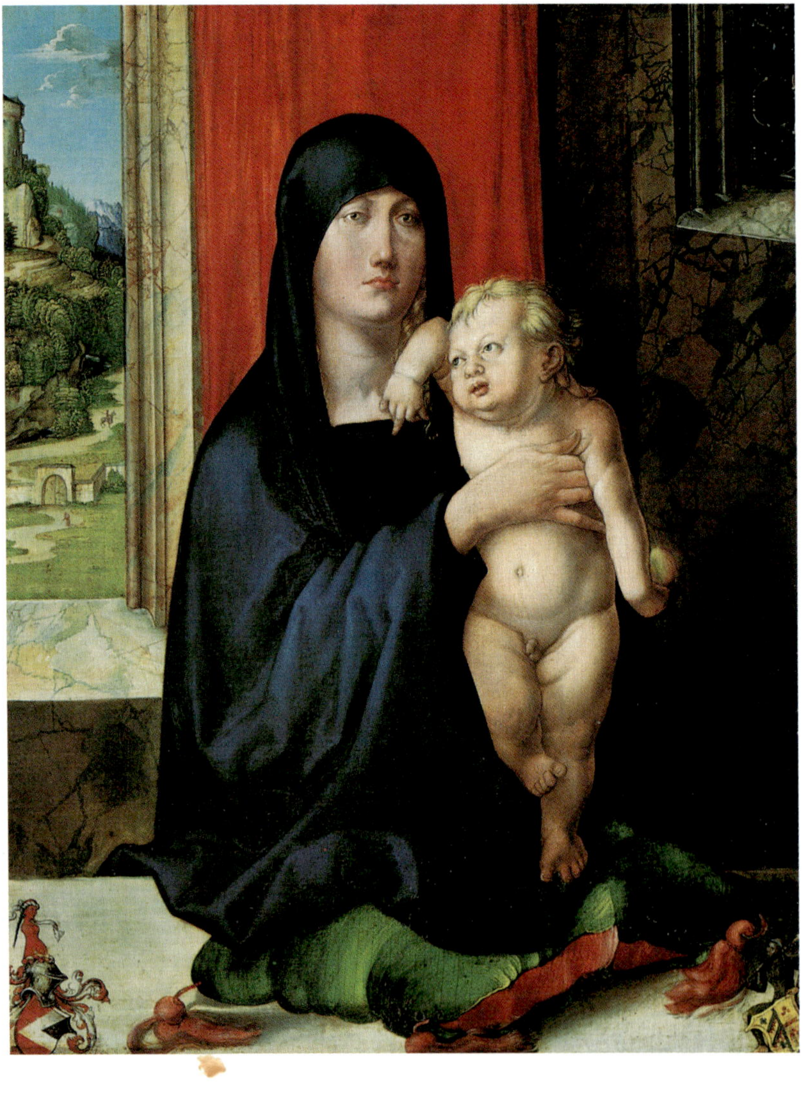

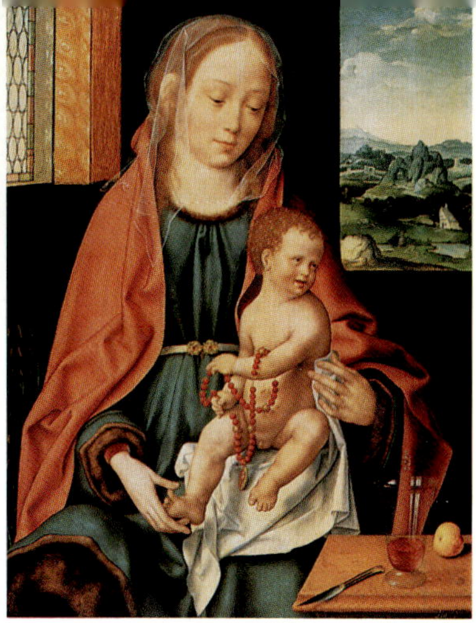

◀ Joos van Cleve, *Madonna mit Kind,* um 1530, Wien, Kunsthistorisches Museum. Die Darstellung der Madonna »all'italiana«, eine sitzende Frauengestalt vor dem Fenster, das sich auf eine weite Landschaft öffnet, ist noch lange in der Malerei nördlich der Alpen anzutreffen. Hier hatte Dürers Werk sicherlich eine prägende Vorbildfunktion.

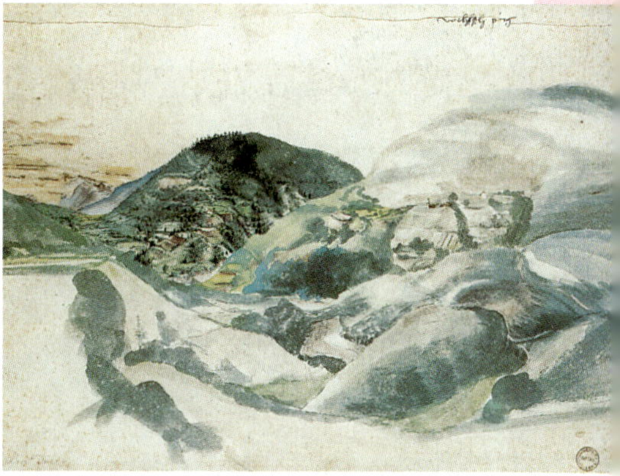

▶ Dürer, *Welsch pirg,* 1494–95, Oxford, Ashmolean Museum. Das wunderbare Aquarell, das während der ersten Italienreise entstand, stellt das Trentino unweit des Gardasees dar.

▼ Dürer, *Loths Flucht,* um 1498, Washington, National Gallery. Die Rückseite der *Haller-Madonna* zeigt die Flucht Loths und seiner Töchter aus der brennenden Stadt.

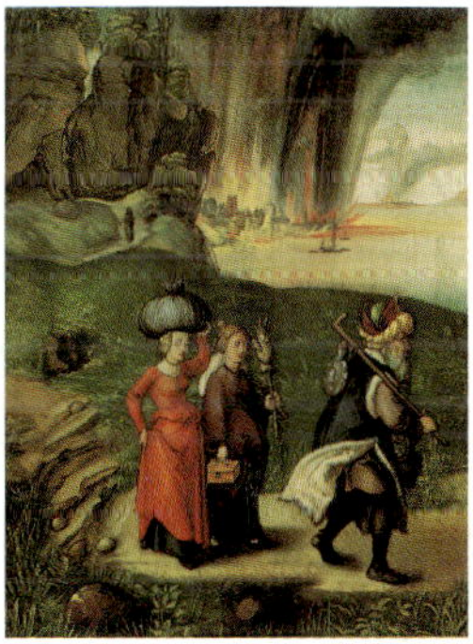

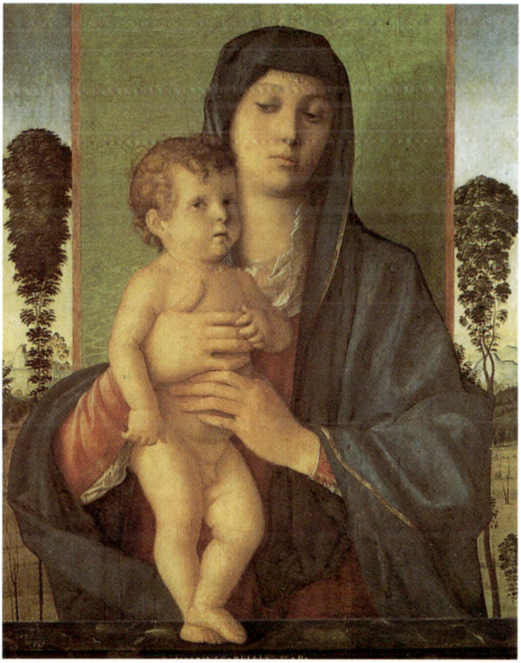

▶ Giovanni Bellini, *Madonna degli Alberelli,* 1488, Venedig, Gallerie dell'Accademia. Bei beiden Aufenthalten Dürers in Venedig war der poetische Bellini – hochbetagt, doch seiner Zeit stets voraus – der Künstler, den Dürer am meisten bewunderte.

1500–1507

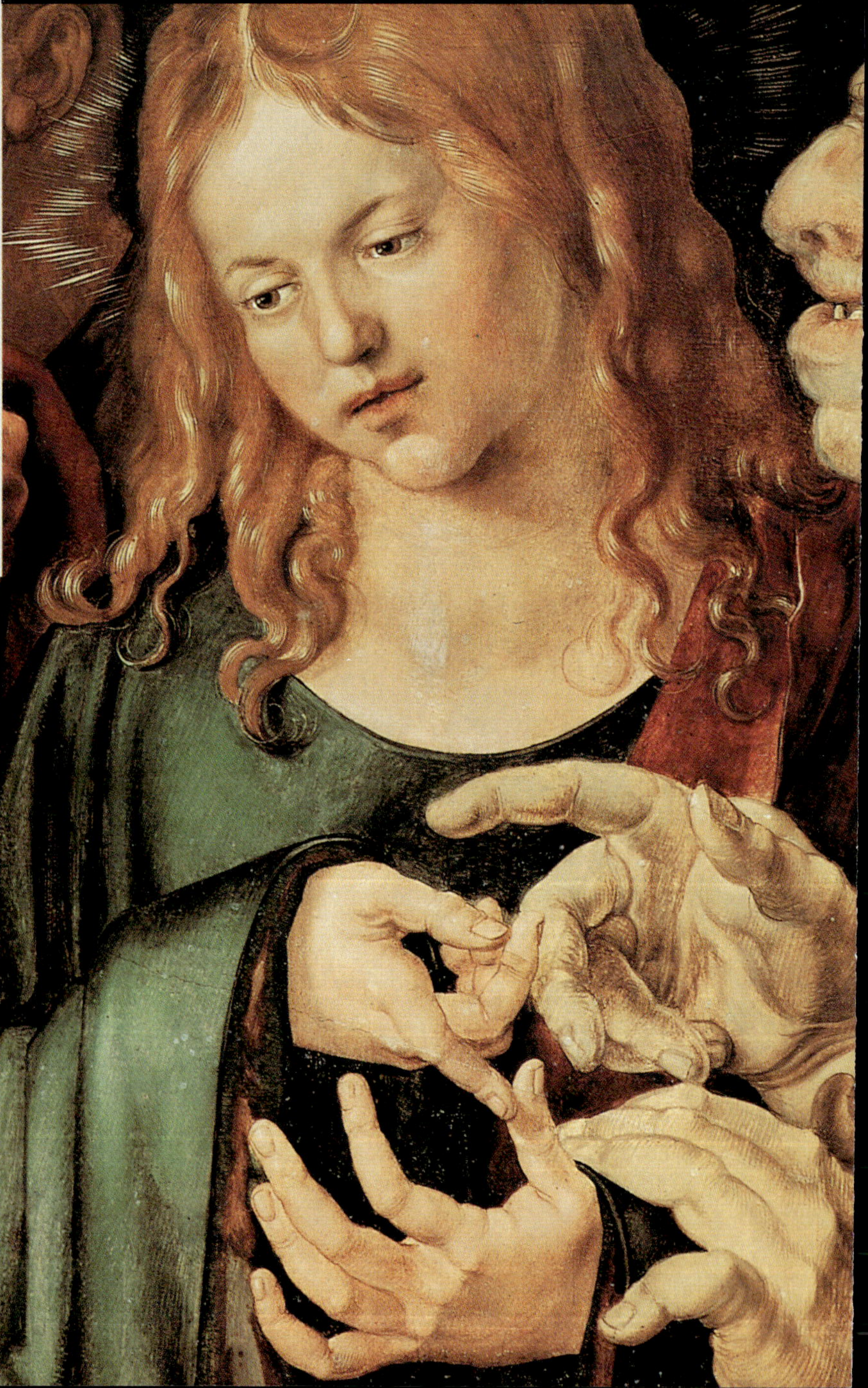

Albrecht Dürer, *Christus unter den Schriftgelehrten*, Ausschnitt, 1506, Madrid, Sammlung Thyssen-Bornemisza